艾瑞克森
催眠治疗大典

The Collected Works of Milton H. Erickson

总主译·杨丽萍

THE NATURE
OF THERAPEUTIC
HYPNOSIS

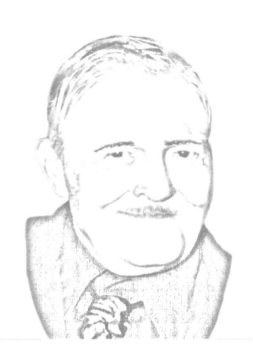

1

治疗性催眠的本质

编著

〔美〕Milton H. Erickson
〔美〕Ernest L. Rossi
〔美〕Roxanna Erickson-Klein
〔美〕Kathryn L. Rossi

主译·于　收

上海科学技术出版社

图书在版编目（CIP）数据

治疗性催眠的本质 ／（美）米尔顿·艾瑞克森等编著；
杨丽萍总主译；于收主译. -- 上海：上海科学技术出
版社，2024.1
（艾瑞克森催眠治疗大典）
书名原文：The Nature of Therapeutic Hypnosis
(The Collected Works of Milton H. Erickson)
ISBN 978-7-5478-5626-0

Ⅰ. ①治… Ⅱ. ①米… ②杨… ③于… Ⅲ. ①催眠治
疗 Ⅳ. ①R749.057

中国国家版本馆CIP数据核字(2023)第185517号

THE NATURE OF THERAPEUTIC HYPNOSIS
Copyright@2021 BY Roxanna Erickson-Klein and Kathryn L. Rossi
This edition arranged with THE MARSH AGENCY LTD
through BIG APPLE AGENCY，LABUAN，MALAYSIA.
Simplified Chinese edition copyright：
2024 Shanghai XunDao Training Management Consulting Co.，LTD
All rights reserved.
上海市版权局著作权合同登记号 图字：09-2023-0752号

治疗性催眠的本质(艾瑞克森催眠治疗大典)

编　著　［美］Milton H. Erickson
　　　　　［美］Ernest L. Rossi
　　　　　［美］Roxanna Erickson-Klein
　　　　　［美］Kathryn L. Rossi
总主译　杨丽萍
主　译　于收

上海世纪出版(集团)有限公司
上海科学技术出版社 出版、发行
(上海市闵行区号景路 159 弄 A 座 9F-10F)
邮政编码 201101　www.sstp.cn
徐州绪权印刷有限公司　印刷
开本 720×1000　1/16　印张 22.75
字数：400 千字
2024 年 1 月第 1 版　2024 年 1 月第 1 次印刷
ISBN 978-7-5478-5626-0/R·2842
定价：98.00 元

本书如有缺页、错装或坏损等严重质量问题，请向工厂联系调换

内容提要

《艾瑞克森催眠治疗大典》第 1 卷《治疗性催眠的本质》共 4 篇,17 章。

本书从探索意识和催眠的本质开始,介绍了米尔顿·艾瑞克森(以下称艾瑞克森)为区分催眠性和非催眠性现实所做的催眠实验,以及在探索梦游式催眠状态方面所做的实验性研究,以此来澄清大多数催眠工作者对催眠反应与暗示感受性关系的误解。欧内斯特·罗西(以下称罗西)还从神经心理生理学角度探讨了艾瑞克森的四阶段创造力周期,探索心理活动调节分子活动和生理功能的本质,从神经科学角度解释治疗性催眠、心理治疗和疗愈在促进心身康复方面的功效。

本书内容经典、表述形式多样,适用于心理工作者、语言研究者、行为研究者、脑科学研究者、心身科学研究者、教育工作者及想改变人生的探索者。

译者名单

总 主 译·杨丽萍

主　　译·于　收

参 译 者·金　焰　刘蓓蓉

翻译助理·瓦海燕　金　毅

审　　校·杨丽萍

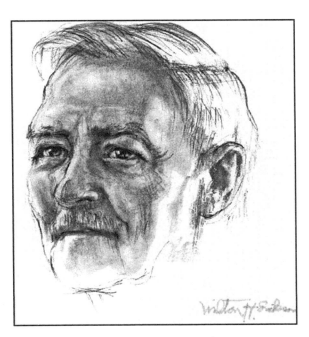

艾瑞克森博士(1901—1980 年)

插画师:艾达·登格罗夫,1976 年 7 月 4 日

中文版序

艾瑞克森因其自身的勇敢、出众的才华及神奇的治疗效果受到同事们的喜爱和敬畏。他又是那么慈祥、善良和细致入微。

他说："催眠是一个人的爱刺激了另一个人的爱。"(Zeig, J.A., An Epic Life, p.296)

如果可以的话，记得在这些神奇的论文中拜见他。

你在阅读时很可能被催眠。

艾瑞克·格林列夫　博士

美国旧金山湾区米尔顿·艾瑞克森基金会创始人

第一位艾瑞克森催眠写作科学卓越成就奖获得者

1972 年，我在研究生院就读时参加了催眠工作坊。在某次催眠演示中，一名牙医用催眠术麻醉了一位医生的手，接着他捏起医生手上一块皮肤直接将一根外科手术针穿了过去，然而医生却没有表现出任何不适的迹象。

从那一刻起，我迷上了催眠。催眠中的沟通是如何制造这种麻醉效应的……我能向谁去学催眠呢？

1 年后，我第一次去凤凰城（菲尼克斯）向艾瑞克森学习催眠。令我万分惊讶的是，我见到的是一位身体因脊髓灰质炎(小儿麻痹症)后遗症受到极大限制,但在精神上和治疗中充满活力的男人。艾瑞克森就是这样的人,以至于我对学习催眠的热衷很快淡了下去,取而代之的,是我对艾瑞克森本人如何克服身体缺陷、如何生活、如何做治疗变得日渐着迷。我迷上了艾瑞克森,因为他面对逆境时表现得如此强大,他促使我想成为一个更优秀的人。

艾瑞克森是一名精神科医生,专攻简短速效的心理治疗方法。这让他明显不同于那些忙着开药或者习惯传统长程心理治疗的精神科医生。他是 20 世纪催眠和短期心理治疗领域最顶尖的专家,他对临床洞察和治疗艺术的影响至今仍在延续,无人能及。艾瑞克森有一种不可思议的能力,能够直达来访者的内心世界。他懂得如何在治疗中运用人类沟通的一切元素,包括手势、姿势、接触、语调和节奏,对来访者善加利用。

和很多治疗师一样,我也在艾瑞克森开创性努力的基础上做出了自身的贡献。欧内斯特·罗西(以下称罗西)在我之前与艾瑞克森一起工作。罗西整理了艾瑞克森的专业论文和文章,并将它们纳入神经科学的理论框架中。罗西的妻子凯瑟琳·罗西和艾瑞克森的女儿罗克珊娜·艾瑞克森·克莱因也贡献了她们各自的观点,供读者参考。

艾瑞克森得到了许多领域杰出人士的认可,其中包括人类学家玛格丽特·米德和格雷戈里·贝特森。也许他们也同样影响了艾瑞克森,因为他似乎比同时代的人更敏锐地意识到文化对催眠的影响。

艾瑞克森治疗中的文化视角让他的治疗工作更加贴近在中国从事心理治疗的专业人士。我有幸多次访问中国,并非常欣赏中国的智慧和文化。艾瑞克森的治疗模式与中国的实用理性非常契合,这样一来,引进他的疗法来发展中国的心理治疗实践就会变得更加容易。

市面上有许多研究和介绍艾瑞克森和他治疗工作的图书,但它们都来自他人的解读和诠释。有了这套丛书,读者们可以追溯到这一切的源头:艾瑞克森本人撰写的关于催眠和心理治疗的丛书。我建议你仔细阅读这套丛书,那么,你也会迷上艾瑞克森。

杰弗瑞·萨德　博士
美国米尔顿·艾瑞克森基金会主席

我很荣幸有机会为已故美国精神病学家艾瑞克森博士这套卓越的丛书撰写序言,这套丛书现已译成中文,供中国从事心理治疗的同仁阅读。艾瑞克森博士是一个独具一格的人,可谓前无古人、后无来者。对于学习和教学,他有着永无止境的欲望,在不可避免的复杂多变的心理治疗实践领域,他更是独辟蹊径、不断创新。

在最近对 31 个国家的 691 名临床催眠从业者进行的一项调查(这也是几十年来第一次进行如此有意义的调查)结果显示,71%的临床催眠从业者称他们使用的是艾瑞克森式的催眠方法(Palsson et al.,2023)。这突显了艾瑞克森博士的观点在当代催眠实践方面的影响力有多强大,以及他的催眠治疗方法如此地广受欢迎、历久弥新。他对人及人所遭遇到的各种问题进行了不计其数的极富洞察力的观察,并开创了大量行之有效的治疗方法。

艾瑞克森催眠方法所基于的是他凭一己之力拓展的对催眠的全新看法,他主张催眠是一种特殊的人际互动,而催眠状态简单地说就是被催眠对象回应这种互动时内在生发的某种心理状态。这种观点现在看来似乎显而易见,但在当时实属离经叛道,有违那个时代的普遍想法和专业见解。这种人际关系的全新视角使他的治疗产生了一个关键的转向,并极大地形塑了当代的心理治疗,即他会运用精心设计的策略来为患者创造全新的体验,以至于患者习以为常的一贯做法变得难以为继。

艾瑞克森的治疗方式与他同时代的一众治疗方法形成了鲜明对比,当时的主流看法是要让患者形成对于自身问题的洞见,并希望这种洞见能引发患者的改变,唯独艾瑞克森博士对创造某种似乎会让患者问题"自发"改变的情境感兴趣,这种情境既可以构建在患者内心,也可以创建于患者的环境。因此,当你阅读此书时,会发现书中那些以治疗目标为导向的催眠应用方式和心理治疗策略总是极富创意,甚至让人惊叹不已。因此,这套丛书适合慢慢品读、细心揣摩。我很荣幸以此序来预祝这位旷世奇才毕生之作中文版的付梓出版。

迈克尔·亚普科　博士
临床心理学家
米尔顿·艾瑞克森基金会和国际催眠学会终身成就奖

意识制造了能够被意识到的问题，所以这些问题的解决之道，并不在意识之中，而在意识之外。

对艾瑞克森来说，意识和潜意识之间似乎并没有屏障，他可以随心所欲地抓取潜意识里的"药物"，极其有针对性地去治疗意识里的顽疾。

读艾瑞克森的文字，就是在读潜意识本身。这是潜意识意识化的过程，也是真正的觉悟之路。

曾奇峰

精神科副主任医师

中德高级心理治疗师

德中心理治疗研究院创始人、首任院长

艾瑞克森是美国临床催眠学会（American Society of Clinical Hypnosis）和《美国临床催眠杂志》的创始人，被誉为现代催眠之父。《艾瑞克森催眠治疗大典》系统、全面地介绍了艾瑞克森催眠思想、体系和方法及案例。丛书中文版的翻译出版，不仅是我国学习、应用和研究现代催眠的心理学人士的福音，也可以帮助一般大众应用现代催眠的技术和方法来提高自己的工作效率和生活的幸福感。

孙时进

复旦大学心理研究中心

艾瑞克森是现代催眠治疗的主要代表人物。他独树一帜又不拘一格的治疗手法既引起心理治疗学圈的兴趣，又令人感到难以捉摸。他的弟子罗森（Sidney Rosen）指出了所谓的"艾瑞克森式悖论（Ericksonian paradox）"现象：这位操弄大师（催化者）允许并激发来访者巨大的自由。然而，如果我们能够越过表面的矛盾，就会发现艾瑞克森在简洁的手法中完成了所有心理治疗必备的核心操作。这意味着他对心理治疗有根本的掌握。此次《艾瑞克森催眠治疗大典》中文版的问世,让中文读者能够以第一手资料来深入理解艾瑞克森在心理治疗本质及方法上的洞见。该丛书是所有心理治疗者必备的参考著作。

李维伦

台湾政治大学哲学系教授

《存在催眠治疗》作者

存在催眠治疗学会(中国台湾地区)创会理事长

华人心理治疗基金会董事

华人本土心理研究基金会董事

杜肯大学临床心理学博士

艾瑞克森是当代的催眠之父,他留下了不计其数的催眠治疗案例及催眠治疗技巧。艾瑞克森不仅对世界催眠治疗和心理治疗有所贡献,而且培养出许多当代的心理治疗大师,启发了许多心理治疗学派。这套丛书结合了所有与艾瑞克森相关的文献、论文、案例,甚至他与学生们的对话。同时,这套丛书里的资料经过艾瑞克森第一代大弟子罗西老师、第二代大弟子萨德博士的整理,确保了资料的精准和可信。

通过杨丽萍(总主译)、于收、金焰、刘蓓蓉、于连香等人的翻译,我们得以窥见艾瑞克森的伟大之处。这套丛书一共有 16 卷,如果您也想在心理治疗、催眠治疗领域不断精进,那么这套丛书是值得珍藏的"传家之宝"。瞻阅伟人的事迹,对我们就会有所启发。艾瑞克森的人生意义就在于启发更多人活出精彩的人生。

我非常敬佩杨丽萍及翻译团队成员的热情和毅力。《艾瑞克森催眠治疗大典》是跨时代的巨作,将为心理学界爱好催眠的同行们带来福音,不容错过,真诚推荐给您。

洪伟凯

纽约哥伦比亚大学心理咨询硕士

艾瑞克森学派讲师、治疗师、翻译

　　艾瑞克森并不为他的治疗模式甚至人格理论做任何定义,他个人也不刻意书写专业出版。这是艾瑞克森催眠有别于其他治疗学派的一大特色,这赋予了后续追随者无限发展的空间,而让艾瑞克森催眠得以生生不息。

　　这样也造成了学习者的困难,因为没有一个可以依循的固定方法。《艾瑞克森催眠治疗大典》的出版,将艾瑞克森散落的论文分门别类结集成册,方便学习者从艾瑞克森本人的文字中探索其中奥妙。现今杨丽萍女士及翻译团队成员能够将其翻译成中文版,是我们心理工作者研究艾瑞克森催眠的重大福祉和巨大财富。

蔡东杰

精神科医师

华人艾瑞克森催眠治疗学会创会理事长

《催眠治疗实务手册》作者

中文版前言

人生无处不催眠

艾瑞克森催眠语言中有个重要的核心词——ideamotor,从字面直译很难表达作者背后的深刻含义。中国文化的理解中最接近的表达是"起心动念",只不过用在艾瑞克森催眠语言中,"念起心动"更为贴切。

"起心动念"只在一瞬间,而许多人的人生轨迹便在这样一个个的瞬间岔道中,进入了另外一条崭新的探索之路。

我的"念起心动"是在 6 年前,在阅读于收老师翻译的《艾瑞克森催眠教学实录》4 卷书期间,被书中的案例深深吸引。这些书还激起了我更多的好奇:另外的 12 卷讲了什么? 艾瑞克森是当代催眠之父,他对当代催眠治疗技术和临床案例的贡献之大,至少目前无人能超越。然而,对于艾瑞克森,除了简·海利和杰弗瑞·萨德博士介绍艾瑞克森催眠治疗的 3 本书之外,可供国内读者和心理专业工作者了解、学习和深入阅读的专著和文献实在太少了。我们是否可以享受完整阅读艾瑞克森神奇的催眠治疗技术的饕餮大餐:从概念到实验、从理论剖析到完整的临床案例、从催眠逐字稿到教学实录的全部学习资料呢?

抱着这份好奇,我在国外的网站上查阅了大量艾瑞克森早期的论文,以及他在医学杂志上刊登过的文章。同时,也留意了首卷的开篇介绍,特别是艾瑞克森早年的个人经历。之后,更加坚定了这个决定:要从第 1 卷着手探索艾瑞克森催眠治疗研究与实践的始末。艾瑞克森催眠治疗的灵魂和利用原则，能最大限度地被应用于各种类型的患者和来访者，运用艾瑞克森独创的临床技术，能非常迅速地治疗当代困扰人们的各种严重心理问题。因此，16卷书的引进翻译出版，将成为我们国内心理治疗领域的一个里程碑。

于是，从2018年开始，我联络了美国出版社，对接了米尔顿·艾瑞克森基金会，经萨德博士引荐版权方（即艾瑞克森女儿和欧内斯特·罗西博士）。与此同时，在国内我们也同步迅速组建翻译团队，国内团队成员均来自研究艾瑞克森催眠治疗应用及热衷于此的同行，他们中有通读原著并坚持逐字逐句分析者，有已经翻译了其中4卷者，有沉浸并应用艾瑞克森催眠治疗十几年者，有同声翻译艾瑞克森催眠治疗理论者……他们是我们携手共同完成翻译任务的重要同伴。

签约了版权，我开始着手翻译第1卷至第4卷的案例，以治疗故事和有声阅读的形式在公众号里推送。这个初衷也是源于很多心理工作者对艾瑞克森催眠治疗技术的难以拿捏，似乎找不到抓手。我想从真实治疗案例故事入手，让一则则催眠故事唤起我们对艾瑞克森催眠治疗的探索。

"艾瑞克森催眠治疗故事"的翻译历时2年，伴随着26位艾瑞克森催眠治疗取向的心理咨询师的讨论、校对、录音等工作过程并完整地呈现。

在完成"艾瑞克森催眠治疗故事"翻译之后，我们翻译团队成员彼此已经过2年的磨合，于是开始了本套书第一阶段的翻译工作。确定了翻译流程：由我作为总主译，每本书确定一位主译及三位参译者，主译对自己所负责的分卷至少要翻译2遍。流转到总主译处的是主译译稿与另外三位参译译稿，由总主译对这些译稿进行审校、汇编并定稿；下一步由翻译助理以专业读者的身份对翻译完成稿进行全篇阅读，进行文字修改，阅读期间标记晦涩、难以理解之处；阅读完毕，再返回至总主译处，由总主译根据原文、主译译稿与参译译稿对这些晦涩、难以理解之处再次进行修改；修改结束，全文打印后再次阅读。最终交付给出版社的稿件实为翻译、审校、修订逾10遍的稿件。

翻译过程中，我时常会因作者治疗方法的妙不可言而兴奋得手舞足蹈地来回踱步，会因作者不露声色的睿智而拍案叫绝，也会因翻译到困境之处而想把面前的一堆译稿撕碎，有时也会因翻译了艾瑞克森的引导语而趴在桌子上睡着。然而，更多次地会自言自语道：艾老头，您怎么做到的！您是怎么做到的……

无论工作如何繁忙，无论环境如何挑战，我们翻译团队的伙伴们都提前完成了翻译任务，非常感恩我的同路人……在这里，请允许我非常隆重地介绍一下我们的团队成员：总主译及审校，杨丽萍；主译及参译者，于收、金焰、刘蓓蓉、于连香；翻译助理，文柯翰、黄岳良、瓦海燕、康宏民、金毅。

尽管经过反复 10 遍的翻译、讨论、修订、审校并最终定稿，我们依然感到语言文字的表达不甚完美，并不完全符合"信、雅、达"，因此我们团队敬盼广大读者斧正，并一同来学习和探索。

在 4 年翻译过程中，要感谢我的家人，身为骨科医生的先生在医学专业名词上给了我很多指导；远在英国就读格拉斯哥大学医学院脑科学的儿子，从他自己的专业角度给了我很多解答；还有我"杨家大院"的家人们每时每刻都在传递一种温暖的、安心的爱，让我在探索求知的路上走得更稳、更远……

漫漫路途，催眠之声伴随您……

《艾瑞克森催眠治疗大典》总主译　杨丽萍

2022 年 12 月平安夜

于上海

内容导读

本书有趣地描述了艾瑞克森的自我催眠体验,概述了他本人用来训练自己及他人进行梦游式活动并探索催眠性现实的成功方法。他关于自己如何利用早期记忆来缓解疼痛,以及促进自己患脊髓灰质炎(小儿麻痹症)后身体疗愈的描述,为催眠治疗的神经科学研究提供了重要方向。

本书追溯了让艾瑞克森认识到的意念运动和意念感觉过程在催眠引导中的作用的一系列体验和发现,阐述了他的治疗性催眠的自然主义取向,并以诸多案例诠释了他发展的利用技术。

本书呈现了艾瑞克森在催眠引导和心理治疗方法中的一系列创新之举,如利用声音动态、呼吸节律、最小感觉线索、手势、隐喻、讲故事、内隐性加工启发和意念运动技术等。

本书还介绍了许多艾瑞克森童年的趣事。例如:他从来不知道字典是根据 A～Z 顺序排列的,以至于他查阅字典的时候,都是通本翻阅;他是音盲,所以搞不清楚为什么教堂里有那么多人张大嘴巴、变化着呼吸,他尝试着在这种情形下体验不一样的感觉。所以,艾瑞克森在小学时就凭借异常敏锐的观察力,自己学会了利用呼吸方法的不同,感受到不一样体验导致的恍惚状态;大学时他又发展了他的观察和呼吸中利用最小线索的技巧,通过建立条件反射的方式捉弄他不喜欢的那位大学教授,使得上课期间的教授困意不断。

正如萨德博士所说,这本书值得我们细细品味、慢慢消化。假如你准备好了,让我们一起开启一段探索之旅。

自然的事件与事件的本质相映成趣。

米尔顿·艾瑞克森

独特个性坚持的事件

能够为《艾瑞克森催眠治疗大典》写序是无尚的荣耀。这套丛书是涵盖了论文、图书的文集,是给那些心理治疗师、临床医生、专业人士、学生和催眠的受训者,以及助人行业的其他专业人士提供帮助的。具体来说,这些著作汇聚了医学博士艾瑞克森 50 年从业生涯的卓越成就和贡献。在向这套丛书致敬之前,我想首先聊聊艾瑞克森的独特个性。他的天性让他能够用全新的视角观察事件的本质,以洞悉事物的运作机制,以一种不偏不倚的中立立场进行试验,即使遇到困难险阻,也始终奋力向前。他的个性成就了他独辟蹊径、充满创意的治疗技巧。因此,为完整刻画他的专业形象,我将讨论艾瑞克森博士工作的两个方面:他的人格特质,以及他如何将自然发生的生活事件融入催眠和治疗之中。读完我的论述,大家便清楚,我为什么要先讨论他的个性,因为恰恰是他的个性促使他最终放弃了传统的催眠技术。

幽默

1978 年 12 月至 1979 年,我在美国纽约市举办了一系列周末催眠工作坊活动。学生们总是很想听到我最近到访凤凰城（菲尼克斯）的见闻，以及艾瑞克森博士工作和健康的最新消息。我是定期飞往凤凰城向他学习的少数几个幸运的专业人士之一。我记得我曾说起，在我最近的拜访中，他的健康状况反复无常，似乎有些恶化。在我为期7天拜访的最后一天，他只能在办公室呆20分钟左右，然后便因疲乏而不得不离开。由于剧烈疼痛，他前一晚几乎没合眼。他经常通过使用一些催眠技术，将痛苦维持在"可忍受"的范围内。但前一天晚上，这些招数完全无效。我们见面的那一天，他精疲力尽，佝偻着身躯，四肢部分瘫痪。为此他还向我抱歉，这让我无法接受，因为似乎是我应该为占用了他的时间而道歉。因此，我向催眠工作坊成员说明了这一点后，便继续工作。然而，令我惊讶的是，1979年，在下一个周末，同一小组的与会人员带来了她最近与艾瑞克森博士会面的录音带。录音中，艾瑞克森说："这里有人认识斯蒂芬·兰克顿吗？我知道他过早地哀悼我的死。好吧，请捎个话给他——死亡是我要做的最后一件事！"每个人都大笑起来。他的幽默从2500英里（约4023公里，1英里≈1.6公里）外的凤凰城传到我们这里！

在这次插曲发生之前的另外一次，我记得我曾请艾瑞克森博士说明一下，他的小儿麻痹症发作情况。我问："所以，你得了两种不同的小儿麻痹症吗？"他还不忘打趣地说："是的。我能够再赢一次！"和他在一起时，我总发现，很难快速梳理出自己的感觉。那是一种混合着轻微焦虑、明显兴奋和强烈好奇的奇异感受，这导致我常常对他的笑话略显迟钝而给不出明确的反应。1979年12月中旬我打电话预约我们最后一次访问时便是如此。我打了两次电话。第一次电话打给他的办公室，艾瑞克森接了电话，他说欢迎来访。在我兴奋地挂断电话后，我突然想起答应要带两个同事一同前往。接着，我再次打电话确认是否方便携带同事一同前往，这次是艾瑞克森夫人接的电话。她说，这对大家而言，来的都不是时候，因为已经安排了太多的人。我指出艾瑞克森博士已经批准了我们两个人的拜访，并且我问她是否在看预约登记簿，或只是凭借记忆推测。艾瑞克森夫人放下电话去拿预约登记簿。这时，我听到电话里传来艾瑞克森的声音，说："你难道不庆幸前一次接听电话的是我，而不是她吗？"

幽默的本质在艾瑞克森身上随处可见。一天中，他会几次向后靠在轮椅上，当他对自己所说的话偷偷乐的时候，头也会摇晃。但几秒钟之后，他又会变得异常严肃。许多接受过他训练的专业人士，都在思考他在治疗中使用幽默的策略。相反，我希望分享他人格中更多其他突出的特征。研究表明，受试者的期望及催眠师的表现都是成功治疗的关键因素。众所周知，在预测心理治疗结局是否成功时，关系因素比理论技术更为重要，看来艾瑞克森博士证明了这一点。

坚韧而果断，不找借口

当读者阅读这套丛书时，你们中的大多数人可能已经知道艾瑞克森少年时曾患小儿麻痹症。你知道当他听到医生对他父母说"你的儿子活不到下一次日出"的时候，他居然巧妙地调整了镜子、大厅的窗帘和床的位置，并让自己彻夜保持清醒，以便看到第二天的日出。我确信你知道他是如何全神贯注地研究他人的动作，并想象着如何做这些动作，直到他终于看到摇椅的影子在晃动。他加倍努力并最终恢复了上肢的肌力，他用玉米秸秆拖拽自己，穿过休耕地，以此来刺激双腿。最后，他划着独木舟从密西西比河顺流而下，再逆流而上，往返1200英里（约1931公里）。当然，许多读者都知道，在回来的路上他是如何重新获得了行走的能力。

无需赘述那些故事——只是要通过必要的细节来提醒读者，他果断而坚韧的个性谱写了他人生的故事。他姐姐伯莎告诉我，小时候家里没有自来水，家里用的水来自一口井，必须用桶去取水。一天，当成年人取水时，4岁的艾瑞克森提着两个空桶，一只手一个，然后出了门。大人惊呼："米尔顿，你提不了两桶水。"而他跺着脚大喊："我就要提两桶水！"当然，他做到了。即使在他很小的时候，他一旦下定决心，就不会让任何事或任何人阻扰他。

在跟随他训练后的某一天，艾瑞克森博士让我用轮椅把他从办公室推回他的主屋，途经厨房门口。那里，有几个人在剥豌豆。有人心急火燎地将一个盛有两个空碗的托盘放在了他的轮椅扶手上，接着端上一碗没有剥好的豌豆。艾瑞克森立即用他的左臂推着他的右臂去够那碗豌豆。他右手运用自如，但右胳膊不太听使唤。而他可以很好地移动左臂，但左手缺乏精细动作的技能。对他来说，剥豌豆是他左臂和右手的协同工作。他一个接一个地剥开豆荚，将豌豆放在一个碗里，然后把空豆荚放在另一个碗里，不断重复。我看了几分钟，发现厨房里的每个人都在剥豌豆。最后，我说："艾瑞克森博士，你不必去剥那些豌豆了，已经有那么多人在剥了。"他出乎意料地回答道："我不做是因为'我必须'，我做是因为我可以！"对我来说，重要的收获是他从不找任何借口，那么在他身边的人也无法找借口，任何逃避或食言的借口都是不能被接受的。在这方面，他是一位值得尊敬的楷模。

温暖和善良

除了上述令人钦佩的品质之外,艾瑞克森博士还处处展现出始终如一的温暖和善良。他不计报酬、心甘情愿地接见年轻的受训学生。通常,他邀请学生们随时去见他,尽管有时他会坚持让他们在会面之前完成一项任务。任何和他一起学习过的人都会毫不犹豫地认同,艾瑞克森博士的故事总是展现出他的勇气、尊重、刻苦、创造力、自由思考、可靠、精湛的观察能力、知识、专业精神和堪称模范的专业贡献。凡此种种,足以说明艾瑞克森的品行也是极其罕见的。

职业发展与事件的本质

艾瑞克森博士对催眠和心理治疗领域的贡献是深远的,但用这句话来评价艾瑞克森博士似乎过于轻描淡写。从他 1928 年医学院毕业到 1980 年去世,他的治疗工作经历了演变。时至今日,催眠领域还在争论到底该用哪个术语来解释或定义 1843 年布雷德(1795—1860)率先提出的催眠[译者注:1843 年,英国外科医生布雷德发表《神经催眠学》(Neurypuology),阐明催眠并非由施术者流入受试者的某种动物磁力或神秘物质所致,而是受试者主观心理的影响效果。布雷德消除了包围着催眠的神秘气氛,并藉由希腊文 κοιμάμαι(睡眠)创造了催眠术(hypnotism)与催眠(hypnosis)等术语。布雷德用生理学观点将催眠解释为一种类睡眠状态,由于眼睛凝视一个光亮的、无生命的物体(如怀表之类),精神高度集中,造成疲劳而引发催眠。他同时将语言暗示用于外科手术的痛觉消失上,发现催眠是凝视法与语言暗示所造成的现象]。更令人困惑的是,当你研读这套丛书中的论文时,你会发现艾瑞克森在职业生涯中运用过两套不同的催眠方式:直接权威式的催眠和自然间接式的催眠。艾瑞克森博士的治疗模式也体现了两个完全不同的主题。你在《艾瑞克森催眠治疗大典》中的催眠引导和心理治疗技术中会很清晰地看到这一点。

对于那些没有意识到催眠本身不是治疗的人来说,他们并不明白两者之间的区别。但艾瑞克森从他最早的著作中就清楚地认识到了这一点。催眠是一种手段,用来对患者施加心理治疗干预,这两者之间的区别堪比个体治疗与家庭治疗之间的区别。当然,不管患者进入催眠状态有多深,有效的心理治疗就可以奏效。然而,为了更好地考察艾瑞克森治疗工作的演变过程,读者必须暂时将催眠和治疗彻底分开,并单独加以研究。首先,让我们来看看 1960 年前后他的催眠导入技巧是如何发生改变的。

两种不同的导入方式

艾瑞克森从医学院毕业后就开始运用和提升催眠导入的技巧。到了 12 年后的 1941 年,艾瑞克森说:"催眠师首先需要得到来自催眠来访者的尊重、信心和信任,接着催眠师会对来访者暗示疲劳感,一种对于睡眠和休息的渴望,使其有越来越强的睡意,最后暗示受试者进入深度和安宁的睡眠。"(Erickson,2010,p.15)。值得注意的是,艾瑞克森对于这种入睡暗示法的态度会在未来 30 年里发生 180°的改变。

几年后,在 1957 年的一份逐字稿里,你仍然会读到艾瑞克森在催眠导入时对受试者说了十几次"更深更沉"和 55 次"睡觉"或"睡着"。艾瑞克森说:"我可以让你进入任何程度的催眠。""现在我希望你睡得越来越深。更沉……(停顿),越来越沉……(停顿),也越来越深(停顿)。你可以睡得越来越深了(停顿)。而且我要你越睡越深,越睡越沉,进入深睡。"(Erickson in Haley,1967,p.54 – 55)。从他自己的逐字稿中可以看出,从 1929 年到 1959 年的这几年里,催眠导入技术的权威性充斥着直接暗示和催眠指令,要求受试者进入更深、更沉的睡眠,并不断重复类似的话。这种导入方式符合当时绝大多数(如果不是全部)专业人士所采用的传统催眠导入方式,即发出重复性的直接指令,要求受试者进入更深、更沉的睡眠。然而,艾瑞克森同时也在试验他日后命名的"利用技术"。1958 年在他发表于《美国临床催眠》(AJCH)杂志的文章中,艾瑞克森首次提出自 1943 年起,他一直尝试利用"某一个反应形式,作为一种必要的步骤来引发另一个反应模式……",并且利用不同模式间的相互依存来引发催眠。艾瑞克森接着写道:"自然式催眠引导,相对于仪式化、程序化传统的催眠引导,值得更多的调查、试验和研究……"(Erickson,1958,p.3)。

当你考察艾瑞克森的治疗方法时,你会很明显地察觉艾瑞克森对于如何让催眠自然而然发生的体认。在 1958 年发表在《美国临床催眠》杂志的文章中,艾瑞克森定义并强调应该将自然主义方法作为一种新的催眠导入方法。与自然主义方法导入的概念密切相关的是"利用"的概念。艾瑞克森注意到对于那些"阻抗型"来访者而言,催眠师必须先处理和回应他们的特定需求,他们才愿意接受暗示并执行被暗示的行为。他补充说:"对这些患者而言,我所称的'利用技术'往往能够充分满足他们绝大多数的特定需要。但更重要的是,同样的技术也能很好地被运用在普通患者身上,并经常有助于快速和轻松地将他们导入睡眠状态。"(Erickson,1959,p.3)。利用技术最为简单的应用是:使用来访者生活经验中最熟悉的语言来跟他们说话。这点也许是最重要的,不过来访者的非言语和社交行为也值得关注,并且将其整合到治疗过程中。

从那以后,所有的催眠导入逐字稿都显示艾瑞克森不再依赖于直接暗示,不再提及睡觉,也没有过多的重复字眼。取而代之的是,艾瑞克森极大地运用了"利用技术"和"自然主义"的导入方法。事实上,艾瑞克森明确地说,"我不喜欢对患者说,'我想让你感到疲倦和昏昏欲睡。'"(Erickson & Rossi,1981,p.4)。我希望读者在阅读这些论文时,能意识到和紧跟艾瑞克森治疗方法的发展和演变的过程。

这种"自然主义"的方法与他在 20 世纪 50 年代末期之前使用的导入法形成了鲜明对比。值得注意的是,从 1959 年或 1960 年起,他将"自然主义"的导入方式和"利用技术"同时运用到了催眠导入和心理治疗之中。从此,这不但成了艾瑞克森心理治疗的核心技术,而且几乎始终不变地贯穿在他整个职业生涯中。

艾瑞克森治疗方式

从 1960 年到 1980 年间,艾瑞克森在催眠导入过程中不断融入如今公认的当代催眠技术。艾瑞克森同时也将这些技术运用到他的心理治疗中。这种当代催眠和治疗方式要求来访者去做大部分的内心工作。为了促成受试者的内心工作,艾瑞克森会"给予"来访者一系列他所说的意念和暗示。为了理解这些意义模糊或模棱两可的意念,来访者不得不将自己的生活体验映射到他们所听到的内容中。这样便让来访者从习得的过往经历中被唤起,从而来访者开启了一个重新组合和重新关联的心理过程。艾瑞克森指出,正是这个关键过程开启了来访者持久的改变,而并不一定要求来访者遵从催眠师的直接暗示。艾瑞克森一直确信心理治疗成功的治愈,在于来访者对过往经历的重构,而且这种重组需要由来访者在其内心自行完成。因此,他的暗示和干预措施总是旨在激发来访者的记忆、想法和习得经历。为此,他意识到治疗师一定要融入来访者的参考和理解体系和生活体验,随时镜映来访者,并以任何可能的方式利用来访者的生活体验来激发他们主动参与。1966 年发表的"花匠乔伊的案例"就是艾瑞克森这种治疗理念的完美示范。该案例是艾瑞克森所称的自然主义导入方式中运用"散缀暗示技术"的典型案例(Erickson,1966,p.203-204)。

在"花匠乔伊的案例"中，艾瑞克森将催眠导入和治疗暗示巧妙地穿插在与乔伊讨论如何种植番茄的谈话中；这类话题很可能让作为花匠的乔伊感兴趣并吸引他的注意力。虽然上述治疗的基本原理可以运用到其他患者的治疗干预中，但每个人的心理需求和人生经验各不相同。因此，面对任何一个新的来访者，艾瑞克森仅仅保持干预原理不变，而实际措辞总是因人而异。这就解释了为什么艾瑞克森式的治疗方法没法通过固定的脚本来研发和共享。对此，艾瑞克森是这么说的——他为每一位来访者量身定制了一套全新的治疗方法。

艾瑞克森认识到驱动人们行为的心理过程，往往在他们的意识觉察之外，与无数其他人一样，艾瑞克森认为称之为"无意识"是最合适的术语。他相信要达成最有效的心理治疗，就要在催眠状态下建立一种意识体验和无意识体验之间的解离。通过一系列步骤……增加了意识和潜意识之间的解离程度，从效果上而非实际上建立了一种解离性的催眠人格。只有这样才能确保意识与人格的无意识元素之间的全面解离，从而允许治疗师对这些达成治愈的不可或缺的无意识"元素"进行令人满意的操作（Erickson & Rossi，2008，p.12 - 13）。

艾瑞克森之所以在治疗中发展和运用解离，是因为他细微的观察和理解：在来访者意识心理中，旧有的习得的僵化参考和理解体系会带来种种限制，妨碍他们运用全部的经验和成果来解决问题和应对困惑。这些意识的自我设限可能来自心理发展中的学习、创伤性事件、家庭成员长期沟通的缺失和强加给自己的人生定论等。无论这些限制来自哪里，它们都部分地建构了人们的生活体验。于是，针对每一位来访者，艾瑞克森都试图发展出他所称的"弱化的意识结构"。具体指的是，心理治疗中引入模棱两可的多重含义指称不明、意义模糊的催眠暗示。需要来访者高度注入大量的主动性及耗费心力地梳理及思考当下的体验，并努力从听到的内容中归纳出一个连贯的主题。本套丛书的读者将意识到为这一过程所设计的各项干预措施，包括间接暗示、治疗性束缚、意识-无意识分离性语言、混乱技术、对于故事与隐喻的使用、矛盾意向干预措施，以及在治疗之外布置意图不明的任务。

自研究生毕业后从事催眠和心理治疗实践直至过世，艾瑞克森始终坚定不移地利用他所观察到的作为人类经验一部分的事件特征。他始终坚信"治愈"是重构过往经历的结果，以便在情形需要的时候，人们才可以随时调动这些资源。他也始终认为，这得通过引发催眠来访者的心理过程，或者来访者对于意图不明的暗示的回应来完成。他的策略性目标始终聚焦在让患者或来访者主动承担构建责任，以便引发、唤起和重构每一位来访者在其独特生活环境中习得的经验。艾瑞克森博士的个性独一无二,也是天性使然。他教会了我们去观察生活事件,并将观察的结果作为一种工具来帮助他人实现引起持久人生改变的治疗目标。我希望读者在阅读本套丛书每一卷时都能意识到艾瑞克森正在这么做,而在读完全书后,你就能懂得艾瑞克森是如何融会贯通、一以贯之的。

斯蒂芬·兰克顿

《美国临床催眠杂志》主编

亚利桑那州凤凰城

崭新的起点

艾瑞克森催眠治疗的理念持续运用了数十年。这些理念在许多学生中不断地引起回响，他们继承并弘扬了他的宝贵遗产，为艾瑞克森本人创立的具有丰富创造力的基金会带来了全新的、更深层的理解和认同。他的著作将我们带回到这个独一无二的基金会开始成立的时间和地点。这套丛书包含艾瑞克森的原创著作及注释，这些注释内容在艾瑞克森生前仍未知，但在后期却不断地为科学新发现提供了有效支撑。

让我们认识一下本套丛书的编者，他们是一个小团队，由三个人组成，已经共同合作了数十年，其中最重要的是欧内斯特·罗西。罗西不仅是其中许多著作的最初合著者，而且还承担了审核回顾经典案例的任务，他要审核已有半个世纪历史的经典著作，并将艾瑞克森的原创理念置于不断发展的学科背景中。在他 2020 年 9 月去世时，我们怀念他的才华、大爱和笑声，我们也珍惜他在这些书中不断提供的新的理念。就像艾瑞克森一样，罗西的伟大贡献将带领我们在未来的数十年继续前进。

艾瑞克森的女儿罗克珊娜，1972 年第一次认识罗西，当年她作为一个年轻的学生跟着父亲学习。罗西作为一名具有药学背景的心理医生，也开始着迷催眠治疗的学习，在艾瑞克森生命的最后 8 年，罗西把重点放在每月去凤凰城跟随艾瑞克森集中强化学习训练上。罗西埋头跟随导师学习，并试图理解和揭示艾瑞克森所拥有的智慧。作为花费最多时间直接跟艾瑞克森学习的学生和同行，罗西融入了艾瑞克森的家庭。

他有时能在客房住几周,与艾瑞克森家人一起用餐,并参加艾瑞克森策划的晚间社交聚会。罗克珊娜经常会在与父亲一起工作结束后,同罗西一起到凤凰城周边的沙漠去探险。

艾瑞克森过世后 10 年,凯瑟琳·罗西(罗西的妻子)才出现,因此,她再也没有机会当面结识艾瑞克森。头脑清晰的她将艾瑞克森的著作整合并融入超越传统心理治疗和康复的领域。她和罗西一起对艾瑞克森的思想及其生物生理学、社会心理基因组学、精神-哲学模式深入地理解,充分展示了艾瑞克森思想体系的一个核心前提——举一反三的能力,可以把个体的独特性带到每一种情形中。

艾瑞克森是一位多产的作家,但他专注于各种专业期刊杂志上发表的文章。在遇到罗西之前,他仅撰写了三本书,其中包括他与林·库珀合著的第一本书——《催眠中的时间扭曲》(1954/2002),与西摩·赫什曼和欧文·塞克特合著的《在内科和牙科中的催眠实际应用》(1961/1990)。直到 15 年后罗西的出现,其间艾瑞克森继续撰写文章和专业著作(未发表)。

最早致力于编辑艾瑞克森出版物的是精神科医生伯纳德·戈顿博士。他收集了艾瑞克森的论文,这些论文原本分散在各类医学专业期刊中,并没有被广泛使用,他希望可以为专业人士提供继续学习的资源。在戈顿不幸因哮喘去世的几年后,简·海利继续了戈顿中断的工作,并编著了《治疗性催眠的高阶技术》(1968),该汇编包含了艾瑞克森的 37 篇论文,它们都与专业催眠治疗有关。

之后,对艾瑞克森过往论文的汇编工作仍未完成。下一阶段由罗西和艾瑞克森并肩进行,两人在合著新作的同时,收集过往已发表的文章。在罗西和艾瑞克森的共同努力下,艾瑞克森在世期间编著了 12 卷作品,加上后来出版的 4 卷,组成了如今所见到的 16 卷。未来还会有更多的艾瑞克森作品问世吗? 我们希望如此。

汇编工作绝非易事。其他专业人士和委员会也考虑过,但他们认为组织此项工作太复杂、太繁琐,几乎不可能完成。幸得罗西的决断力和敏锐性,经过一个漫长的周末,他构建了一种有意义的编排形式。他坐在地上,用重印的论文包围着自己,创造性地进行不同的构架。该如何呈现这些论文呢? 有多种方式可以解决这个问题。简单地按时间排序,结果似乎不太令人满意,因为艾瑞克森早期作品是在较晚时间才出版的。许多关于同一主题的论文,显然应该归在一起,但却是在他职业生涯不同阶段发表的。罗西决定采取一个折中的办法,每一卷确立一个主要的探索主题,接着设定若干章节,而每一个章节中的论文按时间顺序排列。每一个章节为读者简要介绍了当前神经科学和社会心理基因组学的概念，这些概念与更新我们对艾瑞克森治疗方法的理解有关，另外也对临床医生如何学习和运用艾瑞克森的创新思想给出了建议。

1980 年，艾瑞克森去世那年出版的《米尔顿·艾瑞克森催眠论文集》4 卷现已收录在本套丛书中。他的同事刘易斯·沃尔伯格（医学博士，纽约大学医学院精神病学教授）撰写了那套文集的序言，内容如下。

这套文集包含着一系列与催眠理论和实践各个阶段相关的、引人入胜的创新贡献，研究者和临床医生可通过挖掘那些宝贵的数据，用以构建假设性实验和促进心理治疗。艾瑞克森博士或许是催眠领域最具创造性和想象力的实践者，他的这套丛书必将成为该领域经久不衰的经典。

艾瑞克森去世已 40 多年，三位编者已经着手将这些经典著作转换为另一种更利于保存的电子版，以供未来科学新发现时对其重新审视。经历了时间的考验，艾瑞克森的贡献程度在今天看来比当初写作时更加明显。令人欣喜的是，艾瑞克森时代，他那些创新的理念，已被广泛地融入了现今催眠的专业理解。这套丛书力图触及更广泛的读者，延续了罗西当初编撰《米尔顿·艾瑞克森催眠论文集》的同一个组织形式，另有罗西所提供的关于神经科学讨论的注释。

在本套丛书第 1 卷出版时，我们邀请了斯蒂芬·兰克顿撰写前言。和罗西一样，兰克顿既是学生又是同事，兰克顿经常到访凤凰城跟随艾瑞克森学习，他回忆起他初次拜访艾瑞克森的情景：

"当时我从太阳城驱车前往艾瑞克森所在地，车内广播传来了忧郁的蓝调音乐，歌词是：'若你愿意，这天将持续千年。'我当时大吃一惊……因为它是那么应景而又隐含着一种预言。"

像罗西和艾瑞克森其他学生一样，兰克顿受到了艾瑞克森的欢迎。他们共度的那段时光促成了一系列由兰克顿执笔、基于艾瑞克森核心理念和教学的著作（Lankon & Lankon，2008/1983）。兰克顿的职业生涯为催眠研究和心理治疗做出了重大贡献，最新的论文是《艾瑞克森将如何看待艾瑞克森式催眠》（Lankon，2021）。他是美国临床催眠学会会员和注册临床社会工作者，现任《美国临床催眠》杂志主编。编辑的责任重大且深远，我们确信，作为《美国临床催眠》杂志的创始人和编辑，艾瑞克森将为兰克顿的成就而感到由衷的高兴。兰克顿的文笔清晰流畅，正因如此，这套丛书的关键章节的编写我们选择了他。

谨致读者

欧内斯特·罗西 博士和凯瑟琳·罗西 博士

洛斯奥索斯,加利福尼亚

罗克珊娜·艾瑞克森·克莱因 博士

得克萨斯州,达拉斯

英文版前言二

我们一直怀揣宏愿:在我们力所能及的范围内,希望尽可能多地收集艾瑞克森的原创著作,并以一种尽可能多满足学生兴趣的形式出版。最初每卷书都以纸质书的形式出版。本套丛书 16 卷电子版的出版,体现了编辑们锲而不舍的努力,希望经典著作历久弥新,惠及更多的读者。编者在这套丛书编纂的各个阶段已经共同合作和单独工作了数十年,我们三人,欧内斯特·罗西和凯瑟琳·罗西,以及罗克珊娜·艾瑞克森·克莱因秉承共同的承诺:将这些经典文稿带给今天以及未来的学生们。我们之间的友谊是这套丛书经受众多挑战后仍得以出版的力量源泉。当我们中的一员疲惫了或面对丧亲之痛时,另一位就会施以援手,继续前行。丛书中的每卷书最初都以纸质形式出版过。最近的 15 年,进入了电子版的新时代,人们阅读到这些开创性著作成为可能。我们的愿景是把所有的著作做成一套合集,让学生以一种前所未有的深度去阅读和探索。我们正在努力开发一个涵盖整套丛书的搜索引擎,便于读者根据自己的兴趣全方位地检索。希望通过本套丛书出版所开启的新篇章,能将文集中的智慧带给不断扩大的受众群体,并鼓励他们不断探索治疗的无限可能性。

在书中,你会读到艾瑞克森在写作、交谈和演讲时的语录。你还会读到他是如何与患者和同事互动、如何向他们解释和不做解释的。这些语录所体现的和谐、顺畅,告诉我们当无意识的过程开启时,有意识的解释是如何停止的。艾瑞克森非常重视随着自己的意念自发涌现出来的念头,并在多年后形成了他独到的见解。在前言中,我们还加入了那些持续推进艾瑞克森工作的同事及同行们的心声。阅读本书就像找到了一个无穷无尽的旷世宝藏，读者们能不断地深入探究和提升理念，加强技术和方法，同时探索艾瑞克森留给我们关于治疗的宝贵遗产。

欧内斯特·罗西

罗克珊娜·艾瑞克森·克莱因

凯瑟琳·罗西

致读者的信

对于我们三位编者:欧内斯特·罗西、凯瑟琳·罗西和罗克珊娜·艾瑞克森·克莱因而言,这是一个重大且快乐的时刻。这套丛书的出版意味着我们翻越了丛山峻岭,终于抵达了顶峰。我们发行了 16 卷丛书的第 1 卷。之前,该系列已经由非营利性组织米尔顿·艾瑞克森基金会档案馆以精装版和平装版的纸质形式出版发行。我们这次努力汇编呈现的是涵盖全部 16 卷可综合搜索的内容。

艾瑞克森博士在一个世纪前开始撰写专业文章。他将自己的职业生涯奉献给了一个梦想:将临床催眠从历史的斑驳阴影之中,带向科学和医学领域的全新突破。作为同事的欧内斯特·罗西(以下称罗西)在艾瑞克森的指导下使用催眠,并在半个世纪前开始跟随艾瑞克森学习催眠和探索催眠。罗西和艾瑞克森两人以书面形式,试图厘清艾瑞克森多年形成和发展的对催眠和康复的理解,并撰写文章摸索催眠技术,推进催眠临床工作和专业知识的发展。

1980 年艾瑞克森去世时,他已经和罗西合著了 12 卷书,并与出版商签订了合同,著作出版工作在共同努力中不断推进。艾瑞克森完成了人生早期所树立的宏伟目标。为此,艾瑞克森家族对罗西和其他同事满怀感激,他们都为编撰和保存艾瑞克森这位伟大催眠大师的思想做出了贡献和努力。几年后,罗西和艾瑞克森家族成员都意识到著作并没有按合同承诺的那样被推广和提供给读者。

在接下来的几十年里,我们三个人为了确保这些重要著作能够完整地呈现给读者,齐心协力地解决了与出版有关的一系列法律、商业、财务和实际问题。我们三人致力于将艾瑞克森的主要著作出版,供更多学者、临床医生、历史学家和未来的探索者阅读。著作出版是一段艰苦的旅程,也正是在这段旅途中,罗西和罗克珊娜的工作联盟愈加牢固,我们之间的珍贵友情也日渐深厚。

在这趟旅程开始的时候,我们不知道心理治疗对基因会带来怎样的生理影响,这不仅尚不为人所知,也有待科学更深的研究和探索。那时的读者从未想到有朝一日能阅读电子版图书。当我们走完这趟旅程时,科学早已飞速进步,而电子版图书出版也有了不错的市场。因此,我们的目标也发生了改变,以便更好地响应时代的变化。罗西又对原著进行了注释,帮助读者从当今已知的神经科学和基因组学的全新视角来理解原著的相应内容。因此,我们呈现给读者的是原创性著作,目的是运用当今最新的科学观点来审视艾瑞克森的语言和著作是如何引发患者做出有益于健康的改变的。

此刻,将上述设想和创意融为一体,并付诸实施的成果已经规划成形,带有搜索功能的之后 15 卷不久也将与大家见面。最终,我们希望除了这 16 卷,还能尽可能多地出版艾瑞克森的主要著作,其中包括一些还从未公开发表的文章。我们的工作尚未完成,但也算千里之行迈出了第一步。

欧内斯特·罗西博士和凯瑟琳·罗西博士

洛斯奥索斯,加利福尼亚

罗克珊娜·艾瑞克森·克莱因博士

得克萨斯州,达拉斯

目　录

第一篇
探索意识和催眠的本质

本篇广泛介绍了艾瑞克森毕生追求于理解意识和催眠体验的本质。第二章"研究催眠本质的早期实验"(1964)是一篇回顾性的报告:记录了艾瑞克森作为本科生在1923—1924年在威斯康星大学催眠研讨会上首次发表的关于催眠的研究,当时他的督导是克拉克·赫尔博士,美国实验心理学和新行为主义的奠基者之一。艾瑞克森本科时代的这些研究为理解治疗性催眠和催眠状态奠定了基础,研究认为催眠或催眠状态是一种正常的生活体验。人们可以在内省(译者注:静思)的过程自然而然地发展出类似的体验。因此,没有必要对催眠来访者进行神秘的操作。催眠师在催眠中并不能真正地控制来访者;相反,催眠师为来访者提供刺激和机会,引发他们强烈向内的深度专注后,有时就会出现明显不同的意识状态:艾瑞克森后来称之为催眠现实和非催眠现实。从当今神经科学的角度来看,这种"强烈的内部专注"可被视为一种非常重要且突出的心理活动,它足以产生活动依赖性(译者注:activity-dependent,作为一个专用名词,意指只要有活动便会产生相应变化)的基因表达、活动依赖的大脑可塑性和心身康复。艾瑞克森在大学时,意识不到这些现代神经科学概念,但他最初的实验已触及了治疗性催眠的活动依赖性。

第三章探讨的是艾瑞克森对催眠和非催眠现实本质的拓展研究,并对研究中所涉及的深度催眠状态(梦游式催眠状态)和研究方法论的一些误区提出了非凡的见解。一个基本误区是:催眠领域的大多数实践者往往会把催眠和受到暗示的催眠行为相混淆。因为许多催眠体验者倾向于悠然自得地接受或执行催眠暗示,自利贝尔和伯恩海姆时代以来,人们就不加批判地接受了催眠可以被定义为某种高度易受暗示性的观点。在这篇论文的研究中,艾瑞克森设计了一些方法,让人们能够去除或至少最小化催眠暗示的影响,以便探索催眠现实的本质。在开展这些实验之后,他提出了一些关于催眠性梦游特征的最具有争议性的研究。他还举例说明了一些可以用来识别梦游式催眠状态的方法,以及研究人员该如何进行自我训练,以便更好地促进这类梦游式催眠状态心理现象的发展。

然而,由于这篇论文内容过于庞杂,案例又极为丰富,如果囫囵吞枣地只阅读一两遍就想完全理解全部内容,恐怕读者们云里雾里的会更加迷失方向。可以肯定地说,欲速则不达!阅读这篇论文需要较长的学习时间才行。这篇论文其实是一份报告,对"评估人类意识的变化和本质"这一最微妙问题的深刻反思和研究。意识往往无法得知或觉察到自身已经处在一种改变的状态了。想想我们在梦里能够意识到我们在做梦的概率有多低,你或许就能够明白上述的观点。而更令人困惑也更复杂的是,人们意识到催眠现实和非催眠现实或许可以明显地共存并随时彼此转换和波动。正如艾瑞克森在论文结尾中所说:"梦游式催眠状态来访者对于周围环境现实的自发理解,不同于处在清醒意识状态的普通来访者,(但是)某一类型的现实理解并不能排除另一种类型的现实理解。"论文中的许多案例表明,梦游式催眠状态体验者往往会向实验操作者甚至他们自己掩饰自身的状况。鉴于此,我们不妨向催眠来访者去了解连他们自己都没能察觉到的频繁经历的梦游状态。诸如此类的巧妙提问可以启发当今或将来研究神经科学和意识学科的学生们,促使他们对学科产生更新、更浓厚的探索。

第四章继续以高度创新的方式深入探索意识和催眠现实,并叙述了艾瑞克森最初对意识和创造力的探索,以及阿道司·赫胥黎(以下称赫胥黎)深刻有趣的催眠体验。这些论文从多方面提供艾瑞克森的先见之明,他直觉地预见到了通过回放和重构思维、记忆和行为来促进意识创造动力的 12 项神经科学原理中的绝大部分,具体请详见第四章。赫胥黎对自己"深度聚焦"状态的描述,有助于我们了解如何利用催眠来促进创造力,而他对深度催眠的"亘古无垠永恒的虚无"的独立发现,也印证了艾瑞克森之前的发现。这一点加上赫胥黎对于各种感官模式下的幻觉、超强记忆、两阶段解离性退行、时间扭曲和催眠后失忆等现象的体验,足以说明一个才华横溢的头脑可以通过催眠达到何等的状态。

这些深刻的催眠现象亟需运用所有现代的神经科学工具来进行调查和研究(如脑成像和 DNA 微阵列技术)。然而自 1965 年这篇论文最初发表以来,对于这些催眠现象在当前神经科学和意识研究领域的重要意义从未有过系统的探索和实验的复制。在本系列《艾瑞克森催眠治疗大典》的第 5 卷中,艾瑞克森提出了内隐性加工启发式量表(implicit processing heuristics scale,IPHS),作为开启意识和催眠体验系统性探索的第一步。而将该量表标准化将是一项很重要的研究项目,目的是提供一个全新的研究工具给那些有志于推进艾瑞克森关于意识和催眠本质的初步研究并做出独创性贡献的学生、研究者和临床医生们。

第五章探讨的则是艾瑞克森的自我催眠体验。论文引人入胜地描述了他的感官和生理缺陷如何对他产生了决定性的影响,使得这位满是困惑的年轻人很早就察觉到了知觉和心理参考框架的相对性。文中,他大致描述了用来训练自己和他人在实现梦游活动并探索催眠现实的成功方法。讨论了幻觉体验和创造性之间的关系,深刻揭示了自我催眠在应对生活危机和身份认同问题中的作用。此外,艾瑞克森还回忆了自己如何利用早期记忆来缓解身体疼痛,并促进自己从脊髓灰质炎中获得康复,这为我们在对治疗性催眠进行神经科学研究时提供了重要方向。他还描述了自己如何经历困苦慢慢学会应对自身的残疾,读来令人心酸,并让我们想起受伤的医生的原型,他在治愈自己的过程中学会了治愈他人。

第一章

治疗性催眠、心理治疗与康复的神经科学

欧内斯特·罗西

新版《艾瑞克森催眠治疗大典》为理解艾瑞克森在治疗性催眠、心理治疗和康复领域的创新方法，以及对心理和行为神经科学的基本介绍结合起来提供了全新的视角。治疗性催眠始于大约 300 年前，1766 年 5 月 27 日，安东·麦斯麦完成了他的医学博士论文《行星对人体之影响》的答辩，当时处在哲学家让·雅克·卢梭（1712—1778）的时代，关于人性的机械论和自然论观点发生着哲学冲突。卢梭相信人类经历了心理发展的不同阶段，心智的锻炼促进了大脑的发育。熟悉卢梭观点的自然主义人性论的实验家查尔斯·博内（1720—1793）向意大利科学家米歇尔·文琴佐·马拉卡内（1744—1816）提出，神经元可以像肌肉一样对运动做出反应。1793 年，马拉卡内对同窝出生的鸟类和幼犬进行了实验，发现那些暴露在丰富环境和集中训练下的实验对象大脑发育更大（Malacarne，1819），这是现代神经科学研究的先驱，记录了运动、训练和自主聚焦注意力是如何促进大脑神经网络的生长（Rosenzweig et al.，1962；Renner & Rosenzweig，1987；Rosenzweig，1996）。事实上，这些研究中也暗合（未经商讨而含义契合）了我们目前关于治疗性催眠如何促进人类发展、心理治疗和康复这一理念。

自麦斯麦时代以来，每一代人都基于当时最先进的科学理念来理解催眠的所谓"治愈力量"的神秘本质。比如，麦斯麦最初将催眠解释为"动物磁力"，1 个世纪后的 1843 年，英国医生詹姆斯·布雷德将其重新解释为一种以神经活动为中心的大脑生理现象[见于其著作《对于神经性睡眠与动物磁性的理性思考》(the Rational of Nervous Sleep Considered in Relation with Animal Magnetism)]。催眠也被法国著名神经学家简·马丁·沙可重新解释了，他于 1878 年开始在巴黎萨尔佩替耶医院展开研究。我们这一代，关于催眠基本性质的早期概念冲突，正在通过整合卓越的研究来解决，这个研

究集合了心理、记忆和学习的分子动力学,以及治疗性催眠中注意力集中的训练。《艾瑞克森催眠治疗大典》采用扩展的新的理论框架的形式,重新整理了艾瑞克森的治疗性催眠、心理治疗和康复方面的创新方法,并将心理和行为神经科学的基本知识结合起来。

针对人类心智和行为的神经科学,事实上起始于沃森和克里克的发现(Watson & Crick,1953a,1953b),他们揭示了 DNA 作为生命物质基础的分子结构和信息编码,此项发现让他们获得了诺贝尔奖。当初他们非正式地但很准确地将自己的见解形容为"分子生物学法则"[译者注:沃森和克里克合作在顶级的《自然》杂志上发表了论文《核酸的分子结构——DNA 的一种可能结构》。此论文被誉为"生物学的一个标志,开创了新的时代"。在此基础上,克里克进一步分析了 DNA 在生命活动中的功能和定位,提出了著名的中心法则(又称中心教条)],如图 1 - 1 - 1a 所示。图中所示的分子生物学初始法则提出了下述的机制:①基因中的核苷酸线性序列是一种生物信息代码;②该信息代码生成了蛋白质的三维结构;③蛋白质则作为分子机器在生理层面上构成了大脑和身体物质分子的发生器。

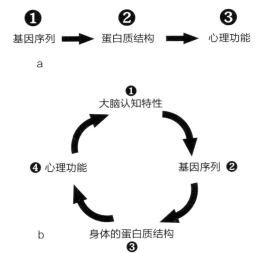

图 1 - 1 - 1 a. 沃森和克里克在 1953 年最初提出的分子生物学的线性法则无法明确地解释意识和心理体验的感受性。b. 在沃森和克里克最初提出的分子生物学线性法则中引入心理和认知的感知觉体验的感受性

请注意,沃森和克里克的分子生物学法则中并未提到心智、意识和行为的形成机制。这意味着从生物学到心理学的桥梁还没有建成,笛卡尔的身心二分法仍大行其道。分子生物学和如何解释主观心理体验(即"人类意识的可感受性")这一难题之间仍然不存在任何可能的联系。然而,克里克和他的同事在 2003 年探索了"意识的神经交互":

"意识研究的艰巨之处是'困难问题'的可感受性,比如,红色被感知为红,疼痛被感受为疼,等等。关于红色被主观感知为红这一体验是如何产生于大脑活动的,至今还没有人给出合理的解释。正面处理这个问题似乎是徒劳的。相反,我们试图找到意识的神经相关集合(NCC),若能解释 NCC 的因果关系,这将使'问题'的可感受性变得更加清晰。总体来说,NCC 是引起意识知觉某个特定方面的最小神经组群。"(Crick & Koch, p. 119)

即使人们努力探索意识的神经交互作用,然而对于意识可感受性的实际主观体验与神经交互之间的直接关系,仍鲜有发现。近期神经科学的研究已经证实了通过实验可以验证身体和大脑的生理与心理活动如何开启依赖性活动的基因表达、蛋白质合成和大脑可塑性,这表明了心理和分子之间的直接联系。本丛书将进行详细回顾,神经科学研究证明新奇的心理体验(Eriksson et al., 1998)、社会心理层面的丰富性(Kempermann et al., 1997)、精神和体育训练中的高度注意力集中(Van Praag et al., 1999)是如何唤起基因表达(基因组学)、蛋白质合成(蛋白质组学)、大脑可塑性和身体的生理功能的。

尽管对于某些研究仍存争议,因为它仅是在动物身上展开的实验研究,但有许多迹象表明它对理解人类的心身交流和治愈也具有重要意义。当今人们普遍认为,90%的疾病并不遵循相对简单的孟德尔遗传规律,因为环境影响可以调节基因的开启和关闭(Brownlee, 2005)。这些环境影响或表观遗传修饰阐明了先天(基因)和后天(环境)是如何相互作用的,从而产生人类行为的差异,即使在同卵双胞胎中也是如此。例如,年轻的同卵双胞胎的表观遗传修饰相对较少,但会随着年龄的增长而增加。50 岁同卵双胞胎的表观遗传修饰随着生活经验的影响而增加,超出 3 岁时的 3 倍多(Fraga et al., 2005)。表观遗传修饰通过在 DNA 上附着一个甲基分子来关闭基因(基因沉默),而附着乙酰基分子通常开启活动依赖的基因表达。基因的开启和关闭,对于理解人类行为,理解与记忆、学习、日常生活和心理治疗相关的经验具有重要意义(Public Library of Science, 2007)。

"人类基因组中有 20000～23000 个基因,其中大多数也在神经元中表达。现在毫无疑问的是,神经元通过调整基因表达以实现适当的大脑功能从而应对环境的挑战。压力、成瘾、学习和疾病都被视为在非基因序列改变的情况下,通过基因可访问性机制改变神经元基因表达,这一过程被称为表观遗传学('基因之上和基因之外')。在研究成人神经系统的基因功能时,基因表达的开启和关闭是至关重要的一环。

神经科学家需要这样的基因开关来研究和建立基因活动、神经生理学和动物行为之间的因果关系。因此,这项新研究是非常重要的一步,既有助于开发实验神经科学领域高度可靠的基因开关,又有利于理解大脑的基因调控机制。事实上,当大脑学习和存储信息时,以及当大脑对伤害和疾病做出反应时,负责基因开启和关闭的表观遗传机制起着至关重要的作用。"

这种表观遗传学的研究是罗西在沃森和克里克最初的分子生物学线性法则的基础上添加心理体验、思维和认知维度的实证基础(Rossi,2002,2004a,2005)。图1-1-1b中所示为社会心理基因组学中的心理-基因互动循环回路图,它说明了心理和意识的心理体验如何调节基因表达、蛋白质合成和大脑可塑性,即足以说明心理是如何治愈大脑的!在自觉自发和自我导向的思维活动中的高度集中注意力,启动了分子生物学家所说的神经网络表观遗传修饰的"活动依赖基因表达"(或"经验依赖基因表达")和"活动依赖性大脑可塑性",并最终在它们突出的和重要的心理体验过程中,建构和重建大脑的生理层面。

罗西曾认为(Rossi,2002,2004a,2007),这种活动依赖性的基因表达和大脑可塑性是治疗性催眠历史文献中所称的"意念运动、意念感觉、意念动力和意念可塑性"的分子基因组和神经基础,即"心理的主观体验如何调节身体的生理功能(Tinterow,1970)",艾瑞克森称之为治疗性催眠和心身医学的"神经-心理-生理过程"。心身之间活动依赖的交互作用最深刻的含义是,在心理生理学、心身医学、治疗性催眠和心理治疗等复杂的表观遗传计算(生物反馈,迭代和递归)中,意识增强的、主观的意念动力体验可以唤起活动依赖性的基因表达、大脑可塑性和心身疗愈。心理、神经元、基因和分子之间的这些表观遗传学和神经科学的关联,是我们这一代人对心理与身体之间所谓的"笛卡尔鸿沟"这一深刻哲学问题的回答,也是关于意识本质这一难题的答案。

活动依赖性基因表达和大脑可塑性是对在治疗性催眠、替代和补充医学史中,被视为精神、心智、神秘和仪式的所谓"治愈力量"的方法的科学理解。

(1)新奇感、心理唤起和压力事件都可以对其进行调节。

(2)基因表达和基因序列的选择性剪接(基因组学)。

(3)身体的蛋白质合成和结构(蛋白质组学)。

(4)大脑和身体的生理功能。艾瑞克森治疗工作的神经心理生理学强调了右半部分信息传递的心身循环图,而心身循环左侧所示的分子生物学、行为遗传学、进化心理学和社会生物学等更常见的"自下而上"方法则起到了平衡的作用（Rossi，2002，2004e，2005b，2006）。

请注意，图 1-1-1b 右侧显示了"自上而下"的综合方法，该方法强调了意识的感知特性（例如，增强了快乐及压力和创伤情况下积极状态的主观心理体验）可以调节生理状态。科学上更流行的"自下而上"的分子生物学、行为遗传学、进化心理学和社会生物学的还原方式，显示在图 1-1-1b 左侧，左右两部分相互补充成一个完整的系统，左侧部分强调了生物因素通过多代人的时间进化选择，调节心理和行为。相比之下，社会心理基因组学探索了在治疗性催眠、心理治疗、做梦期间当下的心理体验和行为状态，以及从事创造性艺术、科学、工作和娱乐等方面的出色表现，可以调节基因表达、大脑可塑性和心身康复。本简介概述了治疗性催眠、心理治疗和康复这一新的研究基础的综述，其中包含源自当前科学文献的关键概念、引用和图片，这些资料将贯穿于本套丛书中（Rossi，Erickson-Klein，& Rossi，2008）。

与治疗性催眠、心理治疗和康复有关的神经科学的关键概念

■ 原则一·特殊状态：关于意识和创造力的多种状态，这一全新学科正在兴起，源自当前利用微阵列所评估的共表达基因功能一致性的最新研究

艾森等人（1998）是开发和探索 DNA 微阵列革新深远影响的先驱，这项技术允许分子生物学家在任何时候经由一次测验，便可获得大脑和身体细胞内的全部基因表达模式。

"一套用于全基因组表达数据（数据来自微阵列）聚类分析的系统……描述了使用标准统计算法，根据基因表达模式的相似性来排列基因的方法。输出为可视化的直观图形，同时传递聚类数据和基础表达数据。我们在芽殖酿酒酵母中发现，聚类的基因表达数据与已知功能相似的基因有效地组合在一起，我们在人类数据中发现了类似趋势。因此，在全基因组表达实验中看到的模式可以理解为细胞过程状态的指示。此外，已知功能基因与特征不明基因或新基因的共表达可提供一个简单的方法来获得目前尚未明确的基因的功能（p.14863）……共表达基因的功能一致性为 DNA 微阵列数据图像中所见的广泛模式赋予的生物学意义……它是整个细胞的综合表现……通过将新的实验数据

与这里提供的数据进行整合和比较，可以快速推测出众多细胞过程的状态信息。"
(p. 14868)

然而，艾森等人仅在分子生物学框架内讨论了共表达基因的功能一致性，DNA 技术对于心理治疗的深远意义在于，它允许我们评估任意心理状态，将其视为共表达基因的功能一致性与当下社会心理环境中的变化与挑战之间彼此的交互作用。研究人员已经利用 DNA 微阵列来描述各种与精神疾病相关的心理状态，如抑郁（Evans et al.，2004）、创伤后应激障碍（Segman et al.，2005）、抑郁、攻击性和娱乐社交场合（Panksepp et al., 2002）。这意味着，经由 DNA 微阵列评估的共表达基因的功能一致性，是一项用于评估人类意识和创造力不同状态的新方法。这些状态在治疗性催眠、心理治疗和康复过程中得以呈现。这种 DNA 微阵列技术用于明确规定意识的各种状态时，其范围和局限性仍是一个悬而未决的经验问题，有待研究（Wilber，1993，1997）。例如，当心理学研究人员开始将 DNA 微阵列数据纳入评估工具的因素分析研究中时（评估工具指的是指导、咨询和心理治疗中的常用工具），我们或许能将动态变化中多种意识状态与各种轮廓（基因表达轮廓、大脑可塑轮廓、纸笔测试的人格轮廓）联系起来。

当然，我们还需要后续研究以确定这种方法是否也适用于临床访谈。这意味着心理治疗不仅仅是"谈话疗法"。我们现在需要确定治疗性催眠、心理治疗和康复是如何开启活动依赖性基因表达的，从而在分子水平上优化整个身体的活动依赖性、大脑可塑性和心身疗愈。之后对一段录像资料的评论，表现出我们在这个方向上的初步努力，这段录像资料（1980 年左右）是艾瑞克森和马里恩·摩尔训练罗西"开启心智"。2000 年获得诺贝尔医学或生理学奖的埃里克·坎德尔（1998）描述了咨询和心理治疗中基因表达与大脑可塑性之间的密切关系，如下所示：

"就心理治疗或咨询有效并产生长期行为改变而言，它大概是通过学习来实现的，通过产生基因表达变化（以改变突触连接的强度）和结构变化（以改变大脑神经细胞之间相互连接的解剖模式）来实现的。随着脑成像技术分辨率的提高，定量评估心理治疗的结果将成为可行……简单地说，社会因素对基因表达的调控使身体功能包括大脑所有功能在内都易受到社会影响。在生理层面，这些社会影响将包含在大脑特定区域的特定神经细胞中的特定基因表达的改变上。这些受社会影响的改变是通过文化传播的，并未包含在精子和卵子中，因而不会通过遗传途径传播。"(p. 460)

图 1-1-2 是对坎德尔的描述最新的示意图，它说明了有意义的体验如何唤起基因表达和大脑可塑性。这是另一幅诠释心理治愈大脑的图像。重要的社会心理体验能开启基因表达和新蛋白质的合成，以促进大脑神经元之间的突触生长（连接），如图 1-1-2 中的"返回基因的路径"标签所示。

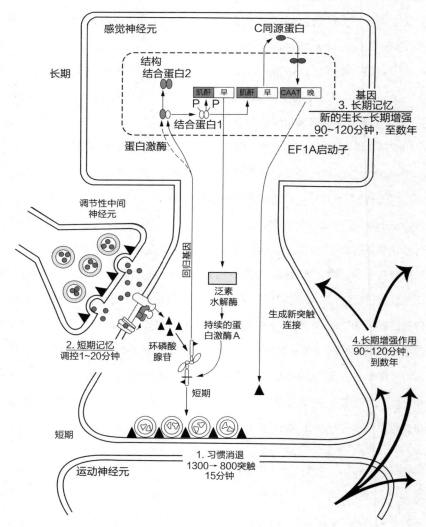

图 1-1-2 基因表达和大脑可塑性的典型时间框架

（GAAT：增强子结合蛋白同源蛋白）

坎德尔的工作表明了对基因本质，以及基因如何与人类行为和心理体验相互作用的深入理解，认识到这两点给我们带来很大的启发。从这个全新的社会心理视角来看，基因不能再被简单地视为遵循孟德尔经典遗传规律将生物特征从一代传给下一代的固有来源。目前对基因本体论的功能基因组学、基因表达起源和历史的研究，追溯了分子途径的递进发展及其在大脑和身体细胞内的转化。社会心理的基因本体论是一个四步过程：①显著的环境刺激唤起基因转录（表达）；②导致蛋白质构成（蛋白质形成与折叠，从而获得功能性结构）；③随后在细胞水平上又创造出新的生理状况；④影响大脑可塑性及本文所阐述的心身层面上的心理和行为体验。

（1）记忆、学习、习惯和消退表现在"消退/习惯"标记的突触层面上，大约需要 15 分钟。

（2）短期记忆（1～20 分钟）是基于神经递质和神经递质的反射回路，以毫秒为单位运作，这是克里克和科赫关于 NCC 的主要关注点。

（3）意识可感受的新奇、强烈、突出和令人惊讶的意识刺激，相比之下，采取更长的分子通路（"返回基因的路径"标记）到达神经元的细胞核，在细胞核内，一系列早期和晚期基因转录生成蛋白质，用于"新突触连接的生长"，这是长期记忆的基础，需要 90～120 分钟。

（4）神经元之间的反馈维持着"长期增强作用"，这种动态在记忆和意识可感受的构建和创造性重构中可持续数年（Rossi，2002；更新自 Squire & Kandel，1999）。

从社会心理基因组学这个全新视角，我们现在可以认识到，最好将许多基因理解为"内在资源"，这些"内在资源"被日常生活的挑战和压力所激活，从而产生蛋白质，重构神经网络，进而实现创造性的适应。从这个意义上讲，基因是内在资源，在日常生活心身适应与治愈的每小时（次昼夜的）和每天（昼夜的）中，它促进社会—心理—环境与大脑可塑性之间的持续对话。社会心理基因组学将基因定义为心理、记忆、意识和创造力转换过程中的时间—空间—能量—信息转换器（Rossi，2006），并以 10 的幂数来定义它们的最终领域和功效范围（Morrison，1994；Rossi，1996，2002，2004a，2005a）。同时，正如下一个关键概念所暗示的那样，通过治疗性催眠、心理治疗和康复来激活基因表达和大脑可塑性的意义是巨大的。

■ **原则二·基因表达水平升高导致神经元活动水平升高，从而区分人类大脑与非人类灵长类动物大脑**

人类和近亲灵长类动物拥有相同数量的基因（约 22000）且基因相似度超过 98%，那么该如何解释人类意识和其他灵长类动物之间的差异呢？一场 DNA 微阵列革新正在探索人类大脑进化的特殊性（Preuss et al., 2004），卡塞雷斯等人（Caceres et al., 2003）总结了他们在这一领域的研究：

"人类大脑与近亲灵长类动物大脑有何差异，目前知之甚少。为了研究人类大脑组织和认知独有能力的遗传基因基础，通过采用几种独立技术，比较了人类、黑猩猩和恒河猴大脑皮质的基因表达图谱。已经鉴定出人类和黑猩猩大脑皮质中，呈现表达差异的有169 个基因，以猕猴为外群体，其中有91 个基因归属于人类谱系。令人惊讶的是，人类大脑和非人类灵长类动物大脑之间的大多数差异都与基因上调有关，其中将近90%的基因在人类大脑中的表达更高；相比之下，在人类与黑猩猩心脏和肝脏的比较中，上调基因和下调基因的数量几乎相等（译者注：上调就是基因转录成 mRNA 时受到正向调控，促进表达。下调是受到抑制，表达量减少）。研究结果表明，相比于非人类灵长类动物，人类大脑显示出一种独特的基因表达模式，分属于不同功能的多个基因，其表达水平更高。这些基因表达的增加，可能为人类大脑生理结构和功能的广泛改变提供了基础，并表明人类大脑具有神经元活动水平升高的特征。"（p. 13030）

人类大脑中基因表达水平和神经元活动水平的升高，使人想起了注意力集中（单一意念）和极具入迷时的心理体验，这是詹姆斯·布雷德（1855, 1970）早期描述治疗性催眠的心理生理学的关键概念，在他的著作《着迷之生理学功能》中，他描述如下：

"为了简化心理活动与物质彼此相互作用和相互反应的研究……（催眠）状态的产生，源自患者自身体内存在的影响，即集中注意力或单一主导意念对促使身体动作改变，而这些动态变化又会反过来影响来访者的心理。我将这个过程称为'催眠'或'神经性睡眠'……最后，作为一个现象的通用术语，用于涵盖所有这些由心理与物质间相互作用而产生的结果，我认为没有比'心理生理学'这个词更合适的了。"（Tinterow, 1970，p. 369 - 372）

然而，卡塞雷斯等人（2003）并没有在其"基因表达升高和神经元活动增强"的论文中讨论治疗性催眠，但他们的研究对于在进化的分子-基因水平上形成催眠理论具有重要意义。他们发现了与神经元活动水平升高相关的基因类型，这些神经元活动可能有助于人类意识和催眠下行为、情感和认知的增强。简要概述如下：

"鉴定出成年人类皮质中呈现调控变化的基因，为了解进化过程中被修饰的生化路径和细胞生物进程提供了线索。如此多不同基因的明显上调，表明在人类皮质中，神经元活动的总体水平及支持这种活动的代谢过程可能异常高。与此相一致的是参与突触传递的基因上调，包括：谷氨酸能兴奋控制（SYN47，又称荷马 Homer 1b）、谷氨酸能突触可塑（CAMK2A）、磷脂酰肌醇信号传导（IMPA1、CDS2）、突触小泡释放（RAB3GAP、ATP2B1）、沿微管的轴突运输（KIF3A、DCTN1）、微管组装（MAP1B）和蛋白质靶向突触后密度（USP14）等方面的控制。另外，还发现了与能量代谢有关的表达变化，如 CA2，它在胶质细胞中表达，与星形胶质细胞乳酸（神经元的能量来源）的产生和运输有关。据了解，人类大脑具有异常高的新陈代谢，这一可能性以前从未被考虑过。一般来说，脑容量越大代谢率越低（每单位组织）。然而，最近的脑成像技术对意识状态下大脑葡萄糖代谢的测量研究表明，人类的代谢率很高，甚至高于猕猴的代谢率。高水平的神经元活动可能对人类认知和行为能力有重要影响。在人类上调的基因中，CAMK2A 参与学习和记忆，部分基因突变与发育迟滞有关，如 GTF2I 突变（威廉姆斯综合征）、CA2 突变（大理石脑病）、SC5DL 突变（烯胆固烷醇增多症）都会引发智力低下。"（p. 13034）

目前尚不清楚这些基因及其相关的神经元活动状态，与人类的意识体验、治疗性催眠体验和心理治疗体验如何相关，以及在何种程度上相关的。然而，采用多种有趣的方式，可以将 DNA 微阵列方法应用于目前的不同意识理论及其分子基因组水平的活动。例如，克里克和科赫（2005）提出，大脑中鲜为人知的部位——屏状核，可能是理解意识动态的关键。屏状核是一层薄薄的灰质，它双向连接大脑高级皮质和涉及处理感觉、情绪及其他意识活动的较低的皮质之间，克里克和科赫对屏状核的可能功能做了一个比喻，屏状核就像交响乐团中的指挥家，它将各个演奏家（指不同皮质区域）的活动融合起来，形成意识的整体体验（Stevens，2005）。尽管卡塞雷斯等人（2003）发现了与人类大脑神经元活动高度激活相关的 196 个基因，但若将大脑成像技术和微阵列技术结合起来，用于确定屏状核在何种程度上优先表达 196 个基因，这是个挑战。通过此类研究来评估关于治疗性催眠、心理治疗和康复的社会心理基因组理论，这将是一个更大的挑战。

新版丛书的许多卷宗都在建议进行进一步的研究，以确定利用可评估来自血液样本的完整人类基因组的 DNA 微阵列技术，可以在多大程度上检测到在治疗性催眠、心理治疗和康复等方面，通常会看到戏剧性和刺激性体验中的基因表达水平的升高。我假设，在更高的意识激活期间，升得如此之高的基因表达和神经元活动水平，会促使具有活动依赖性的大脑可塑性的发生——那种更高的意识激活,卡尔·荣格和鲁道夫·奥托(1923,1950)称之为"超自然体验"(译者注:高度意识和注意力集中的状态下,着迷、入神、恢宏与创造混合在一起的特殊体验;作名词时,被翻译为"对神往的感情交织"),神经表达水平的升高和神经元活动水平的升高产生了活动依赖的大脑可塑性。从当前受到关注的治疗性催眠的认知神经科学的观点来看,可以将活动依赖性基因表达和大脑可塑性作为其临床有效的最根本的分子基因组基础(Jamieson,2007)。

■ **原则三** · 生物钟基因及与其相关的共表达基因,与心理和行为状态的相互作用,共创了意识、创造力、情感、情绪和表现的昼夜节律和次昼夜节律

每天(昼夜)和每小时(次昼夜)基因表达的变化曲线是一种评估心理状态的新方法,无论是清醒、睡眠或做梦时,也无论是全天中高效、紧张和放松时的状态。长西雷利和托诺尼(2004)将人类清醒和睡眠时基因表达与功能的差异描述如下:

"清醒(状态)和睡眠(状态)伴随着行为和神经元活动的变化,以及不同功能基因的上调。然而,这种状态依赖型的基因表达变化的机制尚不明确。此处研究了状态依赖型的基因表达的变化在多大程度上依赖于中枢去甲肾上腺素功能(系统),该系统在清醒时活跃,在睡眠时激活减少……研究结果表明,在清醒状态下,中枢去甲肾上腺素功能(系统)的活性调节神经元转录,有利于突触增强和抵消细胞应激,而在睡眠状态下,它的不活性可能允许大脑蛋白质合成的提高。"(p.5410)

简言之,当我们清醒时,基因表达旨在增强突触神经活动,应对外部世界活动和压力的直接挑战。当我们睡觉和做梦时,基因表达和大脑蛋白质合成正在更新和重新合成我们大脑的内心世界,为第二天做准备。

图1-1-3说明了生物钟基因表达在调节和整合心身沟通和治疗中的最终结果。这种生物钟基因可理解为桥梁,架设在心理-大脑、大脑-身体、细胞-基因之间,它们促进在治疗性催眠、心理治疗和康复治疗中那些创造性的社会心理基因组水平的多次回放(Rossi,2002,p.482)。如图1-1-3所示,为完成心理与基因之间一次自然的次昼夜交流周期大概需要90~120分钟。值得注意的是,艾瑞克森的一次治疗通常也是90~120分钟,他认为这是神经心理生理工作的一个完整单元所需的时长。

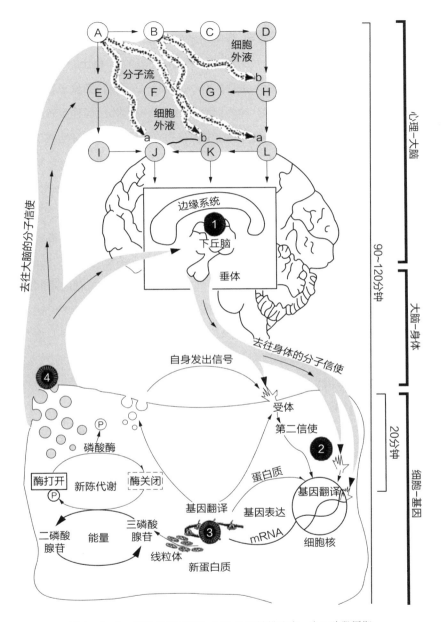

图1-1-3 艾瑞克森的神经-心理-生理被描述为一个四阶段周期

神经内分泌系统的信使分子(指与应激、放松、性激素、免疫系统等相关的激素),它在次昼夜时间(90~120分钟)内的周期性流动,促进了心理-大脑、大脑-身体和细胞-基因等多个水平的沟通

节律受到生物钟基因在分子基因组水平上的调控,直到最近,也不明白意识的昼夜节律和次昼夜节律如何关联到人体的基本代谢和治疗有效性(发生在处理心身疾病时的治疗性催眠和心理治疗中)。尽管近期,在阐明昼夜生物钟的分子基因组学方面取得了巨大进展(Grimaldi & Sassone-Corsi, 2007),然而,对克雷曼所指出的次昼夜90~120分钟基本休息-活动周期(basic rest-activity cycle,BRAC)而言,在分子基因组这个水平上,人们对其机制的了解很少。这个疑问有可能会很快澄清,已经确定转录辅助活化因子 PGC - 1 是昼夜振荡器(整合哺乳动物生物钟和能量代谢)的关键组成部分(Liu et al., 2007)。现在面临的问题是,转录辅助活化因子 PGC - 1 和/或其他与之相关的转录因子是否也是克雷曼次昼夜90~120分钟基本休息-活动周期的关键组成部分(Lloyd & Rossi, 2008; Rossi, E. & Rossi, K., 2008)。转录因子(促进外部世界、活动依赖的基因表达、大脑可塑性之间的交流)在分子基因组水平上的肯定回答,将沿着融合艾瑞克森治疗性催眠和心理治疗中的基因—心理—生理这一方向一路迈进。

(1)来自外界的信息,在外显层面上被体验为意识的感知特性,在内隐层面上被体验为意识的神经相关集合(NCC),信息在边缘-海马-下丘脑-垂体系统内传输并转化为激素(信使分子),这些激素通过血液向大脑和身体细胞上的受体发出信号。

(2)细胞表面的受体通过第二信使将信号传递到细胞核,在那里,活动依赖的基因将它们的代码转录成信使 RNA(mRNA)。

(3)信使 RNA 是蛋白质合成的模型,这些蛋白质构成(a)身体结构、(b)酶、(c)细胞受体和信使分子。

(4)信使分子从身体流回 NCC,通过大脑的细胞外液(ECF),促进意识可感受性的构建和重构(图 1 - 1 - 3 顶部的矩形阿拉伯字母 A~L)(Rossi,2002,2004d,2005b)。

▪ 原则四 · 积极和消极的心理体验唤起即刻早期基因、活动依赖的基因表达和大脑可塑性,促进治疗性催眠和心理治疗中的心身交流和治愈

这是图 1 - 1 - 1b(对沃森和克里克分子生物学原始法则的更新)所阐明的心理活动如何调节分子活动和生理功能的本质,这是神经科学研究弥合了心理-身体的"笛卡尔鸿沟",从而解释了治疗性催眠、心理治疗和康复在促进心身疗愈方面的有效性。从感觉、知觉到情绪、认知和想象,这些突出和有趣的心理体验,开启了基因表达和大脑可塑性(无论结果或好或坏)。这是心身医学、治疗性催眠、心理治疗和康复医学的心理-身体基

础(Rossi，Iannotti，& Rossi，2006；Rossi，Rossi，Cozzolino，& Iannotti，2007)。

如图 1-1-4 所示由心理生物机制所唤起的广泛生物和心理活动。记忆、学习、艺术、美、爱和真理这些积极体验，以及痛苦、压力和疾病这些消极体验，都能开启大约 100个即刻早期基因(Rossi，2004a，2004b)。正如图 1-1-4 所示，心理学的诸多重要学科领域都通过即刻早期基因和心身节律在最基础的分子基因组水平上与生物学相结合。

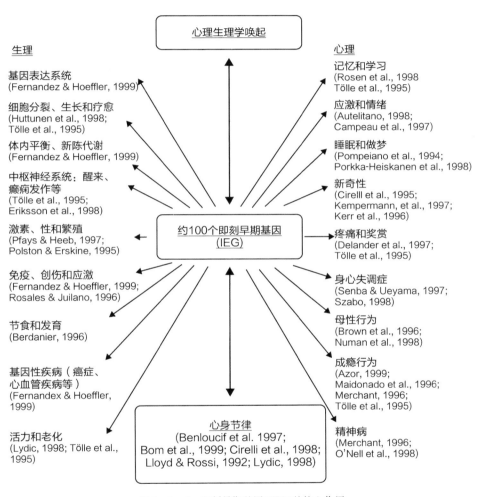

图 1-1-4 即刻早期基因(IEG)的核心作用

例如，司汤达综合征(或佛罗伦萨综合征)指患者短时间内过于集中观看具有深刻意义的艺术品或历史文物时，观赏者受到强烈的积极美感刺激，所产生的如眩晕、恐慌、偏执或疯狂的压倒性感觉。图 1-1-4 对理解这个综合征有意义，因为它说明了一个普遍的心理生物学原理:对艺术、美和真理的积极愉悦快乐体验，只能发展到一个最佳强度，超过这个强度它就会成为一种消极压力（Rossi，1996，2005a）。许多普通人畏缩于自己鲜活的感知觉，在洞察和真理面前退缩，因为他们感到被强烈的心理生物学唤醒、自己高强度聚焦的注意力和意识所压倒。

可假设：司汤达综合征是基因表达、基因本体论和大脑可塑性过度刺激时外在的、可观察到的表型行为表现，这些过度刺激影响了应激和许多精神病理学的行为表现。

许多来自身体和社会心理环境的刺激可以在几秒钟内向即刻早期基因（IEG）发出信号，并在大脑神经元和身体其他细胞内启动基因表达/蛋白质合成循环，进而同时调节许多综合性的生物和心理过程。在心理唤醒、即刻早期基因、心身节律三者之间的相互关系有助于了解艾瑞克森基于神经-心理-生理这一连续统一体实现心理-身体沟通和治疗的工作（Rossi，2002，2004a，2005b）。事实上，司汤达综合征蕴含了一个基于基因本体论社会心理基因组学水平，得出的全新的精神病理学理论。从社会心理基因组学的角度来看，可将所有主观性体验（包括心理的、社会的、艺术和文化），无论是积极的或是消极的，都视为心理唤醒不同水平的表现形式。正是这些不同表现形式产生了社会心理基因组现象学（Rossi，2008）。其中，核心词是主观性。人类体验中集中的注意力和增强的意识，这些主观现象学从未有过真正令人满意的科学研究。意识流的主观现象学一直以来被纳入哲学、内省学派和存在主义心理学的领域中，毕竟，直到最近才实现科学的具体化个人意识体验时那些有效和可信的数据（Bucke，1901/1967；Hameroff，Kaszniak，& Scott，1996；Jamieson，2007；Pekala，1991；Sternberg & Davidson；Underhill，1963；White，1972）。在即刻早期基因表达、行为相关基因表达、基因剪接的替代模式等方面，可重复的微阵列数据，在何种程度上能提供不同主观心理状态的概貌，还有待观察。DNA微阵列是一种关键的研究方法，它允许在分子基因组水平上探索心理如何治愈大脑的精确细节，这将在本系列后几卷中进一步探讨。

图1-1-4中的许多即刻早期基因都与生物钟基因有关（生物钟基因解释了健康与疾病时，昼夜的和次昼夜的心身节律）。即刻早期基因是一类特殊基因，能在几分钟内对社会心理线索和重大生活事件做出适应性反应。

即刻早期基因被认为是新发现的，是介于先天（译者注：自然、遗传）和后天（译者注：习得、环境）之间的媒介。它们是心理-身体的传感器，接收来自环境中的感官信号和来自身体内的分子信号，以激活编码蛋白质形成的目标基因，从而执行细胞在健康和疾病时的适应性功能。即刻早期基因整合了心理和身体：通过治疗性催眠、心理治疗、康复医学和补充医学，它们是心身医学和治愈的关键参与者。

治疗性催眠、心理治疗和心理康复，它们在创伤、压力、创伤后应激障碍（PTSD）、环境挑战和社会—心理挑战（如职业问题、人际关系问题、恐惧症、考试压力、运动表现等）方面的普遍应用表明，在分子基因组水平上，压力及治疗性催眠减压之间，存在着深刻的心理-生物学联系。最近利希滕贝格等人（2000，2004）的研究证实了上述观点：他们记录了 COMT（儿茶酚- O -甲基转移酶，编码神经递质多巴胺）的某些变异是如何与催眠相关的。现在需要进一步的研究来更为直接地评估这个假设，将在后面一卷中阐述。

压力实验研究中，最常见方法之一是"压力诱导下基因的选择性剪接"，它可应用于从酵母到人类的许多有机体。急性或慢性的环境和社会—心理压力可导致乙酰胆碱酯酶（AChE）基因的选择性剪接发生一系列变化，从而引发创伤后应激障碍（PTSD）和相关的心身功能障碍的基因本体论（Kaufer et al., 1998；Soreq & Seidman, 2001）。这意味着社会—心理压力确实会改变基因的组织方式，从而改变其序列，进而产生替代性蛋白质结构和它们的生理功能。这是 AChE 基因 DNA 编码表达改变蛋白质结构和生理功能的一种功能性且暂时性改变。这并不是 DNA 编码的永久性改变（如基因突变），不会遗传给下一代。斯坦菲尔德等人（2000）描述了多种形式的压力如何产生基因的选择性剪接，进而产生替代性信使 RNA（mRNA），再被转录为替代性蛋白质和生理过程（将在本系列下一卷中详细讨论）（Rossi, 2004d）。

■ **原则五** · 正向新颖—对神往的情感交织—神经发生效应。新颖、丰富的生活
  体验，以及集中注意力的训练，积极的好奇心和惊奇感可开启活动依赖的基因
  表达，在整个生命周期内构建和重构生理大脑的神经网络。意识是一种新颖
  的反应形态。

这是高度集中注意力、创造性心理体验、活动依赖的基因表达、活动依赖的大脑可塑性、突触发生和神经形成之间关系的心理生物学本质（Ramirez-Amaya et al., 2006；Tashiro et al., 2007）。这是一个心理综合过程，涉及更新自我和重塑自我，在日常生活、心理治疗、艺术、人文和科学中时时发生。它被认为是意识活动与行为之间的联系，这些活动开启了活动依赖性的基因表达和大脑可塑性，从而这使得心理活动可促进大脑和身体的治愈（Abrous et al., 2005；Rossi, 2007）。正向新颖—对神往的情感交织—神经发生效应，记录了自省意识的高度自我激励状态如何为构建更好的大脑服务，在日

常创造性工作中开启和聚焦基因表达、蛋白质合成、神经递质、突触发生和神经形成（Rossi，2002，2004a，2005a，2007）。从社会心理基因组学角度来看，意识可以被定义为一种新颖的反应形态，它聚焦基因表达并对高度适应性的大脑可塑性进行创造性优化（Rossi，2008）。

神经科学家已经确定了三个因素，用于关联心理体验与基因表达和大脑可塑性：

（1）新颖性（Erikssonetal.，1998；Kempermann & Gage，1999）。

（2）环境多样刺激（Kempermann et al.，1997；Van Praag et al.，2000）。

（3）体育锻炼（Van Praag et al.，1999）。

这三个因素的共同点在于，它们都需要高度的全神贯注、专心聚焦和注意力集中，这被视为催眠的基本特征（Jamieson，2007）。人们不难得出这个观点：催眠达到治疗效果，至少在一定程度上是通过开启活动依赖性的基因表达和大脑可塑性来实现的，然而，这个结论仍然有待证实。

诺贝尔奖获得者坎德尔等一代人的研究发现，信使分子（如神经递质、激素、生长因子等）促进了记忆、学习和记忆的分子基因组基础，以及大脑神经元和身体细胞内的行为（如图 1－1－2 所示）。活动依赖性基因表达为了响应新颖性、环境丰富的刺激和身体锻炼，加倍了海马中产生的神经元数量及其间的连接，从而构建新的记忆、学习和行为（Gould et al.，1999）。吕舍尔等人（2000）发表的一系列引人注目的绘图中，呈现了突触数量是如何在 60～90 分钟的生长过程中翻倍的（图 1－1－5）。这是治疗性催眠、心理治疗和康复治疗时，大多数一次临床课程的标准时间长度，也支撑着艾瑞克森在 90～120 分钟治疗时间内从容不迫地完成他的治疗工作。

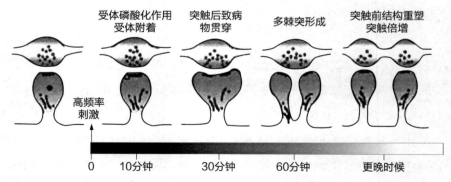

图 1－1－5 活动依赖的记忆、学习和行为的次昼夜时间框架（译者注：时间长度）

请注意,新突触形成所需的时间与艾瑞克森典型的 90～120 分钟临床会谈(治疗性催眠、心理治疗和康复治疗)时间长度相同,如图 1-1-2、图 1-1-3 和图 1-1-7 所示。

在受到适当刺激的最初 10 分钟内,基因表达和受体生长会发生可观测的变化,这些受体通过脑内神经递质参与突触联络。30 分钟内,突触棘的尺寸增长,受体向突触后膜移动,这导致突触后尺寸的增加。1 小时内,一些突触后分裂成两个,这又反过来导致突触前增殖和重塑的进一步发展,最终创造出编码记忆、学习和行为改变的新神经网络。这是人类在艺术、科学、治疗性催眠和心理治疗中创造性体验的心理生物学本质。这种基因表达和大脑可塑性活动,在大脑神经网络的创造与再造过程中,贯穿全天(无论清醒或是睡眠)持续发生。

在本卷的第一节,我们将见证艾瑞克森如何利用自省能力,促进他自身意识从童年到晚年的发展。我们将研究他如何利用催眠增强阿道司·赫胥黎(译者注:艾瑞克森时代,最杰出的作家之一)在多层次上的自省。这种多层次自省在梦中尤为明显,往往表现出积极的、创造性的回放和重构(将在下面的神经科学原理部分展开介绍)。

艺术作品中的多层次自省和多元的文化反思尤其令人感兴趣,直至今日,许多心理治疗师和整体取向的治愈者在他们的治疗室中经常呈现这类艺术作品。自古以来的疗愈者和"巫师"的特殊治疗领域中,在大多数宗教传统的疗愈者中,已经司空见惯了。这种精神传统的持续性,并一直持续至当代。从西格蒙德·弗洛伊德到荣格,再到艾瑞克森,许多治疗师都在家中和治疗室内陈列艺术和文化作品。我们只能推测,古往今来这种艺术与文化呈现的延续性如何与心理-身体的治愈关联起来,这种关联又是否体现着从心理到分子各个层面本体论和基因自我表达呢。

■ 原则六·艾瑞克森式对待恐惧、压力和创伤记忆症状的方法:梦和离线的、积极的、创造性的、神经的重演

最近的神经科学研究发现,当我们清醒状态下体验明显的新奇性、环境多样和身体锻炼时,zif-268 基因会在快速眼动睡眠(REM)期间表达(Ribeiro et al., 2002, 2004)。zif-268 即刻早期基因也是行为状态相关基因,与促进大脑可塑性的蛋白质和生长因子的产生有关。里贝罗等人(2004)将研究结果总结如下:

"我们在慢波睡眠和快速眼动睡眠（做梦）时大脑再激活依赖体验的变化，这一发现产生了这样一种观点：巩固最新获得的记忆痕迹，大脑需要在睡眠中进行神经的回放……基于当下和之前的研究结果，我们提出：睡眠的两个主要阶段在记忆巩固中分别起着独特和互补的作用。慢波睡眠时负责转录之前的回忆，而快速眼动睡眠时则负责转录存储……总之，慢波睡眠期间持续的神经元回应，紧随其后的快速眼动睡眠（做梦）期间可塑性相关的基因表达，可能足以解释睡眠对巩固新记忆的有益作用。"（p. 126 - 135）

我最近概述了这种"慢波睡眠期间持续的神经元回响，紧随其后的快速眼动睡眠（做梦）期间可塑性相关的基因表达"，它可能是通过治疗性催眠对恐惧、压力、创伤记忆和症状，并产生大脑重构的一个重要过程（Rossi, 2005b）。下面这个例子，精神病患者（爱德华）曾做过一个创伤性的梦，艾瑞克森（1970）利用催眠过程的"再次做梦"（重梦）技术，以治疗的方式来重构那个创伤性的梦。

"做同一个梦，跟上一次有一样的意义，有同样的情绪，但梦中人物角色不同。这一次，梦境可能不会那么黑暗，也许你能看清楚一点儿。梦境不会让你觉得很愉快，但是也不会让你感到那么痛。所以，现在，尽可能地进入你的梦境吧。不到 4 分钟，梦就展开了，20 分钟后，爱德华满头大汗地说，哦，太糟糕了，太糟糕了，但是感觉没那么痛……他再次被要求做同一个梦，这次要求他感受到更少的痛苦，不舒服的感觉更少，梦境中看得更清楚，人物更清晰。他的手指紧握着艾瑞克森的手，梦很快就开始了，观察到的行为本质上没有差异（流汗等），持续时间仍是 20 分钟。"（p. 82 - 83）

艾瑞克森的许多案例（1948）中都有这样高度的心理生物唤醒和集中注意力，他将暗示在催眠中的作用描述为一种神经-心理-生理过程：

"治疗结果源自患者自身行为而达成内在的一种再整合……促成治愈的，正是这种对过往生活经历的重新联结和重组的组合，而不是那些响应性的行为表现，那些行为表现，充其量只能取悦观察者……同样的原则也适用于心理治疗。长期酗酒者可以通过直接暗示暂时纠正他/她的习惯，但是只有他/她历经内在的、对过往生活经历的再联结和重新组合过程，才会产生有效的结果……直到一段时间后，艾瑞克森才意识到他是通过怎样的思维链启动了神经-心理-生理过程。"(p. 38-39)

是的，这是最基本的问题！艾瑞克森在患者身上启动的"神经-心理-生理过程"究竟是什么，能让他们经历"内在的重新联结和重组内心过程"后获得治愈？确切地说，心理究竟是如何治愈大脑的？从我们当前的神经科学角度来看，这些神经-心理-生理过程所涉及的全是自然发生的动力，这包括基因表达、新蛋白质合成和大脑可塑性，而这些在神经科学文献中被描述为"记忆痕迹再激活和重构理论"。艾瑞克森始终坚持认为他的治疗方法完全利用了自然主义发生的过程。目前的研究表明了在分子基因组水平上，这就是艾瑞克森治愈的神经-心理-生理过程的本质，这也是我们现在将要关注的。

▪ 原则七 · 关于治疗性催眠、心理治疗和康复治疗的记忆痕迹再激活与重构理论。自上而下的皮质/皮质下的对话

纵观催眠、精神分析和心理治疗的历史，人们普遍认为，意识和潜意识（内隐）之间发生着对话。在神经科学领域，这被解释为大脑新皮质与皮质下结构之间的对话。在本节中，我们将总结这些动态过程，即对自然神经-解剖解构之间对话的促进，成为艾瑞克森心身沟通和治愈动力学的通用模式。这些心身沟通和治愈常见于他实现治疗性催眠的神经-心理-生理方法中。神经科学研究表明，巴甫洛夫恐惧条件反射的经典过程，需要首先回忆和再激活条件记忆痕迹，然后在基因表达和蛋白质合成水平上，消退和/或重构它。纳德等人（2000）总结了他们在这一领域的研究：

"我们的数据表明，固化的恐惧记忆一旦被重新激活，就会恢复到一种易受影响的状态，需要基因表达和蛋白质合成来重新巩固。传统的记忆巩固理论无法预测这些发现。"(p. 723)

这项研究对理解利用催眠促进记忆回忆和情绪再体验这一有争议的传统具有重要意义。我假设,通常的心理治疗实践,即有意地回忆创伤经历之后的重塑,然后用新的解释框架来看待它,正是许多历史方法中通过治疗性催眠重新激活创伤记忆和对它们的"心理清算"(Janet,1925,1976,p.589)。作者(艾瑞克森)提出,在基因表达、蛋白质合成和大脑可塑性的水平上,为了重构恐惧、压力和创伤记忆,需要重新激活它,这一活动依赖的过程正是治疗性催眠、心理治疗和图1-1-6所示的许多康复治疗的社会心理基因组本质(Rossi,2002,2004a,2005a/b)。艾瑞克森那些最具创新性的治疗暗示和催眠方法,如心理震惊、惊讶(出其不意)、哑剧表演技术、困惑、隐含式暗示、最小线索等,都唤起了意念动觉运动和行为,这些又刺激了活动依赖性的基因表达和大脑可塑性(突触发生和神经形成),从而创造性重构恐惧、压力、创伤记忆和症状。需要DNA微阵列研究来确定是否这就是艾瑞克森神经-心理-生理过程和许多流行的心理治疗隐喻(如"每一次回放都是一次潜在的治疗性重塑")的社会心理基因组本质。

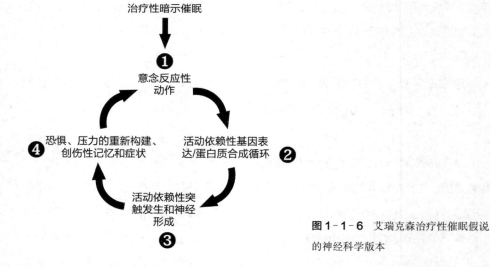

图1-1-6 艾瑞克森治疗性催眠假说的神经科学版本

艾瑞克森最具创新性的治疗暗示和催眠方法,如心理震惊、惊喜(出其不意)、哑剧表演技术、困惑、隐含式暗示、最小线索等都唤起了:

(1)内隐的处理加工。

(2)刺激活动依赖性基因表达/蛋白质合成周期。

(3)进一步促进大脑的可塑性(突触发生和神经形成)。

（4）实现最终治疗性重构恐惧、压力、创伤记忆和症状。这些最新重构的记忆随后可作为内隐的处理探索，以进一步迭代这个四阶段创造性心理生物周期（实现心身疗愈、解决问题和创建新身份）。

Buzsak（1996）关于新皮质与海马之间神经解剖的对话，这一早期描述为研究脑解剖功能动力学的新研究范式奠定了基础，该研究范式在过去的 10 年吸引了越来越多的研究者（Drosopoulos et al., 2007；Hahn et al., 2007）：

> "从大体解剖学角度看，海马原脑皮质可以被看作是大的新皮质的附属物。与新皮质区相反，海马的主要输出目标与其主要输入（即内嗅皮质）目标相同。深度加工的关于外部世界的信息（内容）通过内嗅皮质到达海马，而关于'内部世界'的信息（情境）则经由皮质下输入传递……从其战略性的解剖位置和输入-输出的连接来看，认为海马结构的主要功能是向新皮质反馈经过处理的'再差异拷贝'来改变其输入。我假设，新皮质-海马之间的信息传递和海马输出对新皮质回路的修改过程，它们在时间上以暂时的、不连续的方式发生，可能会延迟几分钟、几小时或几天。在 θ/γ 振荡相关的海马激活状态下，信息的获取可能发生得非常快。另一方面，对已存储的表征，在海马内的巩固和海马-新皮质的传递是长期的，并由在慢波睡眠过程中协同神经元暴发的离散量子进行。"（p. 81）

最近，治与威尔逊（Ji & Wilson, 2007）及其他人（Kail & Dayan, 2004）证实了海马和新皮质之间的这种双向互动对于记忆巩固是必要的。这些研究学者认为，这种神经"对话"是由新皮质发起的，因为它的活动比海马中它的同步配对物的活动发生得更快。似乎是新皮质在"询问"海马，让其回放新近的未经处理的感觉-知觉数据和记忆。然而，这种对话并不是一种简单的记忆传递，而是代表了一种更精细的数据处理，即新皮质从海马中选择新颖的信息。研究人员认为，从自上而下的角度来看，新皮质试图了解海马中发生的事情，并建立世界模型，以理解事情发生的方式和原因。这些自上而下的模式可能会对世界产生新的期待，从而指导认知、计划和行为。罗西提出假设，这些自上而下的神经解剖学模型是一个新兴的模型，是所有心理治疗学派和治疗性催眠的深层心理生物学基础（Rossi, 2007；Rossi & Rossi, 2007）。

奈特（2007）回顾了系统神经科学的近期研究，该研究为我们的假设提供了新的研究基础，即大脑皮质和皮质下区域之间的神经对话可能是我们在治疗性催眠中所运用的心理治疗的自然主义基础的假说。例如,布什曼和米勒(2007)最初描述了如何通过自上而下的信号(来自新皮质的任务要求)有意识地集中注意力,如何通过自下而上的信号(来自到达额叶和顶叶的显著刺激)自动地聚焦注意力(p.1860)。沃默尔斯多夫等人(2007)描述了这些神经对话如何同步的动态过程,如下所示:

"我们认为,同步模式(其精度、相位或两者兼有)用增益模式加权神经连接架构,从而产生有效的交互模式。这种机制将有几个有趣的特点。首先,能非常动态地修改有效的交互模式;第二,该机制在连接方面发挥作用;第三,短暂相互作用将导致峰值-时间依赖的可塑性,从而形成长期痕迹;第四,同步可能以一种自组织的方式出现在匹配的神经元组之间。在视觉皮质,被相同视觉刺激激活的神经元之间的同步性更强。这一原理可以推广到认知自上而下的控制与匹配的自下而上的感觉信息,两者之间的'握手'(译者注:计算机术语,指的是信息交换),在这种情况下,连续的同步有助于感觉信息对行为控制的路径选择。我们的研究结果表明,同步对神经元间的相互作用有影响,它提供了一个假定机制,通过这种机制,同步有助于认知功能。"(p. 1611 – 1612)

"自上而下的认知控制与自下而上匹配的感觉信息,两者之间'握手'(计算机术语,指的是信息交换)",这种说法是一个恰当的比喻,表达了心理如何治愈大脑的本质。相比于"控制"这个词,大多数临床医生和治疗师倾向于使用更柔和且更人性化的术语,比如同理心、对话、同步、共鸣和融洽,来描述在优化进化生存的心理-大脑过程中,这种自上而下和自下而上的信息流之间的合作互动。从哲学角度来看,我们正在接近著名的笛卡尔心理-身体鸿沟和精神-物质二分法。意识和人类的自由意志会高兴地、积极地点头同意这种古老化学梦想的可能科学具体化解释,即心理如何通过调节大脑神经网络及其生成(指分子基因组水平上,人类心理生理学的神经激素和神经递质的动态)来促进治愈。但是这个"握手"仍然有点隐喻性,它对于心理-基因的交流和咨询室中的治愈到底意味着什么? 我们需要更多细节将这些理论概念应用于通过治疗性催眠实现心身疗愈的有效和可靠的实践中去。

例如,萨尔曼等人(2007)提供了一些进一步的细节,说明这种自上而下的注意力集中如何在顶叶皮质中运作,以调节视觉神经元的活动。

"注意力通过选择性地增加代表环境相关位置和特征的感觉神经元的活动,帮助我们处理潜在的重要对象。这个选择过程需要自上而下的反馈,以了解我们环境中什么是重要的。我们研究了顶叶皮质的输出如何影响早期感官区域的神经活动。同时对后顶叶皮质和视觉路径的早期区域(即猕猴执行视觉匹配任务的内侧颞区)进行神经记录。当猴子选择性地注意定位时,这两个区域的活动时间变得同步,顶叶皮质主导内侧颞区。因此,顶叶神经元可能选择性地增加早期感觉区域的活动,以实现集中的空间注意力。"(p. 1612)

最近聚焦于自上而下的新皮质对传入的感觉–知觉刺激进行调节的研究,为看似矛盾的问题提供了神经科学的解决方案,即通过治疗性暗示对意识和集中注意力的调节可以产生许多经典现象,如催眠性分离(也译作"催眠性解离")、记忆调节(失忆、对先前"已遗忘"事情的回忆、对早期记忆的回忆,等等)、妄想、幻想、幻听、心身康复(这些经典催眠现象将在《艾瑞克森催眠治疗大典》的第5卷和第6卷中讨论)。神经科学进一步概括了这种自上而下的调节和回放过往经历,即在态度、情绪、记忆、压力和幸福感的构建和重构中具有的作用。例如,霍夫曼和麦克诺顿(2002)描述了在慢波睡眠和做梦期间,记忆是如何通过回放新皮质、海马和其他皮质下区域之间"离线式"(内隐的或无意识的)对话而产生的。如下所示:

"大鼠海马和新皮质的神经集合显示,在'离线期'(安静觉醒、慢波睡眠和某些情况下的快速眼动睡眠),记忆痕迹被重新激活。睡眠期间,珍珠鸟(斑马雀)大脑的运动区域也观察到了近期记忆痕迹的重新激活……人类的神经成像揭示,在某任务中信号增强的大脑区域,在任务结束后,仍会保持继续或再次出现活动。"(p. 2070)

利斯曼和莫里斯(2001)总结了大脑皮质和海马之间,在记忆与学习的构建与重构时[克里克和科赫(2003,2005),称其为意识的神经交互],"重复回放"的基本动力学为:

"新获得的感觉信息经大脑皮质传递到海马。令人惊讶的是,此时只有海马真正在学习,据说是在线运行着。之后,当海马离线时(可能是在睡眠期间),它会回放经存储的信息,将其传送到大脑皮质。大脑皮质被认为是一个缓慢的学习者,只有当海马反复回放信息的情况下,它才能持久地存储记忆。在一些观点看来,海马只是一个临时的记忆存储区,一旦记忆痕迹在皮质中稳定下来,即使移除海马,记忆也可以被访问。现在有直接证据表明,海马出现了某种形式的回放……这些结果支持了这样一种观点,即海马是

离线'教'较慢的大脑皮质快速的在线学习者。"(p. 248 - 249)

对大脑皮质和海马之间的神经回放（这些神经回放与震惊和创伤性的经历相关）进行时间分析后发现，最初产生它们的实际事件发生后几秒到几分钟内，它们自发地产生。由于这些自发的神经回放与原始经验的数学轨迹相似，研究学者认为它们可能是对实际事件的回忆（Lin et al.，2005，2006，2007；Tsien，2007）。这种定量测量神经网络中编码的记忆模式的自发再激活的能力，为研究我们的心理、情感、认知体验和基因组水平之间的关系打开了一扇门，正如本章中许多图表（尤其是图 1-1-1B、图 1-1-2、图 1-1-3、图 1-1-4、图 1-1-6 和图 1-1-7）所示。

研究证实，治疗性催眠期间，在减轻疼痛和负面情感的过程中，新皮质和前扣带回皮质之间也会发生神经对话和回放（Albanese et al.，2007；Rainville et al.，1997，1999）。我们将这些发现归纳为一个假设，即内隐（无意识的或自动的）水平上的"离线"神经回放是主要的神经科学过程，通过该过程可以体验到意识、行为、感知觉、催眠后暗示的各种经典催眠属性（Jamison，2007；Naish，2007；Rainville & Price，2004），正如本套丛书中许多生动案例所呈现的那样。

大脑新皮质与皮质下之间的这种对话和回放让我们想起催眠历史上的重要活动（重复、回放和角色扮演）。例如，埃米尔·库埃（1922）推荐重复自我暗示"每一天，我都在以各种方式在每一个方面变得越来越好"，引起了广泛轰动。现在需要神经科学研究来确定这种自我暗示是否真的促进了人类新皮质和皮质下区域之间的创造性回放（或对话），从而唤起基因表达和大脑可塑性。在催眠时重复许可式和积极的暗示，仍然见于当前标准化催眠易感性量表中，通过使用重复暗示来实现睡眠和放松。

我们现在需要使用血液的 DNA 微阵列数据（Whitney et al.，2003）和分子基因组学的其他非侵入式技术来评估，在催眠期间重复和回放积极的暗示是否真的可以促进基因表达和替代性基因剪接，进而优化大脑可塑性和心身康复（Rossi，2004d）。这种 DNA 微阵列研究可以确定，在治疗性暗示中重复这一活动的分子-基因组本质，能否推广到在文化仪式和精神实践中（如祈祷和冥想）重复的动力学中去。在基因表达和大脑可塑性水平上，对记忆、学习、情感和行为的治疗性重构时，它们可能都引发了显著的心理生物唤醒和意念动力性的记忆回忆和回放。表 1-1-1 列出了一些候选基因，可通过 DNA 微阵列技术，来评估治疗性催眠、心理治疗和康复在调节基因表达、大脑可塑性和心身疗愈方面的作用。

表 1-1-1 候选基因的简单样本

治疗性催眠、全神贯注和人格动力学

儿茶酚- O -甲基转移酶(COMT)	Lichtenberg et al., 2000,2004
THRA Per 1	Rossi, 2004c

意识、记忆、学习和行为改变中的大脑可塑性

c-fos、c-Jun、krox、NGFI-A & B	Bentivoglio & Grassi-Zucconi, 1999
环磷腺苷效应元件结合蛋白(CREB)	Kandel, 2001
脑源性神经营养因子(BDNF)	Russo-Neustadt, 2001
近 100 个即刻早期基因(IEG)	Rossi, 2002

增强人类大脑皮质中的基因表达

SYN47、DCTN1、MAP1B、KIF3A、CAMK2A、USP14、CDS2、IMPA1、RAB3GAP、ATP2B1	Caceres et al., 2003, Preuss et al., 2004

恐惧、压力和创伤记忆重构中的回放

zif - 268	Ribeiro et al., 2002,2004, Nader et al., 2000a, 2000b

急性和慢性的社会心理压力

神经生长因子(NGF)	Alfonso et al., 2004
Membrane Glycoprotein 6a (M6a)、CDC-like Kinase 1 (CLK - 1)、G-protein alpha q (GNAQ)	Alejel et al., 2002
CRE-dependent 报告基因, 乙酰胆碱酯酶 (AChE-S & AChE-R)	Soreq & Seidman, 2001

心理神经免疫学

白介素 1、白介素 2、白介素 1β、Cox - 2	Kiecolt-Glaser et al., 2001; Ader, 2007

生物钟基因和行为状态相关基因

近 100 个睡眠相关基因	Cirelli et al., 2004
Clock、Period 1、BMAL	Rossi, 2005c
Period 2	Rosbash & Takakshi, 2003

人际、母性和治疗性接触

鸟氨酸脱羧酶(ODC)	Schanberg, 1995
CYP - 17	Ridley, 1999

社会行为、性关系和信任

催产素	Witt, 1995; Kosfeld et al., 2005
V1aR 基因	Pennisi, 2005; Hammock, Young, 2005

注:这是一个候选基因的简单样本,可通过 DNA 微阵列技术,用于评估艾瑞克森治疗性催眠、心理治疗和康复的神经-心理-生理学对基因表达、大脑可塑性和心身康复的调节

原则七强调在分子基因组水平上，大脑新皮质与海马之间的神经重复和回放是一个自然的创造性过程。从这个角度来看，在海马和大脑皮质间的离线回放中，在基因表达、蛋白质合成和大脑可塑性的水平上发生的达尔文式变异和选择的完全自然过程，在内隐（潜意识的）水平上起着创造力发生器的作用。我对"创造性"这一词的强调超出了目前引用的研究文献，这些文献仅是简单地说明了重复和回放，并没有提及创造性。

这就是在本卷第二章收录，即艾瑞克森在他早期论文（随后回响在全卷中）中所描述的自然主义或利用取向精髓的本质。1972年诺贝尔生理学或医学奖获得者，神经科学家杰拉尔德·埃德尔曼将这种自然的创造性过程描述为"神经达尔文主义"。虽然本章侧重于促进新皮质与海马之间的自然对话，但对研究文献的更全面的看法表明，这只是促进心身交流和治疗（在本套丛书中将见到这些令人惊讶的内容）的更普遍的神经解剖学原理的一个例子。为了促进意识和潜意识（内隐过程）之间的交流，目前正在探索的皮质-皮质下对话如下所示：

1. **海马齿状回**：是参与记忆和学习的新神经元的培育基地。然而，急性和慢性社会应激源会减少海马神经形成，这与失调的重度抑郁症有关，包括认知缺陷（皮质过程）和下丘脑-垂体-肾上腺轴（神经内分泌系统的皮质下部位，调节应激反应）。最近的研究表明，次级前额叶皮质（25区）与杏仁核调节情绪（Insel，2007）。然而，对于治疗性催眠、心理治疗和康复过程，这可能只是皮质/皮质下对话以及自上而下/自下而上"握手"的冰山一角。越来越多的证据表明，脑干细胞存在于整个大脑中，它等待适当的分子刺激，以开启活动依赖的基因表达、突触发生和神经形成，以优化发育过程并取代老化、受伤或应激的细胞（Gage，2000；Gould et al.，1999）。

2. **脑室和嗅球**：脑室位于大脑中部，其内充溢着液体，附近有脑干细胞库，新的神经元也从库中产生，然后移动到嗅球，在那里它们开始参与嗅觉功能和各种社会行为。例如，嗅球在学习和巩固新关系过程中，会释放激素，用于建立关系、社交化和忘却过往关系（Freeman，1995）。

3. **眶额皮质-扣带回-尾状核**：这种特殊的皮质-皮质下对话是一个明显例子，说明了神经解剖学的新见解，如何为心理治疗提供新方法。严重强迫症（OCD）被描述为一种"大脑锁定"，患者陷入永久性的焦虑认知-情绪的循环中，并产生诸如咬指甲、药物滥用等不良习惯。眶额皮质是额叶的一部分，当我们担心自己犯了错误时，它会发出信号。随后，扣带回发出强烈的焦虑信号，并产生与"害怕坏事即将发生"相关的躯体感受。大脑皮质下深处的尾状核起着自动换挡的作用，正常情况下，它将一个思维流融入另一个思维流中。但在强迫症，这种自动换挡卡在了皮质与皮质下之间重复的认知-行为循环中（Schwartz & Begley, 2002; Schwartz & Beyette, 1996）。

4. **额叶-纹状体-丘脑的心理-大脑回路**：最近发现强迫症与各种皮质-皮质下回路有关，这些回路调节前额皮质、纹状体、基底核和丘脑之间的对话（Hyman, 2007）。SAPA3 基因、5-羟色胺介导的信号传导和其他神经递质与患有强迫症的小鼠模型的额叶-纹状体-丘脑环路异常有关。很明显，我们对这些复杂关系的理解还停留在早期阶段，这些关系整合了行为、大脑解剖、神经信号和基因组水平。正如人类行为和问题就是这种多层次复合体，任何有效的心理治疗方法最终都必须包含所有这些层次。对于治疗性催眠意念动力学的神经科学最新研究表明，艾瑞克森的许多革新为个体提供了新颖的活动依赖性的创造性方法，这些方法在理论上以治疗的方式促进心理-大脑的自然皮质-皮质下"对话"。但是，治疗性催眠、心理治疗和康复过程的脑成像和基因表达研究仍有待实验验证（Rossi, 2002, 2004a, 2007）。

5. **杏仁核和前扣带皮质**：上文曾提到过，治疗性催眠期间，在减轻疼痛和负面情感的过程中，新皮质和前扣带皮质之间也会发生神经对话和创造性回放（Albanese et al., 2007; Rainville et al., 1997, 1999），我们将这些发现归纳为一个假设，即内隐水平（无意识的或自动自发的）上的"离线"神经回放是一个神经科学过程，通过这个过程，可以体验到意识、行为、感知觉现象、催眠后暗示的各种经典催眠属性（Jamison, 2007; Naish, 2007; Rainville & Price, 2004），这可见于艾瑞克森的多篇关于疼痛的文章及拉马钱德兰（2004; Ramachandran & Blakeslee, 1999）高度原创的幻肢痛演示（Doidge, 2007）。

6. **边缘系统和伏隔核**：有人提出，伏隔核及其与脑干、边缘系统和额叶相连部位内多巴胺水平的升高，调节着创造性生物信息循环的激活与促进，这种生物信息循环产生于"新颖性—对神往的情感交织—神经发生效应"（NNNE）的愉悦和激励方面（Rossi, Rossi & Yount, 2006）。这些皮质和皮质下区域之间的对话在目前积极体验的神经心理学理论（Pessiglione et al., 2006）、成瘾（Pineda & Oberman, 2006; Thanos et al., 2004）及音乐等创造性艺术（Levitin, 2006）中都有描述。激活这个积极的激励系统可以创造一个安全的环境，在这个环境中，治疗师可以促进那些有负面的创伤后应激症状的来访者的治疗性回顾与重构（Rossi, 2002, 2004a, 2007），而不会造成对来访者的二次创伤。

艺术与心理发展变化的四阶段

四阶段创造过程

虽然许多神经科学文献为我们提供的这些皮质-皮质下对话实验记录,都可作为艾瑞克森治疗性催眠、心理治疗和康复方法的一种可能的自然主义神经-心理-生理学基础,然而它们并没有提供细节具体说明如何在治疗上利用这些大脑对话。在艾瑞克森创造性治疗方法中,这些神经科学原则的实际应用可概括为四阶段。

四阶段创造过程在社会心理基因组水平上的创造性回放、再合成和重构,包括了全部水平上(即从心理到基因)的达尔文自然变异与选择,是治疗性催眠、心理治疗和康复的社会心理基因组理论的本质,也是创造性艺术和人文的社会心理基因组理论的本质。对音乐理论与经验的启示。

为了重新合成和重构生活经历而重复四阶段创造过程(Wallas,1926),这是心理治疗和所有治疗艺术的基本动力学(Rossi,2007)。我们新兴的创造力、最佳表现、压力和治愈模型,涉及了所有水平上(从心理到基因)的达尔文自然变异和意识选择,这个从心理到基因的人类经历发生在自然次昼夜周期(90~120分钟)中,正如图1-1-7所示。即刻早期基因(IEG)、行为状态相关和活动依赖的基因表达是身体、大脑和心理之间的桥梁,可以促进治疗性催眠中的创造性回放。

图1-1-7上半部分曲线图中,最顶端的粗线表示的是主观心理水平上四阶段创造过程的次昼夜(90~120分钟)轮廓。蛋白质组(蛋白质)轮廓位于中间,它描述了大脑神经元内蛋白质折叠成正确结构(满足大脑可塑性所需)时的能量图谱(改编自 Cheung et al.,2004)。其下方为基因组轮廓,它表示的是作为蛋白质组轮廓来源的共表达基因的功能一致性(改编自 Levsky,et al.,2002)。这条基因组曲线代表了在典型的90~120分钟基本休息-活动周期(BRAC)内,即刻早期基因 c-fos 和其他10个基因(等位基因)的实际基因表达谱。

图1-1-7下半部分图中说明了在正常清醒-睡眠生物钟(Rossi,2002,2004a;Rossi & Nimmons,1991)、心理治疗和康复(Rossi,2002,p.482)中,意识可感受性的次昼夜动态是如何被体验为克雷曼的90~120分钟基本休息-活动周期。如前所述,艾瑞克森的治疗通常在90~120分钟,他认为这是一个完整的内部

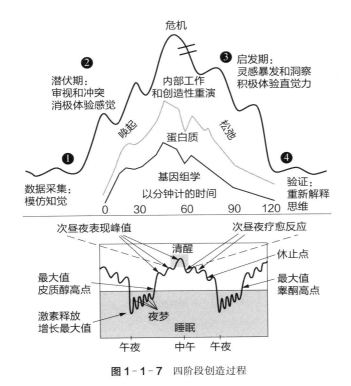

图 1- 1- 7　四阶段创造过程

工作过程所必需的时长。经典和有据可查的四阶段创造过程：①问题识别；②孵化；③启发；④验证（Wallas，1926），是图 1- 1- 7 所示的 90～120 分钟次昼夜基本休息-活动周期中，从心理到基因表达与大脑可塑性的正常发展和适应过程的外在表现。

　　如图 1- 1- 7 所示，积极情绪和消极情绪都是四阶段创造过程中自然的、内在的方面：消极情绪经常伴随着位于第一阶段和第二阶段的冲突与斗争；而积极情绪则伴随着位于第三阶段和第四阶段的成功解决问题。鉴于艾瑞克森出生于一个勤劳的农民家庭，他经常说一份出色的工作（创造过程的第三阶段）是生活中幸福的来源，对于艾瑞克森而言这种说法很自然。因此，虽然图 1- 1- 7 表面上是四阶段创造过程的概述，但它同时也勾勒了一个新的功能理论，它涵盖了从认知-行为到分子基因组所有水平的、无论消极或积极的全部情绪范围。

　　音乐专业的学生会注意到图 1- 1- 7 描述的四阶段创造周期与图 1- 1- 8 所描述的奏鸣曲形式的四部分，两者之间有着惊人的相似性。术语"奏鸣曲式"指的是交响乐的第一乐章。例如,古典交响乐的序曲(快板奏鸣曲)通常采用奏鸣曲式。奏鸣曲式乐章有四个主要部分(呈现、展开、再现和尾声),后面通常是尾声,一个简短的结束部分。奏鸣曲式展现了古典时期(1750—1820)的作曲家,如海顿、莫扎特、贝多芬及其追随者,如何在 200 多年的历史中通过音乐来表达人类冲突、危机和决心(Kamien,2006)。

尽管钢琴家和音乐学者查尔斯·罗森(Charles Rosen,1988,1997)注意到了人类语言、语言学和音乐形式之间的一般关系,但他告诫我们要警惕"音乐创作和接受的伪心理"(1988,p.4)。但是,他确实用文字概括了奏鸣曲式的四个主要部分,我认为这些文字很好地描述了心理治疗中创造性体验的过程。如下所示:

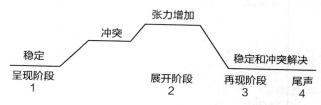

图 1-1-8 以古典音乐奏鸣曲式为例的四阶段创造过程

古典交响乐的奏鸣曲式通常包括四个部分(或乐章)。凯米恩(2006)指出:"奏鸣曲式经久不衰、永葆生机的根源在于它的戏剧性。曲式从平稳迈向冲突(呈现中),再转为高潮(展开中),之后回复到平稳并解决冲突,奏鸣曲式非常灵活,能够不断变奏。它不是一个将音乐思想注入其中的僵化模式。相反,它被视为一套原则,旨在形成和统一主题与调之间的对比。海顿、莫扎特和贝多芬都反复使用奏鸣曲式,且各具特色(p.164)",我认为奏鸣曲式的经久不衰和永葆生机也源自它将多层次创造性体验(从心理到分子基因组)整合在一起(改编自 Kamien 2006,p.162-165)。

(1)"呈现阶段在主调与复调之间建立强烈的冲突。它从主调的主题一开始或者说主旋律,在一个新的基调中,经过桥段或过渡转向,引导到新调的第二个主题。"奏鸣曲式的最初阶段对应创造过程的第一阶段,治疗师和患者试图确定问题(主题一)和生活改变(主题二),第二阶段是患者内心冲突的根源。

(2)"展开阶段,往往是乐章中最戏剧化的部分,当音乐在不同调之间无休止移动和转换时,观众和听众可能会失去平衡。通过这种快速转调(变调),和声张力得到增强。在这一部分,主题被发展,或者以新的方式被处理。它们被分解为片段或动机,这是在作品中发展起来的简短的音乐思想。动机可能具有不同的、意想不到的情感意义。"奏鸣曲式的第二部分对应创造过程的第二阶段,即创造性过程的潜伏期,其特点是冲突、消极情绪和各种症状。

（3）"再现阶段的开始带来了冲突的解决方案,我们再次听到主调(主旋律)的主题一……在早前的呈现阶段中,主调的主题一与复调的主题二和结束部分之间形成了强烈的对比,这种对立在再现阶段中得到了解决"。奏鸣曲式的第三部分明显对应于创造过程的第三阶段,即冲突、问题和症状得到了初步解决。

（4）"再现阶段之后加上另一部分尾声使感受更加强烈。尾声通过重复主副主题,或进一步发展它们来完成一个乐章。它总是以主调结束。"奏鸣曲式的第四部分(即最后一部分)对应心理治疗中创造过程的第四阶段,患者回到家、回到现实,测试第三阶段中发展的解决方案(针对新问题与症状)(改编自 Kamien 2006,p. 163 - 164)。

三部分(奏鸣曲式)的作用是呈现、展开(包含发展、变化和对比)和再现。任何奏鸣曲式与单三部曲式(也称"三段式")都有两个根本区别:①即使奏鸣曲式有三个部分,在主题上,第三部分是第一部分的完整再现,然而这两个部分在和声上是完全不同的:第一部分从和声的平稳过渡到紧张,从来不在主音(其他调围绕的主调)上结束;而第三个部分是第一个部分和声张力的解决,除了附属变调外,基本上始终在主音上。②奏鸣曲式中间部分并不仅仅是与外部部分的对比,而是第一部分张力的延长和增强,并为第三部分的解决做准备。单三部曲式(即三段式)本质上是空间上可察觉的静态设计,它被一个更具戏剧性的结构所取代,在这个结构中,呈现、展开(包含发展、变化和对比)、再现的功能是对立、强化和解决。(p. 17 - 18)

许多古典作曲家乐谱中令人信服的、广泛的、详细的插图,使罗森的学术著作成为研究四阶段创造过程的通用艺术模型。他用下述方式总结了每个阶段和它们的许多变化。

1. **呈现阶段**:"奏鸣曲式的呈现阶段展现了主题材料,并以不同的方式阐明乐章从主音(第一个音,中心音、主要音或主调)到属音(音阶中的第五个音符,有时就如同远离故土之所的回响),使其呈现出两极分化或对立的特征。这种对立的本质特点可被定义为大规模的不协和音程:在主音之外演奏的材料(比如:第二组中)相对于稳定中心或主音来讲是不协和的。奏鸣曲风格并没有发明不协和部分这一概念,但它是首个使其让整个乐章产生力量的风格。这种对立可以通过多种程序来实现,我列举了其中一些较简

单和较微妙的程序,并总结了前面讨论的部分内容。"(p.229)

2. **展开阶段**:"'展开'一词有两个含义且部分重叠:它表明了奏鸣曲式'中心'部分及一系列主题变形技法。事实上,展开部的功能并不是它所独有的,可分布于呈现部和再现部(甚至包括尾声部分)。主题变形技法包括:①片段化;②变形;③在模仿对位织体中使用主题(或片段);④快速转调模进中的移调和编配。所创造的织体特点是乐段比呈现部开篇短,甚至可能包含残缺的或非方整性乐段,和声运动本质上比相对稳定部分的速度更快。"(p.262)

3. **再现阶段(解决)**:作为解决之法的再现阶段,它的原则可被认为是奏鸣曲式风格最根本、最激进的创新。这一概念的雏形可在巴洛克二段体式中找到,但奏鸣曲式与二段体式并不相同,它只是重复呈现阶段内那些现在变调为主音(有变奏或无变奏)的全部或部分。关于呈现阶段的节奏型,在奏鸣曲中有对它的诠释,它是一个变形,指一个明确清晰的乐章,从稳定态变为对一个更大稳定区域的肯定。首先必须强调的是,再现阶段的形式既是由展开阶段决定的,也是由呈现阶段决定的。展开阶段所创造的戏剧性张力越大,再现阶段为解决这种张力而采取的措施就更精细。为此,再现阶段可能在解决和声张力时,继续发展主题。(p.284)

4. **尾声(结尾)**:奏鸣曲式的第四部分,古典音乐理论对其有些轻视,仅称之为"尾声"(或结尾),但若运用到心理治疗和治疗性催眠的四阶段创造过程的理论与实践中,它则具有更为深远的意义。罗森本人认识到了尾声的深层心理学意义,他将其动力描述为:

"有人可能会说:尾声标志着人们对(奏鸣曲式)形式不满,它宣告着:在每种情况下,对称已不足以满足材料的表达要求,简单的平行已成为一种限制。本质上,有两种尾声:一种是在重复之后作为第二部分(对比)完全独立的后记出现;另一种不太常见,在重复之前将其放在第二部分末尾。后一种情况下,的确尾声有时会出现在结束小节(与呈现阶段或第一部分的结尾相互平行)之前。"(p.297)

苏利文(1927)在他那简短而又具先见性的著作《贝多芬:他的精神发展》(*Beethoven: his spiritual development*)中,有趣地描述了奏鸣曲式的音乐和心理视角的融合。他认为贝多芬在创作最后的弦乐四重奏时经历了一种艺术的"启示"理论和"更高的意识"。

"四乐章奏鸣曲式对应的是一个非常基本和普遍的心理过程,这解释了它为何令人如此满意,被使用得如此频繁。第一乐章通常代表某种冲突,其后跟随着一个调解的沉思的或安慰性的缓慢乐章,经过一节缓慢地移动到强有力的最后陈述,直至宣告胜利。这个一般是其主线上,对于表现一个重要的且经常性的心理过程是极佳且适宜的。许多重要心理过程的生命经历都可以纳入这个框架中。但是,对我们当前讨论的四重奏,贝多芬的经历无法以这种形式呈现。与四乐章奏鸣曲式相比,贝多芬四重奏各个乐章之间的联系更为有机。这些乐章仿佛都来自某个中心经验。它们并不代表同一旅程的不同阶段,它们(每个阶段)独立存在,代表了不同的经历,但其在四重奏中的意义,则源于它们与主导经验之间的关系。这就是神秘主义幻想的特点:世界上的一切似乎都是统一的,围绕着某个基本经验。在这些四重奏中,贝多芬并不是向我们描述一段精神史,而是向我们展示生命的画卷。每一个四重奏,都调查了许多元素,但它们都来自同一核心。"(p.153 - 154)

"因此,一件艺术作品可以传递知识。它可能的确是一个'启示'。伟大艺术家'更高的意识'不仅体现在他有能力组织自身经验,还体现在拥有自身经验上。他与现实的接触程度和他对现实的出色组织,使得他的世界可能异于普通人的世界,正如普通人的世界异于犬的世界。因此,我们可以继续坚持,艺术作品的'启示'理论。事实上,作为职业评论家,我们的职责就是让它更加明确。最高的艺术具有先验功能,就像科学一样。然后,在这样说的时候,我们必须小心地区分这些功能。"(p.15 - 16)

因此,笔者认为,奏鸣曲式音乐创作的四阶段动态学(见罗森、苏利文等音乐家所描述,图1-1-8所示)是一个很显著的例子,它说明了音乐、歌曲等创造性艺术如何可被理解为治疗性催眠过程中"心理工作"(Haukappe & Bongartz,1992)或"心理负荷"(Unterwegner, Lamas, & Bongartz,1992)的表现形式。艺术表现(舞蹈、戏剧、音乐、神话、诗歌、歌曲、故事等)的多种形式都是心理工作,通过内隐(潜意识)水平上的治疗性回放、重构和抑制,将消极(压力)人类经历转为积极的内在资源,许多文化称之为"治愈性""治疗性"或"智慧的"。艺术、美和真理的积极体验,最初激活的压力(新颖的、惊奇的和意外的),通过新颖性的情绪冲击推动、产生和监护心理-大脑的活动依赖性、创造性重构时(发生在分子基因组、大脑可塑性和主观体验感觉),它们就变为了积极体验(Rossi,2002,2004a,2004b,2005a)。

到底有什么证据表明心理和社会心理活动真正激发了活动依赖的基因表达和大脑可塑性?心理学界一直缓慢地进行将社会心理体验水平与分子基因组联系起来的研究。图1-1-9为此类研究提供了一个重要动力。

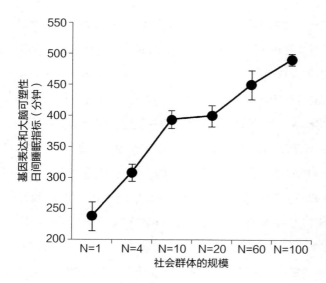

图1-1-9 一个社会群体的规模、基因表达和大脑可塑性之间的联系的初步证据

■ **第一阶段**·呈现阶段:点燃、准备和数据采集

　　人类基因并不总是处于激活状态。许多基因必须受到内外部环境和社会心理信号的刺激,才能产生蛋白质,这些蛋白质是生命的分子机器,通过大脑可塑性来进行人类大脑重构这项创造性工作。强烈且深具意义的唤醒心理状态,如新颖性、创造性时刻、做梦(快速眼动睡眠)、运动、压力和疼痛,可以唤醒大脑和身体的即刻早期基因(IEG)和行为状态相关基因。这种点燃是创造过程的第一阶段,它启动了针对解决问题和治疗的内在搜索。问题和症状都是机会,用来激发好奇并激励从心理到基因表达所有水平上的、内在的和外在的探索,以及自我创造之旅。

　　无论何种形式的心理治疗,心身疗愈的自然开端都是个人既往史的采集。初次面询中常见的诸如眼泪和痛苦表明,这个人已经进入了状态依赖性记忆和情绪唤醒,它们唤起了活动依赖性基因表达和大脑可塑性,这利于可能的治疗。治疗师的主要方向是要认识到治疗已经开始,并认识到简单地让人们讲述自己的故事便可促进治疗,这些故事中无一例外都包含着他们自己解决方案的"种子"。

■ **第二阶段**·展开阶段:孵化、冲突和灵魂的暗黑之夜

　　这是来访者处在心理黑暗、心理症状、自我怀疑和抑郁的谷底,促使人们寻求心理治

疗。这是在许多文化的艺术、戏剧、诗歌、神话、仪式和歌曲中所描述的"黎明前的黑暗"。第二阶段是创造性回放和重构的关键,通常表现为情绪冲突、危机和心身症状。在这个阶段,压力诱导了基因表达和大脑可塑性的替代性路径,在对情绪和认知进行隐秘性内在工作、创造性回放和重构期间,就往往产生了冲突。在这个替代性基因表达、大脑可塑性和意识转变的自然过程中,人们总是在记忆与学习的重构(Cohen et al., 2003)中陷入不确定性(Sklan et al., 2004)和冲突(Birikh et al., 2003)。这一创造过程的潜伏期,因许多人经历挫折和失败,往往被视为英雄之旅的挣扎。然而,冲突并不总是与外部世界的斗争。冲突是基因表达和大脑可塑性的自然结果,在 24 小时内每 90～120 分钟发生一次(Rossi, 2002,2004a,2005a)。我们可以睡觉,但我们的大脑没有休息。无论喜欢与否,我们永远处于创造性重构中。

第二阶段,治疗师的两项主要工作是:①提出开放性问题,旨在访问编码问题和症状的情绪情结;②提供支持,时时的痛苦唤醒,会使来访者中止日常生活中创造性、问题解决和治愈的自然循环。在痛苦的情绪危机和宣泄之后,许多人自然地进入了一段私人的创造性、内在的工作时期,这段时期应该被治疗师辨别出来,但不应该被治疗师打扰。在这一微妙的内在转变阶段,过犹不及。此时需要的是尊重、倾听和情感支持,鼓励人们用(富于)想象力的创造性回放来重新参与他们神圣的梦境剧场,以促进从心理到基因各个水平上的个体成长和治愈(Rossi, 2004a - c)。

■ 第三阶段 · 再现阶段:启发、高峰体验、创造性洞察、问题解决和治愈

于是,当直觉功能体现在艺术、科学和日常生活的创造性瞬间时,古今文学都歌颂了(这一)著名的"啊哈(原来如此)"或"(因找到某物,尤指问题的答案而高兴)我发现了,我找到了"体验。当人们(从内在)收到一个有创意的想法时,他们会感到吃惊,并自动地判定它的创新性毫无价值,尤其当它从未在早期生活中得到强化。在这个神圣阶段,基因表达和新蛋白质合成产生了大脑可塑性(突触发生和/或神经形成),以促进和断开神经元连接,即大脑细胞(编码新的人类体验和意识的创造性转变)间新突触和新连接的实际合成。人们需要学会如何在意识中识别和支持这些新发展和新顿悟,它们往往以冲破过往冲突阴霾的小小微笑和快乐体验为信使。随着个人问题在新视角上得到解决,心身症状往往会戏剧性地消失。治疗师这一阶段的主要任务是帮助来访者认识和欣赏"新事物"的价值,它们往往是自发出现,无法事先预料。通常情况下,在这个阶段,来访者可

能已经想到了解决问题的多种途径,但由于这些方法从未得到支持或证实,从而被放弃了。这种缺乏验证的情况有时会让人们在第二和第三阶段之间挣扎好几年,因为他们没有意识到问题的解决已近在眼前,他们只需要在创造过程的第四阶段进行现实测试。

▪ 第四阶段 · 尾声:证实、现实回放、疑虑与不满的结束

在创造周期的第四阶段,我们需要在现实世界(或梦境中)中运用新经验从而证实它们的价值。新经验和新见解往往很脆弱,很容易丢失。讽刺的是,我们的家人和朋友,他们希望我们安好,却往往认识不到在我们内部发展出来的新事物。正因如此,与我们最亲近的人往往不知道如何支持我们实现新现实。当青少年与家人、与朋友相处困难时,会体会到代沟。坠入爱河可能是脆弱和善变的。整个历史长河中,创新者和创造性工作者一直被误解、遭迫害,因为他们敢于坚持自己对世界的全新认识。

治疗师在这个阶段的工作是:①促进来访者的讨论,跟进并验证心理治疗过程的现实价值;②换一种框架来审视症状和心理问题,将心理问题重塑为内在资源;③规定进一步的"现实作业",用于测试、拓展和强化已合成的新神经元连接。为促进创造过程的尾声,尤其是当治疗师或来访者对这种内在工作的有效性感到一些挥之不去的疑虑时,一个非常简单的办法是治疗师在一次会话接近结束时提供一个总结性的、内隐性加工启发。"眼睛会不会自己闭上呢? 假如你需要再花 1~2 分钟时间,回顾一下在本次会话过程中……你体会一下……你有价值的收获……或者继续你自我的工作(译者注:和自己待一会)……又或者,当你找到确切的词汇来表达,对自己在日常生活中的进步和改变感到满意时,你的眼睛会一直睁着吗?"第九章中罗西详细介绍了这种内隐性启发,以促进创造过程的每个阶段(Rossi,2002)。

研究表明,稳定新的神经网络(编码新记忆和新学习)需要 4 周到 4 个月(Van Pragg et al.,2002)。这个自然时间段,对于心理-大脑成长和意识转变是必需的,来访者对这一点的理解非常重要。鼓励人们注意他们的日常体验和创造性机会,以支持和定期加强他们在治疗过程中瞥见的新生活的可能性。特别有用的是,在一天结束的时候,回忆、回顾并与所爱的人讨论一天中最幸福和/或最美好的经历。最重要的是,醒来后平和地温柔地接纳脑海中清晨时分自发的闪现的直觉、想法和感觉——这些全新的新鲜的领悟依旧萌芽于梦境的内隐性加工启发,尚未被过往的态度所掩盖,这些顽固守旧的态

度会打破我们天生的自然的昼夜节律的创造力。

在心理、记忆、学习、行为和自我认同的再塑造过程中，内隐性加工启发在所有水平上（从基因表达到大脑可塑性到心身疗愈）促进四阶段创造过程

　　虽然艾瑞克森也会使用直接暗示，尤其是在他职业生涯的早期、实验阶段，但他后来强调，在不了解患者个性的情况下，试图直接命令他们应该如何如何，这是一种"非常无知的治疗方式"（Erickson & Rossi，1979，p.288）。在初期合作时，为描述他所使用的间接暗示，我们发现"隐含式指示"在概念化治疗性暗示的本质方面最有用。我们很快就相信，隐含式句式有助于治疗性暗示，因为治疗师说了什么并不重要，重要的是来访者如何对治疗师的话做了什么（Erickson et al.，1976，p.59 - 60）。

　　当我们研究探索理解艾瑞克森如何使用隐含式暗示的时候，我们发现了他的间接式催眠暗示的方法是最清晰模型。"暗示"这个词，艾瑞克森对其的使用似乎超出了词典对这个术语的典型定义，认为他在他的工作中发展出一种特殊的形式，称之为"心理隐含式暗示"。对艾瑞克森来说，心理隐含式暗示是一把钥匙，它能自动将患者联想过程中的制栓（指障碍）转变为有用的解决方案，还察觉不到这是如何发生的。这种隐含的想法或行为响应似乎是人们内在自发的、非自愿的、自动的或内隐的（潜意识）水平上出现的，好像它们源于自身内在创造，而并非由治疗师的暗示所驱动。心理隐含式暗示是一种启发，当一个人凭借自身做不到时，它可以促进人们的联想过程。这种方法的治疗性是显而易见的。如果人们的问题源于习得性限制导致他们无法使用其内在资源，那么心理隐含式暗示则绕开了这些限制，来帮助他们。治疗师只是提供心理隐含式暗示的机会或刺激；心理隐含式暗示的"催眠方面"是由听者在潜意识、内隐层面自行创造的。艾瑞克森写道，治疗性暗示的最有效之处是将听者自己的心理过程激发成创造性活动，从而产生所谓的治愈奇迹如下所示（1964）。

　　"在每一个案例中，催眠治疗常被用于让患者自己得出明确的结论这个特定的目的（即认为其他治疗没有帮助，最后寄希望在催眠治疗过程中获得奇迹），因此治疗师必须将治疗结果的责任还给患者。作者对心理治疗的理解是，如果患者非常强烈地相信'催眠的奇迹'，以至于身体力行地承担康复责任，并持续推进康复的进展，此时他可以自由

地以自己想要的形式来进行表达,无论作者还是读者都没必要将这种治疗的成功看作是催眠作用后的奇迹。催眠只是一种手段,用来确保患者在接受所需要的治疗时保持合作的手段。换句话说,催眠被用来引导患者承认并履行自己的个人责任,这样的患者才能成功接受先前找到了但又不起作用,接受的同时又暗自拒绝的治疗。本文从一系列的相似案例中提取了三个经典案例来说明催眠是一种手段,案例展示了明显地界定患者需要什么样的治疗,以及患者实际上能否接受,将治疗的一切责任从治疗师那里转移到了患者的身上。"(p. 269 - 271)

从目前神经科学的角度看,是患者自己创造性地唤起了活动依赖性基因表达、大脑可塑性和所谓的"心身疗愈奇迹"。正是患者聆听自己心理过程深刻且有意义的回放才创造了催眠体验、问题解决和"精神疗愈"。治愈发生在患者内在,治疗师并没有神秘或非凡的操控力或治愈力。当患者有幸获得适当的治疗暗示,他们就会自我治愈,这些暗示起到内隐性加工启发的作用,唤起新颖、丰富的精神体验,这些体验产生了活动依赖性基因表达、大脑可塑性和心身康复的活动。

将隐含式指令和心理隐含式暗示的概念,阐释为艾瑞克森成功使用治疗性催眠的关键技术和概念(Erickson & Rossi, 1976),多年之后,隐含式暗示的核心作用在神经科学中得到了公认。例如,斯夸尔和坎德尔(Squire & Kandel, 1999)在了解记忆和学习动力过程中有意识(陈述性知识)和无意识(内隐的或非陈述性的知识)之间差异的基础上,将隐含式暗示总结如下:

"一个很有趣的问题是:什么样的记忆促使人类形成对事物进行分类的能力? 答案是令人惊讶的,至少有些分类知识的习得经验是来自非陈述性记忆。这些分类知识的习得经验可以独立于陈述性记忆之外,并与之平行,而不是简单地从陈述性记忆里衍生出来。人们可以内隐性地获得分类的知识,哪怕他们对界定这些分类知识的具体案例的陈述性记忆已经受损。"(p. 183)

然而,艾瑞克森的催眠隐含式暗示方法在治疗性暗示中价值的研究工作仍然存在争议。有些研究人员没有发现间接暗示更优于直接暗示(Matthews, 2000),但许多临床医生对用研究方法的有效性提出质疑(Peter & Revenstorf, 2000)。艾瑞克森治疗性暗示的间接方法,涉及患者"重新联结和重组自己的生活经历,这种体验使患者得到治愈,而并不仅反应在行为表现上。在行为表现上的呈现,最多满足观众观看"(Erickson,

1948）。然而，这项研究使用了催眠易感性标准化量表（Standardized Scales of Hypnotic Susceptibility）中所谓的反应行为的客观指标，貌似证明了间接暗示并不优于直接暗示，这种标准测量通常限制了受访者主观联结的创造性回放和重构。所以，当研究人员将直接和间接暗示作为客观行为测量的一个变量，将体验者的主观感受与他们自己的催眠体验作为另一个变量进行比较时，他们得出了这些有趣的结论（Matthews et al.，1985）：

"虽然行为反应数据未能显示两种方式之间的显著差异，但体验者确实报告说，在催眠的间接暗示过程中比在催眠的直接暗示过程中感觉被催眠的程度更深。这一结果支持了艾瑞克森的观点……间接暗示为体验者提供的反应比直接暗示的更为广泛。因此，体验者对间接暗示的独特反应，可以被他们解释为催眠深度的标志。然而，如果体验者未能按照直接暗示执行，他们可能会认为自己被催眠的深度不深。"（p. 222-223）

正因为受试者在对间接暗示做出独特反应时拥有更大的自由度，艾瑞克森希望促进这种自由度来形成一种创造性体验，让受试者得以重新关联和重新组合他们的生活体验，并最终达到治愈的效果。虽然间接暗示可以促进受试者主观体验的创造性回放、重新关联和再合成，但是暗示在操纵和控制受试者客观行为时反而不一定那么有用，因为受试者的客观行为需要用标准化的催眠易感性来评估。

即使有研究证明间接暗示在促进受试者个人创造力方面的有效性，但在专业实践和公众认知方面仍存在一种误解，那就是，还是有人认为间接催眠暗示是一种治疗师用自己的目标对患者进行操控的隐蔽方法。

由于在治疗师通过直接暗示进行操控和控制与患者经由间接暗示实现创造性的内部工作，两者之间存在着认知混淆，我们需要特别努力来区分它们。在与艾瑞克森的早期出版物中，罗西强调了如何用间接暗示来补充催眠暗示那种经典的指令式概念。然而，由于间接暗示概念的模糊性，在这套《艾瑞克森催眠治疗大典》中适当的地方，罗西将用"内隐性加工启发"这个概念来替代它。内隐性加工启发指出，在日常生活、艺术、治疗性催眠、心理治疗和康复中的暗示，是如何通过体验者内心的四阶段创造过程来促进基因表达、大脑可塑性和心身康复的。我们现在通过脑成像和DNA微阵列研究，来记录内隐性加工启发，是如何用于调节治疗性催眠和其他心身疗愈与康复方法中的，以及社会心理基因组神经学路径的全部范围和局限。

镜像神经元和同理心：团体体验、仪式、隐喻、戏剧和

故事叙说中的融洽、反应性专注和反应行为

　　最近的神经科学研究记录了"灵长类动物和人类的镜像神经元"活动，可能是共情的一种神经机制，我们通过镜像呈现他们的大脑活动来理解他人（Miller，2005，p.946）。在对自闭症患者的镜像系统的功能障碍研究和旨在评估情感同理心的功能性磁共振（fMRI）研究中，关于同理心的神经基础得到了支持。这种神经层面上关于同理心的研究和基因组学与激素水平上的信任研究（Kosfeld et al.，2005），是与融洽（译者注：治疗师与受试者间的关系）的描述相一致，这种治疗师与受试者之间的共情关系一直是 200 多年用来对许多经典催眠现象的主要解释。重要的是要认识到，这种至少在 4 个水平上（分子基因组、激素、神经和体验）的多水平锁定的融洽关系，是所有复杂心理社会体验的新模型，这些体验因其主观性而难以客观测量和科学研究。这种对融洽的理解完全符合之前提到过的第一条神经科学原则，该原则概述了通过 DNA 微阵列测量的共表达基因家族的功能一致性，如何成为量化意识状态（变化的、主观的）、创造性和我们称为治疗性催眠的内隐性加工过程的新科学方法。

　　从麦斯麦时代开始的催眠历史中，对于治疗性催眠充满着各类描述：包括人们在团体及舞台催眠演示时体验到的相互镜映行为、模仿行为和角色扮演（Tinterow，1970）。在本卷中，艾瑞克森描述了他如何在初次访谈中，通过评估自然反应或反应的专注，来判断来访者是不是一个好的催眠受试者（Erickson，Haley，& Weakland，1959）。现在我们需要进行研究，以确定这种反应性专注，在多大程度上真实反映了日常生活中镜像神经元的活动，又在多大程度上真实反映了基于催眠易感性标准量表的神经元活动。艾瑞克森也会使用哑剧模仿技术，有时会利用高度易暗示的受试者，包围着"阻抗型"受试者来导入催眠状态。现在有迹象表明，"对大脑镜像系统的研究对于心理学的影响，就如同 DNA 研究对于生物学"（Miller，2005，p.945）。从神经科学这个新的角度，我们可以将治疗性催眠中治疗师、受试者、团体间的社会心理互动，理解为在基因表达和镜像神经元水平上的、彼此之间同理心的逐渐的相互促发。

　　我们现在可以理解，来访者在治疗性催眠的导入中"思考和感受"治疗师的话语、隐喻、故事和内隐性加工启发式的能力，是如何通过镜像神经元的活动来衡量"催眠易感性"。同样，讲故事的人、歌者、舞者、演说家和各类政客，他们为打动观众而采取的各种

行动,实际上是唤起了基因表达和大脑可塑性的内隐性加工启发。人们之间所有具有深刻意义的社会心理互动(包括朋友、夫妻、家庭、特殊利益群体、社区和国家),都在使用内隐性加工启发,在基因表达和大脑可塑性水平上,通过镜像神经元来实现相互接触和彼此逐渐同步。我们现在可以更好地理解,战争和社会混乱等外部破坏性事件是如何给个体造成创伤和压力,从而在基因表达、大脑可塑性和心身健康这些基础水平上,使个体的社会心理结构变得疲软松垮。

经由治疗性催眠、心理治疗和康复,通过内隐性加工启发的创造、重构记忆的未来导向,进而促进心身疗愈

在一篇近期的文章中,杜达伊和卡拉萨斯(Dudai & Carruthers,2005)讨论了"记忆女神的两副面孔"。在这里,记忆以一种创造性的综合方式,既看向未来,也看向过去,这种方式整合了想象、情感和认知,这正是心理治疗师在日常工作中力图不断促进的。

"不管是从个人经验和内省(一种研究工具,过去曾受重视目前不受尊重)中,我们都知道,心灵的遨游不仅可以回到过去,也可以到达未来。甚至有这样一种推测(Tulving,2005):人们甚至用这种由未来想象来驱动对于情节记忆的自然选择的观点,来解释为什么人类的记忆能力本质不可靠的原因。尽管如此,许多人仍然认为把想象看作某种形式的记忆很不可靠,后者被认为是真实的数据(实际并非如此),前者则是诗人的题材,是一种未经证实的、低级的知识形式。

在古希腊神话中,记忆女神是所有缪斯之母。在凡人世界中,亚里士多德、盖伦和中世纪的阿拉伯评论家,他们都强调记忆在道德美德'审慎之德'(即做出明智判断和有效计划的能力)中的作用。这些学者用来表示概念的词语是'幻想(Phantasms)'[希腊语的phantasiai,即拉丁语的想象(imagination)]。记忆也与预言的写作联系在一起,就像《以西结书》(译者注:《圣经》旧约的一卷书,共48章,记载了先知以西结看到的异象)中的预言那样,它的预言是通过富有想象力的再现来重新展望和激励未来。当人们规划未来时,重要的不是事实还原的精确性,而是让人深刻感受充满乐趣的想象活动本身(它作为一种可完全感知和感受的体验)……想象力起着核心作用,在这种情况下,记忆并不是过往经历在大脑中的直接标志痕迹,记忆功能不是提供对过去事物的准确追踪,而是提供创造性思维的材料。中世纪学者的分析中,来自所有感官的数据通过各种渠道进入大

脑，并被大脑的'幻想'区和'常识'区所接收，这些印象被同时收集并经由'构造形美'活动来形成内心的图像。大脑同时也在情绪层面将这种体验'评估'为有利的或有害的，这是心理意象的一种本能反应。由此产生的'幻想'既是想象的产物，也具有明确的情感色彩；从来就没有所谓的完全中立或客观的概念，几乎所有的想法都是在这套完整的心理过程中形成的。"(p. 567)

当我们在心理治疗中，再现当前与未来的身份和良好状态时，我们很难找到另一个更好的总结，来描述思维方式、记忆、想象和情感是如何被体验为我们对过往意义的持续性重新整合和重构。从社会心理基因组学到活动依赖大脑可塑性的全部水平上，记忆的创造与再现这一持续过程，是人类思维中隐喻、神话和故事创作能力（它们是戏剧、文学、诗歌、身份创造和心理治疗的核心）的心理生物学基础（Gazzaniga，2000）。人类心理这种意念可塑性（心理生物学）能力是所有积极创造力（艺术、美和真理）和消极创造力（虚构、欺骗、谎言）的基础。或许这就是促使艾瑞克森如此深入地试验时间扭曲这一催眠现象的原因，在时间扭曲中，受试者被重新定向至未来和过去，以促进当前问题的解决和新身份的再创造（或重建），正如第 1 卷的阿道司·赫胥黎的案例和第 9 卷的《二月人》的很多案例描述的一样。从我们当前的神经科学角度来看，时间扭曲和通常催眠现象中的所有新奇、有趣和迷人的体验，总体来说通常都是唤起作用的创造性过程，通过内隐性加工启发唤起活动依赖性基因表达、大脑可塑性和心身疗愈。

每个人意识、创造力和幸福方面独特的社会心理基因组学资源的自我促进，是人类命运的原初剧本和动力，正如所有文化的艺术、英雄神话和人文学科所描述的那样

所有治疗实践和心理学流派的最终目标是提升个体在优化意识方面的技能，并促进他们在各个水平上（包括思维、行为到基因表达和大脑可塑性）的创造性资源。为什么我们要寻求艺术、美和真理的冒险体验？就艺术、美、真理、爱和宗教体验而言，它们是神圣的超自然（迷人的、神秘的、令人震惊的），它们实际上唤起了活动依赖性基因表达、大脑可塑性和心身康复。然而，消极的一面是，一些狂热活动（犯罪、剥削和战争）也可以打开通往活动依赖性基因表达的神圣大门，以及开启经由大脑可塑性产生的行为、个性、健康和疾病的危险转变。

这清楚地表明,我们目前在神经科学领域的社会心理基因组学方面的进展,如何通过教育、哲学和伦理道德的实践,来帮助引导和培养人性中最美好的一面。这些传统人文学科的社会神经科学,为如何更好地促进这些学科提供了新见解。我们现在明白,我们对自传、戏剧、历史、想象、文学、隐喻、电影、音乐、神话、诗歌的迷恋(所有过去和未来可能的媒体和公共媒介中,几乎所有对人类状况深刻感人的存在主义表达),实际上,是在寻找一些模式,以促进我们的个体意识、创造性发展和奉献他人的模式。艾瑞克森通过治疗性催眠、心理治疗和康复,来改善人类状况的许多创造性方法的例子贯穿于丛书的多卷中,可以帮助我们每个人在前进的道路上找到新的灵感。

展望未来:治疗性催眠与神经科学的融合

本章介绍的整合治疗性催眠与神经科学原则表明,需要将两者共享的概念和过程达成一致。然而,这种一致性在任何意义上都不可能是静止不变的。历史性催眠和治疗性催眠的多个概念,在不知不觉中融入了当前神经科学和社会心理基因组学与快速发展的洪流中,因此通常无法区分它们。然而,明确认识到它们在对人类意识的基因组基础研究中所共享的一般世界观,可以极大地丰富我们的理解,并促进在未来对艾瑞克森的自然主义和利用技术的心理治疗、治疗性催眠和康复的研究。

用这种治疗性催眠和神经科学的微小融合,对未来进行初步展望,这对没有经验的初学者来说,其概括和细节令人生畏。对新兴的科学(包括心身沟通、社会心理基因组学和治疗科学)的新理解是令人惊讶、出乎意料且意义深远的。一些研究人员认为,我们正在接近对笛卡尔心理-身体鸿沟的新理解,这对心身康复这一真正科学具有重要意义。然而,在这种看似复杂的一致性背后,关于心理如何疗愈大脑的,真正新颖的观点只有几个,比如:

最令人感兴趣和最重要的主观社会心理体验包括艺术、美、爱和真理,唤起了基因表达、大脑可塑性和心身康复。创伤、压力和精神病理学反应,其显见的复杂性,都可以被理解为当人类被自身与世界之间的紧张交互所压倒时,基因表达、蛋白质合成和误入歧途的大脑可塑性在外部可观察的行为表现。

表1-1-2 治疗性催眠与神经科学概念间的一致性

治疗性催眠、神经科学和社会心理基因组学之间概念的一致性,非常直观地将分子基因组水平上的心灵与大脑聚集在一起。在治疗性催眠一栏内容和神经科学一栏内容之间,存在着概括性和暗示性联系,但很少有确切的一一对应的关系。

治疗性催眠	神经科学
社会心理基因组状态概念	
特殊状态	共表达基因的一致性
麦斯麦术,催眠状态	反应状态依赖性基因表达
单一意念	强化基因表达和神经元激活
解离	状态依赖性记忆、学习和行为
催眠引导	
通过唤起、艺术、美、新颖、震惊和惊奇(出其不意)的集中注意力	即刻早期基因表达,增强的神经元活性
沉迷、专注、利用	新颖、富集
陶醉、教育	富集、大脑可塑性
思考及与之连同的感受	镜像神经元的神经同步
隐喻、故事、戏剧和悖论	内隐性加工启发,激活
创伤、震惊和压力	替代性基因剪接
睡觉、放松、舒适、疲劳、无聊、节奏	反应状态依赖性基因表达
群体、仪式、音乐、歌曲和舞蹈	经由镜像神经元的相互同步
带有随机变化的重复	创造性回放、大脑可塑性
触摸,麦斯麦的传递	活动依赖性基因表达
催眠现象	
融洽、同理心、可暗示性	镜像神经元、同理心(共情)、同步
失忆、自动性、解离	状态依赖性记忆与学习
回忆重现	神经元痕迹再激活
催眠后暗示	离线的神经元回放
角色扮演	创造性神经元回放,重构
危机、直觉、洞见	创造性瞬间,我发现了,我找到了!(尤里卡)
间接暗示、隐含式指示	内隐性加工启发
心身关系	
意念可塑性能力	大脑可塑性、突触再合成
意念动力活动	活动依赖的基因表达
意念运动活动、行动	活动依赖的基因表达
具体成像	心理生物学、心身疗愈
神经心理生理学	心理-神经-免疫学
治疗师-患者对话	皮质/皮质下结构对话

当前新兴的神经科学原理,有助于我们理解艾瑞克森的创新方法,如何利用有意义的生活体验,来唤起高度的聚焦的心理活动,以激活基因表达和大脑可塑性,从而使人们能够以自己的方式解决自己的问题。现在迫切需要大脑成像和 DNA 微阵列研究来评估许可式积极治疗性暗示的范围和局限,即内隐性加工启发,通过四阶段创造性过程,在促进自身命运的自由意志的显著体验中,在多个水平上(活动依赖性基因表达、蛋白质合成和大脑可塑性)有助于心身疗愈。

四阶段创造性过程,是完全自然式的,它将心理体验与活动依赖性基因表达和大脑可塑性整合在一起,在生命中的每时每刻不断地重构心-脑,对于如何管理这一时间生物学,我们大多数人知之甚少。谁有时间、精力、头脑和智慧,去追赶并紧跟创造先锋,就如自己的直觉以及睡眠和夜间梦境中不断进化的自我? 有多少人真正体会到,在心-脑-身体之间连续发生的自上而下和自下而上的"握手"和对话,是如何在分子基因组水平上产生创造性重构和治愈的,这些作为人类生活冒险和戏剧的本质,对人类而言意味着什么?

艾瑞克森的催眠融洽和治疗性暗示的自然主义取向的共情方法,贯穿于本丛书的多卷,从震惊和出其不意到讲故事和隐喻,这些都是自上而下的内隐性加工启发,吸引每个个体的参与并促进他们的努力,进而优化他们自身的心理基因交流、大脑可塑性,以及在各种状态下(清醒意识、睡眠、做梦)的治愈。我们将继续参考这种与神经科学和社会心理基因组学相一致的灵感,以指导我们在不远的未来,不断加深对艾瑞克森为实现治疗性催眠、心理治疗和康复的创造性方法的领会、理解和技能。

第二章

研究催眠本质的早期实验

米尔顿·艾瑞克森

引自 The American Journal of Clinical Hypnosis, October, 1964, 7, 152 - 162。

概　　述

　　1923—1924 年,在威斯康星大学由克拉克·赫尔(译者注:新行为主义代表人物之一,逻辑行为主义创始人,1935 年当选美国心理学会主席,1943 年发表《行为原理》,提出著名的假设——演绎系统、内驱力学习理论,1945 年获得实验心理学家协会沃伦奖章,是心理学史上最具争议的人物之一)指导的正式的催眠研讨会上,作者(艾瑞克森,当时还是一名本科生)报告了他自己在过去 6 个月的密集工作和学习中,获得许多不同的实验调查结果的发现,以供心理系研究生讨论。那时有许多争论、辩论和讨论,涉及:催眠的本质、它所形成的心理状态、催眠师和受试者各自的角色、引导过程的价值和意义、在发展催眠过程中受试者反应的本质、超越正常能力的可能性、退行的本质、对先前已习得反应模式(无论是过往的还是近期的)的唤起、所涉及个体催眠现象和保持催眠状态的过程,最重要的是,识别催眠状态发展过程中的主要人物,到底是操作者(催眠师)还是受试者。研讨会每周 1 次,每次 2 小时,但通常持续时间要更长,而且经常在晚上、周末和节假日举行非正式的临时会议,团体大多数小组成员都出席了。

　　由于很多意见和个人解释大相径庭,上述这些问题未能达成共识,这最终促使作者于 1923 年 10 月进行了一项特别研究。这项特别研究,在当时和许多其他研究一样被完整记录了下来,但一直没有发表。当时决定不发表的原因之一是,作者对赫尔的坚定信念持怀疑态度,即赫尔认为催眠者通过对受试者的所说所做,其作用比受试者的任何内在反应过程都重要得多。赫尔在耶鲁大学工作时延续了这一观点,其中一个例子是,他力图建立一种催眠导入的"标准化技术"。他用这个术语,其意思是,使用相同的话术、相同的时长、相同的语调等,最终试图通过播放"催眠导入的留声机录音",来引发类似的催眠状态,而不考虑不同受试者之间的个体差异,包括他们兴趣程度的不同、动机的不同和学习能力的差异。这样看来,尽管赫尔意识到受试者之间的这种差异可以通过速视仪(译者注:是一种能在极短时间,如 0.25 秒之内呈现刺激,以检查受试者对刺激各要素关注程度的装置。常运用在知觉、记忆和学习等方面研究中,用它将刺激呈现给受试者,以记录他们的反应)实验来证明,但他似乎还是漠视人本身的存在,而将他们与无生命的实验室设备相提并论。即便如此,赫尔还是证明了严格的实验室程序可以应用于某些催眠现象的研究。

最近发表的关于催眠实务的论文,促使作者对笔记的重新阅读和分析,这些笔记中包含大量未发表的、被完整记录的研究(这种做法要归功于赫尔,赫尔书架上的那些笔记本里面,全是他自己未发表的研究成果,作者经常在想它们最后去哪儿了)。重新阅读这些材料产生了本篇论文所依据的数据,允许对催眠的一些明显误解进行实验调查,这些误解在未经细致严肃的批判性思考的情况下被各种各样的初学者所接受。

实验计划

正如最初计划和执行的那样,这个早期实验是为了获得困扰研讨会小组成员的一些有趣问题的答案,它组织得如此严密,以至于未涉及催眠活动。相反,它基于对内省概念[由铁钦纳(译者注:实验心理学代表人物之一。师从威廉·冯特,继承并发展了冯特的实验心理学,于 1898 年正式创立构造心理学学派)、威廉·冯特(译者注:德国生理学家、心理学家、哲学家,被公认为是实验心理学之父,他于 1879 年在莱比锡大学创立世界上第一个专门研究心理学的实验室,这被认为是心理学成为一门独立学科的标志)、皮尔斯伯格(译者注:美国心理学家,1910 年当选为美国心理学会会长,研究领域涉及短暂呈现条件下对模糊的或残缺的单词的统觉问题,以及皮肤觉与动觉的测量,先于华生提出将行为作为心理学研究的对象)和其他人所提出]的思考,在实验组织形式上对内省概念进行直接探究,作为识别催眠及其某些现象的初始方法。拟议的实验项目中,一个核心考虑是几位讨论者在研讨会上提出的一句《圣经》格言:"他心里怎样思量,他就是怎样"(人之所想,人之所是)。当时担任心理学系主任的约瑟夫·贾斯特罗教授为作者的实验计划提供了帮助和建议。贾斯特罗本人对催眠兴趣不足,只是他对作者这位学生很感兴趣。没有征求赫尔的意见,在实验完成之前,他都不知道这个事情。

挑选受试者

受试者的挑选相对容易,因为任何一所大学都有大量的志愿者。挑选时采用了两个选择因素,选修心理学的所有学生都被排除在外。所有认识和熟悉作者的学生都被排除在外,理由是他们可能知道作者对催眠感兴趣。招募了男性和女性本科生,其中大多数碰巧都是大二学生,其中农业、家庭经济学、工程专业、商业和文科学生占多数,性别分布大致均匀,年龄相近。

实验者预先准备好的打印材料,分别对这些学生,就关于"内省"这个概念,每一个人单独给出了一个看似合理、有点有趣但绝对肤浅的解释。他们每个人都收到了一份措辞相对谨慎的邀请,邀请他们参与一项实验。这份邀请表明实验人员提议的研究包括"从任何一个指定的任务开始到结束,了解个体思考时的思维过程"。作为一个说明性的例子是,指出大家知道字母表并能流利地背诵它,然而,这些人中的大多数不能正确地从 Z 到 A 反向背诵,除非通过一个缓慢的"来回思考过程"。对于那些很快就证明自己能轻松倒背字母表的人,举出第二个例子,即倒背"玛丽有只小羔羊"这整首童谣时,他们会觉得遇到极大的困难。

之后,实验者向他们解释说,他们要做的是一项较简单的任务,并真诚地请求他们不要阅读铁钦纳的任何"思维过程的研究"(译者注:这本书是铁钦纳的著作《关于思维过程的工作》)(铁钦纳的名字被实验者反复提及,目的是:发现他们之前是否对他的工作有过任何认识,强调"思维的过程"并转移和分散他们对"内省"一词的注意力)。

他们分别被告知,这项任务可能需要持续 1.5~2 小时,并指给他们看一只无声运行的时钟,位于他们实验室前方墙壁的架子上。然后向他们解释,实验人员会安静地坐在距离他们身后 12 英尺(约 3.6 米,1 英尺≈30.48 厘米)的屏幕后面,不会被受试者看见。如果受试者有需要,可以与他交谈或询问,但任务一开始最好在完全保持安静的情况下完成,以免分心或干扰。

受试者不知道或没有观察到的是,在一堆杂乱无章的实验室仪器中,一面镜子随意地摆放在一堆零乱的实验室物品中,因此作者可通过屏幕上一个模糊的窥视孔(被屏幕图案的设计所隐藏),可以看到受试者的面部表情的全貌。

从一份打印稿中,每个受试者分别得到了以下指示:

"你可以让自己舒服地坐在椅子上,就这样看着前方。你的眼睛可以睁开,想象在你椅子的右手边,有张小桌子(如果受试者为左利手,则指令为左手边)。你的胳膊舒服地放在大腿上。在那张想象的小桌子上,你想象着有一个大果盘,里面装满了苹果、梨、香蕉、李子、橘子或任何其他你喜欢的水果,但不要转头看那个方向,所有这些想象中的水果,你可以想象成,它们都在你手很容易够到的地方。"

"接下来,你要想象一张正常高度的桌子,正位于你前方的空地板上,它的距离刚好足够远,你需要稍微前倾一点点身体,才能把东西放在那个桌子上面。"

"现在你要完成的任务就是坐在椅子上,眼睛直视前方,在大脑里以正确的思考顺序一步一步地完成这些过程,要求只在大脑层面完成以下这些任务:从腿上将手提起来、越过椅子的扶手、感受肘部和肩部的运动、手臂的横向伸展、手的轻微下降、触摸水果、去感受水果、任意挑选一个水果、手指在水果上握拢、拿起水果、感受它的重量、移动拿着水果的手、再次越过椅子的扶手,然后将水果放在你面前想象的那张小桌子上。这就是你要做的全部,即只要想象整个过程。如果你眼睛累了,或者你认为把眼睛闭上能让你的想象思维过程更清晰,那就闭上眼睛。你可以预料到在按照正确的顺序进行每一步时会出错,此时你必须停下来,从头开始,就如同试图在倒背字母表(或童谣)时,很有可能会犯错,出错不要紧,你必须重新开始。慢慢来,你会花一些时间,仔细地、安静地,认真地记录你的每一个思考过程。如果你需要,我可以重新阅读这些指导语。你也可能意识到自己有这样的想法,即一开始挑选了一个苹果,然后改变主意,决定拿一个橘子(所有受试者在实验前都要求读两遍,有些人要求读三遍)。"

"现在,既然指示都已经清楚了,让我们看着那边墙上的公告栏,当时钟的分针落在表盘上的某个数字时,我们就各就各位,实验就开始。"

实验结果

从 63 名受试者那里，获得了三种常见的结果。为了便于讨论，可将其分为三大类：无反应、惊吓反应及全程充分参与。

第一类，包含 18 名受试者，他们变得焦躁不安，要求进一步重复获悉指示，并最终宣布他们对整个项目完全不感兴趣，声称他们做不到，他们认为项目似乎没有任何意义，或者他们不再有兴趣参与。在这个群体中工程专业和农业专业的学生占多数。作者的初步结论是，相比于抽象的想象，这些学生更喜欢具象的现实。

第二类更有趣，包括 13 名受试学生。他们甚至因害怕而呈现出一种恐慌的状态，因而中断实验，要求再保证，并最终拒绝继续下去（遗憾的是，当时没有对他们进行个性研究，作者当时也没有足够的临床经验从人格方面去评估他们）。

他们对各自的反应的描述各有不同，但通常都涉及惯用手不受控制和自发的向上运动，腿部的奇怪的麻木感，一种身体僵硬的感觉，以及他们觉得无法控制的视线模糊或眼睛无力地闭合。对所有发生的这一切，他们都感到害怕，这让他们恐慌，这种恐慌要求结束实验恢复行动自由，这就导致了希望准予他们离开的强烈要求。在准许他们离开的同时，实验人员对他们清晰展现了"高度精神集中的某些外在现象"表示感谢。事实证明，这项举措策略非常安慰人心，以至于有 3 名受试者自愿再做几次这个实验。受试者的这些提议并没有被接受，实验人员向他们保证，已经对他们的贡献感到满意。

第三类，有 32 名受试者，他们不同程度地表现出一些非常相似的反应形式。这些反应形式可包括：①眨眼反射缓慢消失；②呼吸节奏的改变；③吞咽反射的消失；④优势手上意念动觉的发展；⑤手和胳膊向上并越过椅子扶手的动作极其缓慢；⑥眼睛慢慢闭上，通常出现在手和胳膊意念动作反应之前或期间的某个时间点；⑦手指探索性的动作，仿佛在想象的水果盘的位置选择一个物体；⑧一个抬起的动作，似乎在拿起一个东西，并缓慢向前倾身，把东西放到想象的桌子上；⑨然后，向后靠在椅子上，继续安静地休息。

当刚开始遇到的第三名受试者身上发生的一系列事件时，实验人员不知该如何处理。之前两名受试者拒绝了这项任务。对受试者安静休息的面部进行深入观察后发现已经诱发了深度催眠。然而，实验中丝毫未提及催眠。作者当时对实验中的受试者行为既天真又缺乏经验，在一个僵化、局限的实验环境中，作者并没有立即掌握这种情况的重要性。整个实验是在两种不同的限定情境中进行研究的，一种是催眠情境，作者认为实验操作者(即催眠师)很可能占据主导地位,是起作用的活跃角色;另一种,很可能是不同的行为形式,其特征是实验操作者的非参与性,受试者是活跃人物。

受试者只是被动地等待,而实验人员认为已具备了真正的催眠融洽关系的基础,因为最初共同参与的活动,它们涉及发出和接收指令、看向公告栏时等待时钟的分针指向某个数字,以及在各自位置上分离但又是共同的各就各位。依据这一试探性假设,当受试者仍然待在屏幕后面,实验人员说道:"我认为你集中精力的时间已经够长了,现在你可以离开了,我必须留下来把这些实验报告整理成文。"

慢慢地,受试者以催眠-唤醒行为反应模式的特有的方式醒来,一边看着时钟,一边评论说时间似乎过得非常快,然后就离开了。

前两名失败的受试者是工程专业学生,第三名受试者是英语专业。于是再次推断,工程专业学生对具体的现实更感兴趣,而文学专业学生对抽象思维更感兴趣。尽管很早就在第三名受试者身上出现了重要的实验事件,随后,实验人员对类似可能性事件心中有了预期,然而 31 名受试者(译者注:第一类 18 名,第二类 13 名,累计 31 名)以随机的顺序失败了,其中 3 名失败者出现在最后 5 人中,最后一名受试者以类似最早两名受试者的方式失败。

呈现出类催眠行为反应的 32 名受试者,表现出不同程度的、可被视为催眠的状态,一些受试者大声自发地评论自己行为反应。其中一名受试者做出了精确地观察:"我不仅用我的双手说话,我还用它们一起思考"。另一位音乐专业学生说:"每当一段古老的旋律闪过我的脑海,我的脚就忍不住随着音乐的旋律打拍子,而现在随着思绪掠过我的大脑,我就会移动我的胳膊。"两人似乎都是在自言自语中评论着刚刚发生在他们身上的现象。

更值得注意的是其他一些受试者的行为反应。其中一名受试者,从他的手指的动作可以判断出,他挑选了一个苹果或一个橘子,然后"把它放在桌子上",之后,他又再次谨慎地"把手伸向"那个"果盘",很明显选了两根假想中的香蕉,做了双手剥皮的动作,然后把"剥下的香蕉皮"扔进椅子另一边的一个幻想的垃圾桶里。另一名受试者很显然在"桌上"放了"一根香蕉"后,询问作者是否可以再拿一个橘子吃。得到允许后。她探过身子,眼睛睁开的状态下,从视觉上似乎是在挑选一个橘子，有模有样地拿起橘子，剥皮，把皮放在椅子扶手上，并开始吃橘子；然后，她似乎不知该如何处理橘子皮；最后，她身体前倾，将它们放在想象中的桌子上，稍微靠近她之前放香蕉的地方。当她完成这一幻觉活动后，她打开自己的手提包，用手帕擦嘴和手。

另一名受试者询问他是否可以带一个苹果回家，并特指了"那个又红又大的苹果"，他解释说，他想把它带回自己的房间，一边学习一边吃。他得到了允许，他也有模有样地，把苹果拿起来并把它放进了自己的夹克口袋。

唤醒这些明显被催眠的受试者的程序与唤醒第三名受试者的相同。既定程序中的这种计划之外的变化，必然是实验人员与第三名受试者之间即兴创造的，其引入不会被视为是程序上的不当变化，因为前两名受试者不予合作并让他们离开了。

我们对表现出"惊吓反应"的每位组员都使用了相同的安慰语，从而使实验程序的强制改变成为实验中的一个恒定因素。

程序的变化涉及 6 名受试者，他们显然没有在接受（唤醒）指示后立即从催眠状态中醒来。遇到这种情况时，实验人员会带着这些受试者走出实验室，从最近的侧门走出大楼，并说道"好吧，在我写报告之前，我要呼吸一下新鲜空气"。事实证明，这是一个足以完全唤醒受试者的程序。

有些受试者对自己所做的事情表现出部分遗忘或没有遗忘，实验者惊人地发现他们在醒来后继续产生幻觉，将果盘和果盘里的东西，以及大桌子、小桌子视为真实的物体，有些甚至好奇地评论道，他们第一次进房间时并没有看到那些物体的存在。这些评论总是被实验者的权宜之计所回避，并借口工作压力太大需要立即写下实验经历报告。

但有 12 名受试者，从坐在椅子上看着时钟的那一刻起直到实验结束，他们表现出了完全彻底的遗忘。有几个人醒来后，被已流逝的时长吓了一跳，他们再次看了看时钟。时间的流逝显然让他们感到惊讶，这让一些人很困惑，他们都说"可我刚准备好要开始"。其他人则一脸茫然，有人看了看时钟，询问发生了什么事。这组人当中没有人继续产生幻觉，无论是大桌子、小桌子或一盘水果，但有一名受试者说自己感觉像是吃过了一根香蕉。

在任何情况下，实验者都没有给受试者解释或者要求受试者给出解释，实验者仅仅赞扬了受试者"真的非常的专注"。

实验研究的延续

大约 3 个月后,实验者再次接触 31 名未完成实验的受试者(即 18 名不愿意或无法开始实验的受试者和 13 名被吓跑的受试者),并分别向他们提出新请求。

这项请求是请他们参与一项新实验,即被催眠的实验。除一人外其他人都同意了,这个未同意的人属于完全没参与的第一类,剩余的几个人勉强同意(其中包含一些受到惊吓的人)。

在一个与之前不同但相似的房间里,与每位受试者单独会面,告诉他们说,他们将舒服地坐在椅子上,双手放在大腿上,面前有张写字桌,桌上放着一叠纸和一支铅笔。他们被要求一直看着铅笔,直到他们的手将铅笔拿起来,并自发地开始写字。他们会将注意力主要放在观看铅笔开始写字,次要集中力则是举起的手,除此以外,什么也不做。

实验人员再次退到事先准备的屏幕后,通过上面的窥视孔来观察受试者的全貌,这些全貌由几面隔开的镜子从不同的角度来提供。这些镜子被隐藏在一堆实验室各种仪器设备中。

30 名受试者中,有 10 名放弃了,他们都是农业和工程专业的学生,没有一位来自惊吓反应群体。其余 20 人都进入了不同深度的催眠状态。最初在第一次实验中表现出不合作的 18 人当中,有 7 人留了下来。其中,3 人发展出梦游式催眠状态,3 人发展出中度催眠状态,1 人发展出轻度催眠状态。当时,将受试者归类为梦游式催眠状态的评判标准仅仅是睁着眼睛、自动书写和随后的完全遗忘。中度催眠状态的评判标准是部分或选择性遗忘,但并非完全遗忘。因此,可能会对阅读和书写过的内容有所记忆,要么认为拿起笔写字的是手,而不是受试者自己。轻度催眠状态的评判标准则是,当充分的意念动觉活动发生,对事件有完整的回忆和明确表达性描述,如"我能感觉到,并看到它发生在我身上,但我无法控制它,似乎不是我在做这些动作"。

之前受惊吓的 13 人全部发展出了催眠状态,其中 4 人是进入了梦游式催眠状态,7 人为中度催眠状态,2 人为浅度催眠状态。重要的是,7 名中度和 2 名浅度催眠状态的受试者自发主动地提供了信息,他们提到进入催眠状态"完全类似于内省和专注"。他们详细描述了最初感到恐惧的感觉,并再次体验到了这些感觉。但他们被告知他们要被催眠,他们有了心理准备,他们想体验催眠的想法显然使他们放心并有效地消除了他们的恐惧。这个的作用是让他们接受这种体验，而不是影响它。

对所有先前成功体验催眠的受试者再次重复了最初的"内省"实验，结果，除 7 名受试者外，其余都发展出了梦游式催眠状态，这 7 名受试者则发展出了中度催眠状态。先前表现出浅催眠状态的受试者发展出了中度或梦游式催眠状态。然后，对在"内省"实验中取得成功的受试者身上，重复了纸笔实验，这次是作为催眠实验。所有受试者都在极短的时间内进入了催眠状态，几乎所有人都进入了梦游式催眠状态。

赫尔的研究生和作者在第二学期延续的研讨会中都用了所有这些受试者，特别是在赫尔的书和其他报道过的各种研究，复制作者第一学期的实验报告，以及为了示范而引发出的其他催眠现象的结论。

附加实验

当上述实验接近完成时，在一次研讨会上发生了一件特别的事情。一些研究生一直在追求这样一种假设，即"暗示"不过是反应性行为的出发点，对于有些复杂的催眠现象而言，它们既不是用词语的外显意义促进的，也不是用其隐含意义促进的。催眠暗示和指令作为这种复杂催眠现象的出发点，它们的方式和风格，似乎成了无法解释的问题。从不尽人意和各异的观点以及或多或少相关的讨论中，作者抓住了 O 小姐对自己愤怒模式的叙述，立即进行了一次直接现场实验，作者对作为团体成员的 O 小姐很了解，但作为个体，他不是很了解，尽管他知道许多她的家族史。

O 小姐长期以来愤怒模式的特点是脾气暴躁。每当被父母激怒或沮丧受挫时，作为独生子女的她就会突然转身，冲到楼上自己的卧室，砰的一声关上门，扑倒在床上，愤怒地抽泣起来。她同意接受以下"暗示"："沿着研讨室另一边楼梯往下走，通过楼梯底部的侧门走出大楼，短暂地看一眼校园，再返回大楼里，扫视一下大楼，然后加速上楼，冲进研讨室，砰的一声关上身后的门，猛地跳进会议桌旁自己的椅子里。"

她带有很明显且尴尬的表情同意了要求。几分钟后，在大家都期待着的时候，听到 O 小姐跑上楼梯的声音。她冲进房间，脸涨得通红，砰的一声关上身后的门,扑倒在椅子上,脸枕着放在桌上的胳膊上,突然爆发出无法抑制的哭泣,这让包括实验人员在内的所有人都感到困惑和惊讶。

哭泣了几分钟后,O小姐直起身子,愤怒地痛斥实验人员"令人无法忍受的暗示",然后将她的愤怒转向整个小组成员,指责他们的"可耻行为"。突然瞬间她的怒气消失了,她又困惑又吃惊地问:"我怎么会那么生气?"

随之而来的是许多激动人心的讨论和质疑,直到有人问O小姐,她的愤怒是在什么时候发展起来的。对此,她能回答的就是她不知道,之后,她饶有兴趣地同意可以重复这项实验,并补充要求她"准确地注意到当你产生愤怒时,你在什么地方"。

当她离开房间时,她饶有兴趣且平静地说,在她看来,她好像在上楼的路上生气了,但她不确定。

接着,她重复了之前的行为,除了一个例外,当她再次斥责实验人员和研讨会小组时,她突然意识到自己的真实处境,突然停下来,泪水中透着笑意,说:"为什么,我又做了同样的事。"她接着解释说:"我想我刚才已经上了一半楼梯了,突然间我非常生气,无法思考直到现在。但是请不要和我说话,因为我还在生气,控制不了。"她的面部表情和语气证实了她的说法。

然而,很快,她就明显地恢复了平静。兴致勃勃、毫不尴尬地加入了对自己行为的讨论中。

在随后的讨论中,实验人员再次问她是否愿意重复试验,她犹豫了片刻,还是答应了。在她走向研讨室的门口时,她评论说,没有必要经历整个过程,她可以在心里一步一步地回顾整个任务。说完这句话,她就打开门离开房间,但立刻砰的一声关上门,猛地转过身来,冲着实验人员尖叫:"你——你——你!"然后她突然大哭了起来,瘫倒在椅子上,抽泣着。不一会,她又重新镇定下来,请大家原谅她不再进一步参与这种实验。

几次研讨会后,当实验人员完成了上述研究时,O小姐再次被问及她之前的演示。她表现出有点尴尬,勉强地表示愿意讨论这些问题。

作者马上解释说:"我不想让你下楼,也不想让你生气。你需要做的就是坐在那里,把头搁在桌面上你的胳膊上,静静地、非常安静地、非常舒适地,重温你所做的每一步：你走下楼梯、打开侧门、环顾校园、回到大楼里、上楼梯之前在走廊里环顾一下。当你想了这么多以后，坐直，看着我。"

对此，O 小姐欣然应允，很快就直起身子看着坐在会议桌对面的作者。当她这样做时，每个人都清楚地看到她处于一种深度梦游式催眠状态，并且发现她只与实验人员保持着融洽关系，她与现实的环境完全脱离。她对小组成员没有任何反应，对实验人员是被动的反应，并且可以显示出类僵、意念感觉现象、解离、明显的退行和感觉缺失。当要求她发展手臂悬浮时，很明显，她失败了。实验者根据先前与其他受试者工作的经验，暗示她用另一只手进行手臂悬浮，很显然，她又失败了。

然后，实验者仔细地说："我想和你重新开始手臂悬浮，从头开始。当你准备好了后，就点头让我知道。"很快，她点了点头，于是实验者慢慢地、有条不紊地暗示她右手悬浮，直到高于她的头部的位置。当作者提出暗示时，大家都看着她的手。没有向上的移动。实验者观察她头部与颈部的肌肉张力，最后说："很好，现在，慢慢地、轻轻地、小心翼翼地将你的左手放在右手手背上。"她慢慢地将左手举过头顶，缓缓地越过中线，然后稍微放低，让它停了下来，小组其他人都惊奇得目瞪口呆地注视着她。当她的左手停止运动时，询问她的左手是不是在右手上面。她缓缓地、肯定地点头。这只是实验者第三次遇到幻觉手臂悬浮，第一次的情况让他非常困惑。此后，在作者和其他的受试者中偶尔会遇到类似的其他形式的幻觉催眠行为反应。遗憾的是，由于缺乏重要性观察或经验不足，有时会导致出现"受试者没有反应"这一论断，却没有意识到他们其实是以比预期更复杂的形式做出反应，并且所要求的催眠行为是在幻觉水平上被主观体验到。

在这个例子中，在与 O 小姐演示催眠现象时，由于某种原因，将手臂悬浮放在最后。O 小姐在之前处理她愤怒反应的实验中，曾要求 O 小姐跑上楼梯。因此，实验者之前用过的词"上"或者意思相似含义的词，实验者对于它们的再次使用都非常谨慎，因为它们可能与先前使用过的词语有联想。原本以为只有愤怒发展的可能性，但由于手臂悬浮失败，实验者目测看见了她的颈部肌肉，看她的肌张力是否有紧张的痕迹，这点是实验者之前两名出现幻觉手臂悬浮的受试者那里也曾经发现过的。

作者让小组成员安静下来，请 〇 小姐把双手舒适地放在大腿上，并问她是否愿意回答几个一般性问题，关于她对实验人员表现出愤怒的时间。她肯定地点了点头。

然后问她："你现在和刚才一样吗？或者我应该说，你现在的心理状态和你当时的心理状态是一样或完全相同的"。她脸上露出沉思的表情，然后慢慢地点头表示肯定。再问她："我现在可以请你感受一下当时的那些感觉吗"。她的口头回答是"请不要""为什么不呢""我不想生气"。继续问她是否还想做些什么。过了一会儿，她回答说"不"。

因此，再次要求她把胳膊放在会议桌上，将头靠在上面，然后"直起身子，就像我第一次要求你做的那样"。她这样做了，变得完全清醒，并且似乎对整个催眠体验产生了完全遗忘。

其中一个小组成员问她是否可以被催眠，她回答说她从未被催眠过，但她想她能被催眠，并表示愿意立即充当一个受试者。

作者要求她将双手手掌朝下，放在大腿上，并观察她的右手。作者给出与之前基本类似的手臂悬浮暗示，但由于这次给出了让她看着右手的指令（她右手实际上仍然在大腿上保持不动），很明显，她的视线随着缓慢持续上升的幻觉右手在移动，直到她的目光表明手已举过头顶。小组中有几个成员试图询问她，但事实证明她仅与实验人员保持着融洽关系。

他问她之前是否有过催眠的经历，本意只是询问当天。她回答得很简单"是的""几次"，她回复"四次"，而不是预期的"一次""什么时候""今天，那天""那天是哪一天""当我生气的那天"。

将她唤醒，再次询问她是否被催眠过，她回复依然如旧（否定答复并再次表达愿意成为催眠志愿者），这表明她显然完全遗忘了。

一名小组成员没有接受她的提议（译者注：愿意做受试者角色的提议），而是问她，是否认为自己可以做手臂悬浮？她回答道："我不知道，但我想试试。"她立刻坐好，没有任何进一步的话语或暗示，她重复了之前的幻觉意念动觉行为反应并发展出了催眠状态。提出这个问题的小组成员被证明是唯一与她有融洽关系的人。

要求她从催眠状态中醒来。她再次表现出遗忘。在接下来的几个小时里，研讨会讨论了她的行为反应，并加入了作者针对她个人实验的讨论。

整个事件令人不安，很显然也令赫尔博士不快，因为他觉得暗示和可暗示性的重要性，以及操作者（译者注：实验者或者是催眠师）在催眠引导中的作用被忽视了和被撇开了。结果，这种研究催眠的方法在威斯康星大学的研讨会上就被放弃了。

后续思考

从那时起,特别是作者获得了博士学位,并最终获准在马萨诸塞州伍斯特市伍斯特州立医院重新开始实验研究工作之后,这些知识在开发作者的各种间接许可式催眠引导技术方面得到了很大的运用。此外,为了对比各自的价值,作者对直接和权威式技术、传统式、仪式化、重复语言引导技术做了大量的实验。

总体来说,基于对数千名受试者工作的经验,作者得出的结论是:技术越简单、越自由、越不引人注目,它就越有效,无论是实验性或是治疗性,都能取得显著结果。此外,他的经验还包括:催眠师做得越少,他越是充满信心和期待着受试者去做,那么催眠状态和催眠现象将更简单也更有效地依据受试者自身的能力所诱发出来。而不会被试图取悦催眠师的努力所影响。然而,必须牢记的是,受试者因个性差异,催眠技术必须适应个体需求和特定情况需要。因此,催眠的应用者应该充分认识到所有类型的催眠技术,并充分意识和接纳受试者的个性。他们应该时刻牢记,催眠师的角色只不过是提供智慧引导的来源,而催眠受试者进行催眠现象的演示工作,只要受试者自身的能力天赋允许他/她以各种不同的方式进行反应。因此,不能给予色盲患者视觉感受器来接受颜色刺激,但色觉正常的人可以阻断特定类型视觉感受器的使用,就如同日常生活中常见的体验一样。有时候,在书架上找不到一本标题清晰可见的书,因为它是蓝色封面,但寻找时却错误地认定它是红色封面,于是就按照红色进行搜索,利用了不同的参考框架,于是找书的努力就失败了。

还应该牢记,当受试者在继续展示催眠现象的工作时,只要受试者的能力允许,受试者可以以各种方式来行事,这时催眠师的角色只不过是随时向受试者提供某种智慧的引导罢了。

遗憾的是,许多实验都是严格依据实验者(催眠师)墨守成规的理解和能力所进行的。也许最好通过典型实验来说明,这些实验天真地证明"催眠中的反社会行为",例如,在严格的实验室条件下,说服受试者打开一支新口红或盗用一美元钞票,其实这样的实验忽视了后来被证明的事实,即实验室和实验情境本身(实验环境),不使用任何催眠,都可能会引发违背受试者意愿、背景、训练、更好地判断道德意识相反的行为(Milgram,1963)。此外,这种对受试者主观认知的忽略,而不是实验者盲目自信他正在控制着的实验条件,可能会导致"所谓的实验"中,很难区分某些反应到底是清醒的反应还是催眠的反应,这种模棱两可很有可能是因为实验者自以为是引发的两种不同的意识状态,其实只是受试者发展出的某种角色的认同,而并非实验者真的激发出两种不同的意识状态,只不过两种状态下的行为非常相似而已。

这项实验研究早已完成,远早于所谓的催眠的模拟研究,在这种研究中,实验者要求受试者"假装"出某些催眠行为。作者撰写了大量如此的报告,他们似乎并没有意识到最好的假装表现其实就是真正的催眠表现(译者注:假装表现出的催眠,装着,装着,就变真的了)。

此外,在这些所谓的对照实验研究中,这些假装催眠状态的受试者通常有催眠经验、亲眼目睹过催眠,当然也会有一些关于催眠的先入之见。因此,针对这类受试者进行假装催眠状态的实验,不免对这些实验者的科学素养和诚实正直产生怀疑。

上述实验不是为了确定是否可以假装催眠状态,并取得类似行为反应。相反,该实验旨在确定催眠师和受试者的角色重要性。然而,无意中发现,如果故作天真地(作者承认他在科学生涯的那个时期缺乏经验)请求一名非催眠受试者在清醒状态下,进行可以引导催眠状态性恍惚的相同行为反应,虽然没有提到催眠,但催眠状态可以明白无误地产生。没有必要要求假装,因为任务本身便可以引发催眠。因此,只能对那些试图证明所要求的"假装催眠行为反应"与实际催眠行为不同的人,对他们的科学敏锐度感到诧异。

此外,这个初期实验的结果表明,作者和诸多同事多年的经验中已经得到了证实。无论催眠师或实验人员的理解和意图如何,他们在决定催眠结果方面都不重要。正是受试者的理解和行为,而不是操作者的意愿,决定呈现出什么样的催眠现象。除非他们传达给受试者被理解和接受,否则根据实验者的计划、愿望、意图和理解进行评估的催眠实验是无效的。评估应该纯粹依据受试者的表现,应该是受试者的行为反应,而不是实验者的言语,是评估实验工作的决定因素。许多临床医生都有过这样的经验,对于某些要求医生实施催眠的患者,医生会权衡催眠是否适合这些患者,结果发现事情完全超出了他们的控制范围,因为患者会进入一种自发的催眠状态。不仅如此,临床医生可能会谨慎地暗示放松,患者却用类僵和感觉缺失来回应。或者,临床医生可能暗示感觉缺失,却发现患者表现出解离甚至退行。催眠师充其量只能提供一些智慧的引导,然后明智地接受受试者的行为反应。

第三章

催眠的进一步实验研究：催眠现实与非催眠现实

米尔顿·艾瑞克森

引自 The American Journal of Clinical Hypnosis. October 1967,10,87 – 135。

初步观察

克拉克·赫尔对作者(艾瑞克森)关于催眠现象本质的第一次实验研究(Erickson, 1964b)持否定态度,这激发了作者进一步调查研究,旨在发现条件反射、感觉缺失、感官觉改变、意念动觉活动和退行等其他领域中,使用催眠可以完成哪些任务。所有这一切形成了一个关于有趣问题的背景,让人们了解:什么是催眠及催眠状态究竟包含什么现象。

作者越来越意识到清醒状态下的现实和催眠状态下的现实有很大的区别,下述令人吃惊的事件,让这种区分对于作者而言意义非常重大。O 小姐自愿与作者继续合作,进行实验工作,在她的帮助下作者研究了各种催眠现象。然后,有天下午,作者试图尝试,在措辞的改变似乎没什么意义的情况下,改变暗示的措辞可能会发生什么。

在实验中作者培训 O 小姐的视幻觉能力,也就是说通过睁开眼睛,先是什么也看不见,然后发现视觉变模糊和朦胧,其中线条和阴影会慢慢出现,然后逐渐变得清晰和明确,直到产生一种完整的、栩栩如生的视幻觉。除此之外,还可以添加一个微小的声音暗示,经过适当的分级暗示,会逐渐变得清晰,直到产生复杂的幻听(当时作者的经历并没有告诉 O 小姐,幻觉可以更快速、更容易地引发)。作者对最有效暗示的性质和措辞非常感兴趣,并且错误地认为所有催眠现象都依赖于梦游式催眠状态的引发(毫无疑问,这是一个幸运的错误,因为它导致作者花费 4~20 小时来训练受试者,以确保实验研究所需受试者可以处在深度梦游式催眠状态,特别是那些可能涉及身体功能的广泛神经和生理变化的研究,而不是催眠试验的文献中常见报道 2～10 分钟的时间,这些时长在这些报告中,如果研究是在清醒状态下工作的话,那么会需要更长的时间。令人遗憾的是,即使在那些努力从事科学工作的人当中,认为催眠很神奇,而且只需很短时间的认知也仍然很普遍。

O 小姐一直在梦游式催眠状态下进行了大量的工作,以至于有人发现,她可以对"那边有只漂亮的棕色狗"这样简单的暗示产生正性幻觉反应。与其他类似的暗示相比,她已经学会了很容易地产生负性和正性的视幻觉和听幻觉。在这个特殊的场合,作者打算详细阐述一种复杂的幻觉反应,然后慢慢地强调说:"有一只漂亮的小狗在那儿",然后停顿下来,没有进一步暗示。

让作者出乎意料的是,在这停顿期间,O 小姐用孩子气的语气回答道:"嗯,它是我的。"然后,就像是在对那只幻觉狗说话一样,她又用一种完全孩子气的语气说:"来找阿尔维斯,狗狗,来这儿,快来这儿"。在接下来的 2 小时里,作者困惑而谨慎地探究了这一现象,并试图将其与上述暗示和之前类似的暗示联系起来,得出的发现和结论如下:

(1) 由于"狗狗"这个孩子气含义的词而不是"狗"这个词,O 小姐自发地退行到了童年状态。

(2) 以这种方式引发视幻觉的暗示,可能在某一个瞬间,O 小姐的脑海里出现了一种可能的偶然联想,这导致了她自发的退行到了童年的状态。

(3) 作者很快发现,催眠师自己已经变成了她的一个成年表兄,实验室变成了她家的前院。

(4) 没有必要用进一步的暗示来"创造"她的其他环境,因为她以孩子的口吻畅所欲言,并指出在"草坪"和"街对面"的各种实物自然呈现。

(5) 她使用的词汇是与她"7 岁"年龄相符,她表现出了典型的孩子气,无法理解超出她词汇量的单词。她的行为举止甚至动作都让人联想到一个小孩子,她看到的似乎不是她现在的穿着,而是她 7 岁时的样子(很容易就获得了大量催眠结果数据,因为事实证明她是一个非常善于交际、非常健谈的"小女孩")。

(6) 作者极力避免提供暗示,但事实证明这毫无必要,因为 O 小姐显然是在逐项重温她 8 岁这天发生的每一件事情。

(7) 最后,作者意识到他面临着一个技术问题——那就是重新建立最初的催眠状态——一个最可怕的问题(当时对作者来说)。

(8) 当 O 小姐坐在实验室的地板上"用花瓣玩过家家游戏"时,作者对这个催眠现象有了许多的绞尽脑汁的思考。最后，有一个大胆的想法突然产生。那就是重现 O 小姐第一次看到这只幻觉狗时的情境（随后的调查发现，她那极度溺爱孩子的母亲，有意鼓励她在长大后很长时间内继续使用"婴儿语"。这种婴儿语似乎最不符合实验室情况下退行的 7 岁，这让作者极为苦恼）。

（9）在实验室内，随着时间的流逝，那只"狗狗"已经走远了。O 小姐跳了起来，呼唤着狗，大发脾气，像小孩子似的抽泣着，跺着脚，紧握拳头。在恐惧的绝望之中，作者温和地暗示道"也许狗狗马上就要过来了"。她绽放出幸福的笑容，蹲在地板上，似乎在拥抱着那只狗。这一刻似乎是给出暗示的好时机，"现在，牢记在你第一次看到狗狗的几分钟前一切都是怎么样的"。

（10）O 小姐眨了眨眼睛，显然还处于梦游式催眠状态，但没有退行。相反，她与实验室环境有良好的视觉接触。当发现自己坐在实验室的地板上时，她立刻露出困惑的面部表情，接着用愤怒的、要求解释的目光投向了作者，要求把这情况说清楚，好像是作者造成的。

（11）作者询问她是否需要一个完整的解释，她毫无疑问地明确表示"是"。以往恢复记忆的经验，使作者能够在她仍处于催眠状态和依旧坐在地板上时产生完整的回忆。

（12）O 小姐显然对整个事件过程感到高兴和满意，她多次回顾并确认它们是对过去现实的再现。

（13）她仍坐在地板上，她要求将自己从催眠中唤醒，"只要告诉我醒来就行了。"作者匆忙且不假思索地同意了她的请求。

（14）作者马上意识到他又有麻烦了。O 小姐立刻醒了过来，发现自己坐在地板上，愤怒地瞪着作者，要求他对这个情况做出解释。然而，她的愤怒是如此之大，以至于她在起身之前，对作者进行了一次彻底的口头谴责，然后再次强调要求解释。这让作者痛苦地意识到，催眠状态下的完整记忆并不一定会持续到清醒状态。

（15）尽管她愤怒的提出要求，但还是有可能把那天下午发生的事情按照正确地顺序一点一点地联系起来，作者反复地设法给出暗示："你还记得，接下来……""记得这导致了……"和"现在也许你能记得下一件事情……"

（16）最后，O 小姐友好地把手放在作者的手腕上，说："别动……我现在都明白了。"

（17）接下来，令作者和 O 小姐都感到高兴的是，她非常完整地回忆了下午发生的所有事情，包括愤怒的小插曲。

（18）O 小姐详细地列出了大量的记忆清单，后来还去询问了她的父母，让他们大为震惊,但她用大发脾气压制了他们,并向作者证实了那天下午退行经历的正确性。

(19)在进一步的"退行实验"中,她和作者都抱着强烈的愿望,要慎之又慎。实验者对时间、地点、状况、环境的限制始终作为退行的主要程序。在 O 小姐和作者看来,所有这些都倾向于限定范围和限制结果,而自发行为则会导致更多的发现和更可靠的结果。

(20)在经历与受试者通力协作并测试多种可能性的基础上,一种一般的许可式技术得到了详细阐述,用以引发受试者的自发行为。研究发现,它不仅对 O 小姐,而且对其他受试者,都会产生更多信息、更可靠和更广泛的结果。在这项工作期间,O 小姐要求作者允许自己写出退行到特定时间的指令。但是这些指令作者并不知道,她解释道,在她被催眠后,她会收到一个信封,信封里有作者打印好的指令,作者指示她阅读这些指令并根据这些指令行事。此外,她还口头补充说,如果她表现出任何情绪困扰,作者要告诉她在当前时间醒来。作者要求她将这些补充的理解和指示作为她秘密指令的结束部分。原因是,在自我引发的退行状态下,两人间的融洽关系可能会失去。

她很快很轻松地进入了催眠,打开了信封,阅读其中的内容,然后开始对作者大喊:"滚出去,滚出去",同时她蜷缩着身体。作者立刻对她大喊道:"醒醒,醒醒"。她醒来了,呼吸急促,气喘吁吁,浑身发抖,对自己"特殊的惊恐状态"深感困惑。她请求作者帮忙找出她的问题所在。作者又递给她秘密指令,她阅读完之后,说道:"是的,我知道自己写下了它们,并加上了你建议的这些附加指令,但它们与我现在的糟糕感觉有什么关系呢?"这个问题促使作者得出结论,即她对自己最近的催眠和自我引发的退行产生了遗忘。因此,作者问她,是否因为对催眠引导和秘密指令执行的遗忘导致了她的"特殊情况"。她立即说道:"告诉我要记住,快点,告诉我要记住。"作者给了她要求的指示,她的反应是虚弱地坐在椅子上,喘着粗气说"它发生了,它真的发生了,我不确定它能不能发生,我想知道事情会多么真实。我再也不会这么做了。"然后她读了特殊的打印好的指令,并肯定地点了点头。直到几个月后,她才向作者透露她所尝试的实验到底是什么才取得如此惊人的结果。她非常尴尬地解释说,她碰巧想起了 2 年前的一次暑期度假旅行,她在一个私人海滩游泳,然后脱下泳衣,走进了封闭的澡堂洗澡。她决定退行到这样一个场合,但要"插入"作者,让他出现在这个场景。她的冒险成功了,使她大为震惊,并使她对催眠退行的主观现实(真实性)深信不疑。

与 O 小姐合作的这项特别工作,对于作者调查催眠状态及其现象的研究过程和发展产生了巨大影响,并让作者对催眠状态的本质非常好奇。在其他受试者身上重复了与 O 小姐的研究工作,并增加了一些变化,既包括男性也包括女性。其他受试者的结果与〇小姐的结果完全一致。

关于意识问题的初步调查

一般说来,作者倾向于遵循自己的催眠研究模式,不过在他自己的个人实验中,他越来越多地遵循从〇小姐处获得的理解(因为结婚,她第二年没有返回大学),这些理解被其他各种具有高度指导性的特殊经历(这些经历来自作者与其余男性和女性受试者继续催眠现象的研究)所证实。这反过来又强化了作者的兴趣,集中在催眠的本质、用于区分意识的催眠状态与一般清醒意识的方法,以及进行此类研究的可能的程序方法。

作者很快就意识到,不能要求处于一般意识状态的受试者假装催眠,也不能使用具有催眠经验的受试者来区分催眠和清醒意识,因为假装得越好,催眠的实现(达成)就越真实。人们当然也无法确定,一个毫无经验的受试者在无法预测的情况下发展出催眠状态,如上文关于催眠本质的初步实验中所呈现的那样。

起初,大家认为研讨小组可以可靠地进行调研:让一些对催眠一无所知的志愿者来示范,在催眠状态的受试者,观察他在深度催眠状态中如何围着研讨会成员就坐的桌子走动。作者找到了几个这样的受试者,在他们进入研讨室之后,告知对他们的要求,获得的结果总是一样的。受试者们说:"你想让我像一个处于深度催眠状态的催眠受试者一样绕着桌子走,当你们看着我假装是一个催眠受试者时,我甚至都不知道催眠受试者的行为是什么样儿的。在你们看着我时,我绕着桌子走动的唯一方法就是我是在用自己的方式走,除非你们告诉我一个催眠受试者是怎么走的。他走得快吗?还是慢点儿?他保持不动吗?他跟你们每个人说话吗?他有做什么吗?"一再敦促志愿者只会导致了他们想进一步要求提供信息。最后,作者决定采用一种更简单的方法,让那些对催眠一无所知的受试者围着桌子走来走去,仿佛他们处于轻度催眠状态。结果与第一组受试者完全相同。经过多次讨论后,作者决定,研讨会小组中那些没被催眠过但看过催眠的成员(正如他们所有人),执行特定的动作来模仿催眠表现,不过这么做的时候需要保持意识觉知状态,将他的注意力非常仔细地集中在一项拟定的假装任务清单上,在受试者执行它们之前,他是不知道这些任务的。整个小组也同意,小组的所有其他成员将观察并注意假装的充分性和清醒状态的持续性;另外,整个小组还同意,任何假装催眠行为的指令都必须是维持意识察觉的指令。只有这样,才有可能区分催眠行为与假装性的催眠行为。

第一个被选中的受试者是〇小姐,她已经展示了她自发进入催眠状态的能力。她被要求围着桌子走动,假装处在梦游式催眠状态,因为小组所有人都知道她有能力做出这种反应。

然而事态发生了意想不到变化。〇小姐说:"我真的不记得在梦游状态下,我是如何移动或看东西的。我见过其他人处于梦游式催眠状态,我知道他们的瞳孔放大了;我知道他们似乎听不到任何人的声音,除非催眠者指示他们去听;我看到了一种超然的态度,一种解离的行为方式,这表明他们与周围的大部分现实环境脱节了。我不知道如何置身于催眠之外来假装它。我不知道如何放大瞳孔,我不知道如何保持手臂伸直,而不会感到肩膀疲劳。我不知道如何抑制我的听力,我不会对当时催眠状态之外正在对我说话的人做出明显反应。我甚至不知道如何让面部变得僵硬,就像梦游式催眠状态受试者所做的那样。当听到小组讨论我的梦游行为反应时,我所知道的是我可以做到这些事情,但这些讨论在我看来并不真实,甚至不可理解,除非我进入催眠状态。"

这时,小组中另一名多次处于深度催眠状态和梦游式催眠状态的成员说,"我同意〇小姐的看法。我可以客观地讨论和观察别人的行为。但当你们中的任何人开始讨论我在催眠状态下所做的事情时,我就失去了客观性,游离到了催眠状态。我能感觉到正在提及一些事情,但我当时并不处于意识察觉状态。我认为,没有主观地感受假装行为反应,我认为假装就不会发生。我认为这就像表演一样,任何一个好演员,每当他表演愤怒的场景时,他都会感受到愤怒。如果不这样,那他就不是一个好演员。蹩脚的演员只是走走过场,但他们不会领悟到另一个角色部分,因为他们并没有真正意识到他们试图扮演的是什么。我参加过各种各样的戏剧演出,当我扮演有趣喜剧的角色时,我感觉到喜剧内容。当我要表现出对其他演员所说的话感兴趣,我就要感受到这种兴趣。事实上,对我来说,戏剧变成了现实,我并不会想到观众,直到适当的时候来意识到他们的存在。我单纯地沉迷在表演中,对我来说它变得非常真实。我不认为我所做的是扮演一个角色,我认为我成为了那个角色。我知道如果我试图以真实的方式假装催眠行为,我就会进入催眠状态。"

大家对〇小姐的评论和另一位发言者的评论进行了大量的讨论(关于如何扮演戏剧角色的各种思想流派的离题讨论,被视为与眼前的问题无关)。

问题在于,什么样的观察能使人识别出催眠行为。讨论了各种特定的催眠行为反应,其中之一是自动书写。

〇小姐说:"通常我是这样写的(她示范着),但如果我试着自动书写……"

这时她停止了说话,小组里的每个人都意识到她出乎意料地进入了梦游式催眠状态。

关于融洽的问题随即就出现了。不在 O 小姐视野范围内的作者,举手示意全员离开,让 O 小姐单独在房间里,其他成员休会去隔壁的房间,讨论决定小组每位成员与她说话的顺序。有人建议,既然作者曾多次催眠她,他应该是最后一个。小组成员回到研讨室,O 小姐仍处于梦游式催眠状态。她没有理会任何人,直到作者问了她其他人同样问过的问题:"你想现在醒来吗?"她肯定地点了点头,却仍处于催眠状态中,小组成员静静地等待了她 5 分钟多。她的行为没有改变,她的表情也没有变化。她似乎完全没意识到有人在等她。过了一段时间后,作者说"好了,现在醒来吧。"她很快就照做了,并对她刚才处于催眠状态的事情完全遗忘了。她透露到:"我的意思是,我通常是这样写的,但如果我试着自动书写……"她再次重复了之前的催眠行为,作者再次唤醒了她,而她对自己的催眠行为再次遗忘。还没等她开口,作者就问她是否愿意听听研讨会成员(该成员谈到了他在扮演戏剧角色时的感受)的一些评论,作者预料这一评论会与 O 小姐的行为相关。然后,受试者说道:"我已经为小组中的三名成员进入过催眠状态。我想知道,我在试图假装催眠和手臂悬浮的过程中自发地进入催眠状态,那时,我会和他们中的哪一位表现出关系的融洽呢?"她停了下来,慢慢地举起手,观察到她进入了催眠状态。从右边开始,研讨会小组的第一个成员开始和她说话,她没有回应。作者排在第二位,得到了同样的结果。第三个人与她有融洽关系;第五个人和第八个人也是如此。这三个人,就是之前催眠过她的人。

关于模仿(假装)问题的初步调查

花费了许多时间讨论受试者在催眠状态下所表现出来的各种迹象。最终,大家一致认为,一个人可以通过模仿(假装)催眠行为的动作来保持完全的意识察觉,但是任何"催眠行为的真实写照"都会导致催眠的自发产生。此外,小组还发现,没有经验、不知情的受试者无法模仿(假装)催眠反应,除非直接或间接地告知他们要做什么。更重要的是,小组成员发现有经验的催眠受试者会通过进入催眠来假装催眠反应,从而表现出真实的催眠行为,但他们可以学着假装清醒状态下的反应。当他们做完这些时,善于观察的人就可以指出行为上的细微差异,这些差异恰恰暴露出了事情的真实状况。这在后来的实验中得到了探索(Erickson, 1944)。

因此,作者尝试了大量的实验项目,以确保从无经验的和有经验的受试者身上获得假装催眠行为。得到的结果总是一样的。没有经验的、不谙世故的受试者根本不知道该做什么，但若告知他们该如何假装催眠，他们可以很容易地学会进入催眠状态。

这已成为作者经常使用的一种技术，特别是对于害怕催眠状态的、带阻抗的受试者和患者。长期的经验表明，这是一种可以很容易和使用快速催眠的技术，特别是那些对催眠心理治疗有反应但不是对心理治疗有阻抗的患者。

在这些关于催眠行为假装（模仿）的讨论中，在研讨组学员预定和非预定的会议期间，发生了另一类型的事件，据作者所知，这类事件在文献中未见报道。有件事直到后来作者才知道，是关于一名心理学研究生的，他被一群生物学和哲学教授请去做一场关于催眠示范的内部讲座。他并不是研讨小组的成员，但他曾多次见过作者演示催眠。因此，他安排了一名经验丰富的催眠受试者作为他晚间演示的受试者。正如讲述给作者所知的那样，发生了一系列令人震惊的事件。大约在讲座和演示开始前 1 小时，那名研究生得知那位经验丰富的催眠受试者无法到场，他不知道还可以找谁。他觉得自己对催眠知之甚少，无法对一个新手进行催眠，一想到不能满足这些特别观众的愿望，让他们失望，他就感到极度痛苦。在与他的妻子讨论这个（于他而言）灾难性的事件时，他妻子想了一个办法，就是让人假装被催眠这一想法，这名研究生对该想法表示强烈反对，认为这是"科学欺骗"，但他感到自己越来越处于进退两难的境地。最后，他决定对他的观众使用这种诡计，意识到他自己对催眠的诚实讨论，不会因为受试者的伪装而无效。唯一可用的伪装对象是他的妻子，研究生匆匆向他描述了她应该假装发展的催眠现象。他非常担心自己缺乏经验，可能无法充分描述他想让妻子假装表现出来的催眠行为。此外，让他最困扰的是让他的妻子成为"科学欺骗"的"从犯"。他的妻子从未见过催眠，也没有被催眠过。她向他保证，她将尽最大的努力让他做一次令人满意的演讲和演示。

在那个漫长的夜晚，他对妻子作为演员的能力感到又惊又喜，但他时常担心自己没有正确描述各种现象，因此她可能会出错。讲座结束时，当最后一位教授离开后，他疲惫不堪地坐下来，用手帕擦开脸上的汗水，表示"一切都结束了"，松了一口气。然后，他一半对自己，一半对妻子，发表了各种声明，说无论出于何种目的，"科学欺骗"都是不可取的。

没有收到来自妻子的任何评论，他抬起头来看看她，慢慢地意识到她还在梦游式催眠状态中，因为他忽略了唤醒她，这让他非常害怕，于是他谨慎地测试了妻子的催眠状态，最终他终于确信，她确实毫无疑问地处在一种梦游式催眠状态中，于是，他按照自己见过的、作者演示过的唤醒程序让她醒来。

他发现妻子对那天晚上发生的所有事情都完全遗忘了,她还以为现在是晚上19:00,他们还正在等候教授们的到来。他试图向她解释说,她一直处于催眠状态,已经演示了催眠,他并没有意识到她处于催眠中,演讲和演示都已经发生了。她反驳了他,只是看了时钟、她的表、卧室里的钟表之后,她才发现丈夫所说的是对的(讲座是在他家进行的)。

对这件事的叙述、他妻子对她那天晚上所做事情的怀疑,以及她惊讶于自己竟然没有意识到自己在一群令她感到敬畏的教授面前表现出了催眠反应,这些得出了一个结论,即催眠行为的假装不能可靠地用作催眠现象的客观检验。

研讨会小组的一名成员曾有过类似但刻意安排的经历,并取得了相似的结果。这篇文章是否已经发表,作者并不知道,尽管这件事在第二天就私底下告诉了作者,并在后来的研讨小组上也提到了。与第一个例子一样,尽管进行了谨慎的、深思熟虑的计划,但由此产生的催眠是出乎意料的。

另一种类型的事件,发生在作者身上,与上述例子几乎同时发生。作者受邀向一群心理学本科生演示催眠,并利用该小组的志愿者作为受试者。为了捉弄作者和其他观众,小组中3名成员安排了一位学习戏剧的学生(他曾观看过催眠演示)来欺骗作者。他们要求这位戏剧专业的学生成为第一名志愿者,并"假装进入催眠状态"。在演示过程中,其中一人会问作者,催眠受试者能否在催眠状态下对让他打喷嚏的暗示做出反应。这时,志愿的受试者要向观众揭露他是如何"伪造整个演示"的,从而使作者难堪。整个计划基于这样一个事实:戏剧专业的学生会自动打喷嚏,而且经常在课堂上打喷嚏以避免回答问题。

作者对此毫不知情,他告诉受试者,每当作者用铅笔轻敲桌子时,他就打喷嚏,并根据敲的次数来打一次、两次或多次。受试者按照作者的暗示做出了反应。三位学生中的一名叫了这位受试者的名字,并提醒受试者"按计划行事"。受试者没有回应那名学生,该学生愤怒地走上前,要求受试者"还给我,之前付给你的5美元"。受试者显然处于催眠状态,没有做出任何反应,因为他与那学生没有建立任何融洽关系。在由此产生的混乱中,该学生尴尬地透露了与受试者的私下安排。对此澄清后,受试者被唤醒,并暗示他对所有催眠事件产生遗忘。很明显,受试者自动地重新定向到他作为志愿者在观众面前坐下的那一刻。问他是真的想被催眠,还是想"假装被催眠"。他带着显而易见的不自在询问为何问"这么奇怪的问题"。得到的回答是,他被支付了5美元用于"假装催眠",并要求他在打喷嚏时披露这一事实。愤怒地看了一眼他的同谋后,他懊悔地说,显然这个计划是要让他难堪，而不是让作者难堪。于是他回到了观众席上，观众对他的提问很快就暴露了他对催眠事件和时间流逝的遗忘。

作者再次催眠受试者，并让他在唤醒时以缓慢的时间顺序，回忆起第一次催眠时发生的事情，以及随后有意识觉知状态时发生的事情，然后是第二次催眠的体验和暗示，并口头报告给现场观众。受试者的报告，不论对作者还是对观众，都极具启发意义。

研究与实验的范围：性质、程度与说明性材料

在那些毫无经验的受试者参与的各种实验中，上述结果得到了反复确认，在这样的实验中，无论是受试者还是实验者都不可能是完全客观的。对催眠现象本质和特征的研究，这种尝试取决于将此类研究限定在特定的情景中，在如下情况：表现出未经指导、未予以暗示、催眠反应表现是完全自发的，以及未被催眠的受试者以自发的清醒行为来进行响应，而无需任何努力去更改或伪造这种自发的清醒反应。这种讨论引导作者进行了大量的实验，以发现可以进行可靠实验的可能情景。在实验过程中，作者意识到"浅度催眠"和"中度催眠"不能用于此类实验，因为这两种状态都有可能出现某种程度的一般清醒反应。于是作者意识到，只有梦游式催眠状态受试者才能被用于表现自然的、自发的、完全未经指导（就实验者而言）的反应。这种自发的梦游式反应可以表现在这样的情境下：被催眠的受试者会不知不觉地呈现出梦游状态，未被催眠的受试者会根据清醒时的理解做出正常的、自然的、自发的行为表现。实验者只是充当一名客观的观察者来观察梦游式催眠状态受试者的行为，受试者所表现的行为和某个现实情境有关，在这种现实情境下，这两种类型的受试者都能做出反应，而无需对其行为进行任何的指导或影响。换言之，对于这两种类型的受试者，只需呈现一个简单、普通的问题，以便他们去寻找一个普通、简单的解决方案。

作为识别梦游式催眠反应的一种手段，这个小组对可能出现在此类受试者反应中的各类表现进行系统评估。但因受试者的不同而可能不同。然而，对于有经验的观察者来说，它们是显而易见的，只是程度不同（因受试者而异）。这些标准是：

（1）瞳孔扩张或眼球反应改变。

（2）伴随特定经济省力肌张力（译者注："肌肉放松"）变化和身体运动模式改变（一种特别的运动变少情形）。

（3）对语言刺激的字面反应；当长时间的停顿插入某情境时，可以毫不费力地等待，

也似乎感受不到时间的流逝。

（4）正常惊吓反应的缺失。

（5）身体对刺激调整的缺失，如不会把头转向说话人，对无关视觉刺激漫不经心，以及对许多身体刺激没有反应。

（6）明显无法感知包含在即时情境中的外部刺激，并且经常自发地将周围的现实误认为是个体受试者过往可能经历过的或想象过的现实，对现实的实际感知通常有不同寻常的限制或改变。

研讨会小组成员一致认为，这些标准合理地描述了梦游式催眠状态；但是，研讨会小组成员也同意，在满足这些要求时，每位受试者的个人呈现的方式也会不同。

这便是作者参加 1923—1924 年研讨会以来的经验。经过大量研究，并回顾了之前报告的一项研究（Erickson，1964a）中吃水果片段后，作者最终决定尝试通过某种类型的行为来区分清醒和催眠的意识状态，这种行为可能在这两种状态中都可以很自然并容易发生。据推断，此类反应绝不可能依赖于意识状态，其表现也绝不可能受到受试者意识状态的阻碍，在催眠状态下必须像在清醒状态下一样容易引发，然而在某种程度上必须分别确定两类意识状态的本质、限制、属性或其他尚未被认识到的特征。

当首次考虑这个问题时，作者对感官变化、意念感觉活动、记忆变化及超越常规的神经生理学行为和反应都被考虑在内。然而，实验受试者在某种意识水平上知道所需要的是什么并顺从地做出反应，这一疑问总是浮现在脑海，并导致抛弃了这种幼稚的和极不科学的方法。这个问题的答案，必须在受试者不知情的情况下获得，或者是在任何理解水平上都没有任何类型的有意或明知的参与的情况下。换言之，区分清醒的和催眠的意识状态，必须源于某个表现的特征或属性，它是任务中所固有的，但无法向受试者指明，而是完全取决于实验受试者的某种意识，无论是清醒的或是催眠的。

这样一来就不会有无效的实验结果，这种无效的实验结果伴随着一种常见的情况，即刻意让受试者提供假冒的行为作为区分的手段（参见文献中大量关于"假装反应"的研究）。

作者认为这种实验的本质是：并不需要识别实验程序，需要的是大量的时间和大量的受试者、各种各样的实验情境，以及一个在多数情况下（如果不是全部情况）必须是另一个正式或非正式情境或实验研究的附加部分的真实实验程序。作者另外还认识到，必须制定某种受控的实验程序，在这个程序中可以最小的风险（如果有的话）来完成任务，这个风险涉及实验受试者可能意识到这是实验。对这种意外事件及其他被视为可能发生的意外事件进行了大量的思考。几乎从一开始就认识到，这项任务需要长期持续的研究、实验和丰富的经验，可能需要持续数年之后才能进行某种明确的研究，而且这种尝试仅仅来源于持续不断获得的催眠知识。

贯穿整个医学院学习期间、实习和最初几年的精神病学实践中，作者始终求证一个有趣的问题那就是：如何从实验上区分意识的催眠状态和清醒状态。在临床上，作者确信他在区分这两种意识状态方面没有太大的困难。但是，如何在实验受试者不了解当前正在做什么的情况下，客观地建立这种区分则是一个很难回答的问题。开始的无数个项目，都因为难以取得明确的结果而被放弃了。

对最终实验产生影响的是大量各自不同的体验，在这些体验中，处于梦游状态的受试者，在预期的催眠情境项目中，插入了一些与催眠师无关的东西，但这些东西要么属于受试者过去的经验，要么属于他们对可能发生事情的领悟和理解。

从第一次考虑这项实验开始，作者在多次面向大学生、医疗人员、护理人员、社会服务人员、口腔科医生和心理学人士的教学情境中，反复遇到过作为本实验研究基础的某种重要现象，尽管在制定实验研究时未曾认识到，它的重大全部意义。只有在实验研究前十几次尝试中取得进展时，才变得清晰起来。作者先总结这一发现，然后给出一个这样的例子来详细说明。

在专业团体面前演示催眠时，作者往往使用那些毫无经验的受试者，目的是说明催眠引导技术，并演示深度催眠下的各种催眠现象。在利用这些毫无经验的受试者来演示负性视幻觉时，作者手指着观众询问受试者："看那儿，你看到了什么？"受试者回答说："你的手""我指的是我手的后面""哦，你手上戒指的一部分在你的手的后面""我指的是更远的后面""什么也没有"。作者接着暗示受试者，能看到作者坐在讲台上，受试者也在讲台上，接着问：讲台之外还能看到什么？ 在数百个这样的例子中，答案都是他们什么也没看见，他们"停止看见"讲台尽头的地方。当指示他们看到观众时，他们会如此做，而简单地询问观众后面是什么，则会得到"什么也没有"的回答。当问及为什么他们看不到观众后面的东西时，他们解释说，他们已经看到了观众，但"停止看得更远"。然后，可以要求他们看到站在观众后面的人，他们会这样做，但在几百个案例中，他们"停止看见"（看不到更远）在观众后面站着的人之后的礼堂后墙，正如上文所引用的录音（译者注：音频文件未出现）所示，这是作者由于自身理解所预期的表现。只是这种视觉线性范围的"停止页"（到此为止）到底意味着什么，却很难理解。然后，那些缺乏经验的受试者（其教育背景无论是八年制医学生、医学博士、口腔科博士还是心理学博士）都给出了令人注目的回答,这表明在他们身上发生了自催眠引导后导致的梦游状态,他们的眼睛睁开着,但视线范围有着明显的限制。

下面是这完全出乎意料的事件的逐字记录(省略材料涉及来自听众的经回答与未经回答的问题和评论)。

在一所精神病院工作人员面前举办的讲座示范中,一名拥有社工硕士学位的社工自愿充当演示受试者。她从未见过催眠演示,也从来没有想过会自愿成为一名受试者。一个简单直接的视线固定(译者注:眼睛固着)和抬起她右手的方式(Erickson,1964c),在半分钟内引发她进入了梦游式催眠状态。

随即,开始了以下一系列问题的提出及回答(M 表示艾瑞克森,S 表示受试者):

M·你认为你能被催眠吗?

S·我不知道,但我想知道。

M·你知道你会在什么时候被催眠吗?

S·我真的不知道。

M·你现在被催眠了吗?

S·哦,没有,我刚成为自愿者。

M·为什么?

S·我不知道,我只是想知道它(被催眠)会是什么样的。

M·正如你所看到的,你挨着我左边坐着,面对着我。有人坐在我的右边吗(一名护士坐在我的右边,面对着我和她)?

S·我不知道。

M·为什么?

S·我还没看那么远。

M·你能看到我的右胳膊吗(我把胳膊放在护士坐的椅子扶手上)?

S·是的。

M·你还能看到什么?

S·没有。

M·为什么没有呢?

S·我还没看得多远。

M·如果你看远点,能看到什么吗?

S·我不知道,我还没有看。

M·仔细回顾一下我一直问你的这些问题以及你给我的回答,并告诉我,你对这些问题和答案的看法。

S·我知道我没在催眠中,因为你没有让我进入催眠(停顿后)。你问一些奇怪的问题,我的回答也很奇怪,我真的不明白。

M·为什么你的手举在空中?

S·什么(注意到手),它在那儿干什么? 它只是待在那儿。

M·是你把它放那儿的吗?

S·我没有把它放那儿,它就待在那儿。

M·你觉得这个回答有道理吗?

S·不,它没有(笑着说)。整个对话都没有什么道理,我也不知道我的手和胳膊怎么了。

M·哦,它就在那儿,不是吗?

S·是的,但为什么?

M·你在催眠中?

S·没有,你打算让我进入催眠吗?

M·在我回答这个问题之前,我可以问你几个问题并确保获得你的回答吗?

S·可以。

M·你的全名是什么? 你的名字。

S·露西。

M·你在哪儿?

S·这儿。

M·"这儿"是哪儿?

S·就在你的左手边,在你前面一点。

M·但通常来讲,你在哪儿?

S·这儿的椅子上。

M·椅子是谁的?

S·我不知道(她好奇地看着椅子)。

M·除了"这儿"以外,椅子还在哪里?

S·我在椅子上,椅子在地板上。

M·地板又在哪里?

S·我不知道。

M·你认不出来吗?

S·不,我只是看到地板,椅子在地板上面。

M·你说你没有被催眠,但你给出了刚才那样的回答,而且你的手臂仍在空中——
这一切意味着什么?

S·什么,我没有被催眠。

M·那好,在正常的、清醒的、未被催眠的状态下,当有人问"你在哪儿?",他会得到
内容详尽的回答。所以我要问你,你在哪儿?

S·我……我……我……我不知道。

M·你能看一下四周吗,你看到了什么?

S·我看到你,我坐着的椅子,椅子所在的地板。

M·还能看到其他什么吗?

S·没有,这是我所能看到的,你想让我看得更远吗?

M·你能看得更远吗?

S·不,我只能看这么远。

M·你会说你的反应是一个没有被催眠的人的反应吗?

S·这是非常奇怪的反应,当我思考时,但我知道你并没有催眠我。

M·到目前为止,你的看见又是怎样回事?

S·嗯,我看着你,我的视线就停止了,我无法解释,它以前从未停止过。

M·你在我身边或身后看到了什么,你怎么看你的回答?

S·我看不到你身边或身后的任何东西。因为我看不到那么远,我认为这是一个非
常奇怪的答案,我不明白。

M·还有什么是你不明白的吗?

S·是的。

M·很多?

S·是的。

M·告诉我那些你不明白的事情。

S·嗯,我的手,为什么它就一直待在那儿不动呢? 我知道这是我的手,但我不明白
为什么,它看起来不像我的手,它在某些方面有所不同。

M·还有什么？

S·嗯，还有你。我知道你是医生，我也知道你姓什么，但我不知道你为什么跟我说话，也不知道我们在做什么，甚至不知道我们在哪儿。

M·你指什么？

S·嗯，通常当两个人在一起的时候，他们总要在某个地方，而你坐在那里，我坐在这张椅子上，我必须很努力才能看清你坐的椅子。这是我所能看到的，周围什么也没有……一无所有，就像科幻小说中一样，只有你和我和两把椅子，以及一些木地板……哦，你的椅子下也有一些木地板，只有我俩和虚空。这里有些我不明白的、完全不同的东西。我觉得很舒服，我既不惊慌也不担心。当我看着你时，我看到了你，但我的视线停止了。这很奇怪，然而我有一种舒服的感觉，好像你可以解释一切。

M·你被催眠了吗？

S·我真的不明白那个词是什么意思。它与一个人的精神状态有关，当我想到我手的反应方式时，我视线停止的方式时，单独与你在一个虚无的空间里，周围什么都没有，我仍然感觉很舒服，我不得不推断出我被催眠了。我被催眠了，是吗？

M·是的，你对此有何感想？

S·嗯，这种感觉很好，但也很奇怪。我不能理解我的双眼（译者注：视线）和我的手。我双眼看到了你，但我没有看得更远。那是我的手，但我感觉不到那是我的手。

M·你想知道我们所处的整体的环境，来解释你和我怎么在这儿吗？

S·嗯，是的，非常想。

M·很好，继续待在催眠中，对刚才的过去的事和目前的当下的事进行反应和觉知。

S·哦，我的天啦！全体员工都在这儿……现在我想起来了。但是我是在催眠状态中，可是你是怎样催眠我的？我的手还是动不了。你对我的手做了些什么，一切都变了。除了你，一切都消失了。这怎么可能？一定有人说话了，但除了你的声音我什么也没听到。有人说话了吗，因为他们肯定就待在这里。他们不可能真的消失，但是他们都消失了，连墙都消失了，所有东西都消失了。拜托，我能再来一次吗？

M·是的，如果你看着那只手慢慢落下，另一只手慢慢抬起，到之前相当的高度，它会再次发生。

她看着自己的手,当第一只手放下,另一只手完全举起时,她困惑地抬起头向上看,显然在等待别人说些什么。因此,作者问她:

M·你认为你能被催眠吗?
S·我不知道,但我想知道。

于是,先前程序的各个方面又被重复了一遍,结果是相同的。

作者私下告诉负责讲授课程的精神科医生,应将已录制的连续录音带向与会者公开,供他们在闲暇时讨论,但不能当着她或者作者的面进行。后来这样做了,当这位社工听到自己回答作者问题的声音时,她完全惊呆了。她对自己的回答感到非常吃惊,无法理解它们的意思。她对那次经历也没有任何意识上的记忆。她还惊讶地从录音中发现,在那次被催眠的经历结束时,她没有完整的记忆。她还感到惊讶的是,在意识觉知的状态下,她仍然没有对那段经历的意识记忆。关于这些讨论并没有录音,但作者确信她经受了许多探索性刨根问底的问题,并且进行了大量的理论思考。在课程结束的前一天上午,作者问她对听到录音并由此得知自己被催眠这个经历有何感受。概括起来,她的说法是:

> "我能说得最多的就是,除了来自你的那些刺激之外,很显然,其余的刺激对我并没有赋予任何意义。我只是不知道一个人怎么能停止看或听,另外更让我吃惊的是,我压根不知道自己已经经历过这些:我被催眠了,并在催眠状态下和你交谈。我也不记得在催眠状态下曾想起我被催眠了,我在催眠状态下与你说话。很显然,我排除了任何有意义的感知体验,除了那些在录音中披露过的。录音还揭示了,不仅是你和我在交谈,而且其他人也在交谈和提问,但是我仍然对这段经历没有任何记忆。"

我问她是否察觉到正在对当前谈话进行录音。她说道,每个人都知道每一次讲座都会录音。当被问到她是否愿意被催眠,她坚称自己肯定愿意,并且立即走上前来,在作者旁边的椅子上坐下。当作者问她是否像几天前一样坐得舒服时,作者轻轻触碰她的手腕,并"抬起"了她的手。大家都看得出来,她立即再次陷入梦游式催眠状态。作者向她提出了之前所述的同样问题,她给出了同样的答案。最后暗示她保持催眠状态,但要意识到自己处于催眠状态中。她再次被询问,方式与前一天相同。然后暗示她完整地回忆起前一次的经历。她惊讶地发现自己在重复几天前的行为。她将其与当前自己催眠状态下的行为进行了比较。她不知道自己是如何进入催眠状态的,也仍然无法令人满意地解释,她为何或者怎样做到"只能看那么远,没法儿看更远"。作者暗示她,她可能有兴趣回忆起自己听录音时的意识体验,并评论自己在听录音时的体验。她说道,起初很难相信录音机里是自己的声音。在全然不同的意识体验下,她无法理解事件发展的过程。她说她一直努力地想有意识地找回整个体验的全部过程,但她做不到。她同意,她以某种她不知道的方式,她"只是单纯地停止了接收或感知她始终毫无疑问地接受的刺激",并将她的知觉意识和记忆完全限制在她自己和作者的当下情境中。之后,她被唤醒了,出现了完全遗忘,包括回到观众当中并坐到自己的座位上。那天晚些时候播放了这段新录音。她对此感到非常惊讶,并开始大声地将它与意识记忆中的前一段录音进行比较(她曾与同事讨论过)。她再次惊讶地发现,她对这两次经历都没有意识上的记忆。再一次,她提供了如此信息:她以某种方式对录音带上所记录的、来自观众的听觉刺激没有反应,她依然无法理解她是如何通过"看不到更远,意识不到周围观众的声音"来限制自己对视觉刺激的接收和感知。那天晚上早些时候,她和她的同事们听了这两段录音,她发现自己仍然对这两次经历没有意识上的记忆和理解。

第二天早上,在一天工作开始时,她被问到是否愿意成为催眠受试者。她回答道:"我当然愿意,有可能让我知道自己正在被催眠吗?"她被告知这是可能的。当她满怀期待地坐在椅子上时,她慢慢地意识到了自己身体内部正在发生的各种变化。她的第一句话是:"我仍然能看到观众席中的每一个人,但是墙壁已经消失了,一切都变得越来越安静。观众变得越来越小,我不知道我是如何做到这一点的,但是慢慢地一切都离开了,缓慢地消失了……除了你、我、你的声音和我的声音。现在我们坐在这些椅子上,这些椅子放在地板上……我们都孤零零地存在着。在某种程度上,我知道事实并非如此,但这就是我所体验到的一切。我的手举在空中。我知道那是我的手,但我并没有意识是我将它举在那儿,我就是让它待在那儿。这就像是在一个非常真实的梦中——游泳、社交、开车、滑冰、滑雪,享受着一切——却并不知道自己正在床上酣睡。这是我所能给出的最好解释。"

她被告知,在她醒来后,她能回忆起全部的三次经历,以便她可以聆听前两次录音,并认出它们是自己的亲身经历,然后聆听当前的这段录音(这些录音将向她播放),她会完全记起当前的经历,并对录音回放时,她将听到的下一句充满兴趣和期待。

她醒来了,带着对所有这三次经历的完全清醒的记忆醒过来。她宣布说她非常有兴趣聆听当前的录音。后来她报告说,在听前两段录音时,她感觉每一段录音都是自己的亲身经历,第三段也是如此。

这只是众多此类录音实验之一。之所以选择这个案例,是因为受试者非常聪明,哪怕从精神病学角度来看,她也是个复杂的个案,况且她还承受了同事们想要打破她失忆状态而施加的巨大压力。

对所研究问题的定义与说明

作者最终意识到,最根本的问题围绕在一个很有意思的疑问上,即催眠状态内的现实情况和催眠状态外的现实情况到底有着什么样的意义,即被催眠的人理解、感知或感觉周围现实的方式与不处于催眠状态中的人相比是一样的吗? 赫尔在他的说法中强调了这种一致性,他甚至认为连情绪也是一致的,赫尔认为如果告诉一个处在梦游式催眠状态的受试者去看向个体 A(个体 A 的确在场,并非幻觉),他看个体 A 的方式和他在正常意识状态下看的方式毫无二致。作者并不认同赫尔的观点,但在当时作者并没有想清楚自己反对的理由是什么,只是觉得这与受试者在催眠状态下不同的态度行为有关,然而对于一个人在清醒时的理解和同一个人在催眠时的理解到底有什么区别的问题,作者也一时深感困惑。作者认为催眠的程度会被所谓的"融洽关系"所左右,并以行为的僵化为特征,如某些由木僵状态或者其他身体反应改变所引发的行为,某些由现实割裂(或脱离),解离所引发的行为,以及一些意念运动和意念感觉表现,这些表现看上去很重要但并不一定总是出现,这种现象是梦游式催眠状态的典型特征。催眠状态的另一个特征是,受试者明显意识不到与他们的催眠状态无关或与其他心理参照框架的增强无关的现实和刺激。对此,最好的类比也许就是清醒状态下视错觉的持续性,如众所周知的视错觉持续性就是能始终看到一个花瓶,却看不到这个花瓶的外轮廓是由两张脸的图案所构成的。作者多年来为心理治疗目的使用的另一个例子是在一张纸上清楚地写下数字"710",并要求患者"以各种可能的方式阅读我在纸上写的内容",不管患者用什么样的排列组合来阅读该数字,哪怕把纸张上下颠倒,患者内心的数字参考框架都会始终存在。

有时,即使在上面印上 S-O-I-L(土壤)一词,在 O-I-L("710"颠倒过来)前加上前缀字母"B",然后在其下方打印上 R-O-I-L(搅浑),也无法改变这一刻板的数字参考。作者曾遇到过一种僵化的参考框架是：某个适应良好的人，尽管都能正确识别上下两个单词，但也会把中间的单词读成"B、0、1，还有一个倒过来的7"（译者注：这几个英文单词的含义分别是：soil，土壤；boil，沸腾；roil，搅浑；oil，油/石油）。

考虑到刚才列举的所有观点，作者认为催眠受试者很有可能（Erickson，1938）以与清醒状态不同的方式来感知到与催眠状态无关的现实物体和其他刺激。并且，作者也认为（Erickson，1943a）同样的现象也适用于催眠框架以内的所有类型刺激，因为催眠受试者显然很容易在幻觉的层面上改变对物体或刺激的感知，用（曾发生）事实的记忆图像来替代它们。在催眠状态下用相应的记忆图像来替代感官觉刺激这一过程，既是催眠的一种可能表现，也是一种常见表现，但它肯定不是对现实的清醒理解的一部分，甚至也不是它的普通变体。然而，它似乎是一个显著特征，如梦游式受试者可以很容易地看到一个现实物体，随后通过适当的生理影响生动地对其产生幻觉（Erickson，1943a）。赫尔强烈主张，所有感官刺激在效果上是恒定的，或有条件地取决于注意力的程度。但在催眠中发生的阻碍，只影响了受试者与实验者的沟通体验，并没有改变受试者对现实经验的实际感知。为此，作者对涉及听觉刺激的催眠性耳聋和条件反射式反应进行了大量研究。这类研究的结果（Erickson，1933）使作者怀疑催眠现实和清醒现实的一致性。对这个问题的讨论使赫尔与作者之间产生了相当大的隔阂，因为赫尔认为作者的观点是对赫尔观点背弃的不忠与故意找茬（不应忘记，最初讨论时，作者只是一名学生，赫尔博士是一名教授）。

无论如何，作为与赫尔博士私下讨论的结果（有时双方针锋相对），作者牢记自己的意图，想要单独设计他自己的实验研究，来弄明白催眠状态的构成，在他对科学实验程序的了解方面，他得到了当时心理学系主任约瑟夫·贾斯特罗教授的帮助；得到了精神病学教授威廉·洛伦兹博士的帮助；还得到了埃·列芬哈特博士这位药理学教授和最热情的实验专家的帮助，他对照实验科学程序的坚持极为严格。后来，第一次世界大战期间曾在德国军队中广泛使用催眠术的精神病学系的威廉·布来克韦恩博士和神经学教授汉斯·里斯博士为该项目的科学程序向作者提供了很多建议、鼓励和指导。这些指导教授都认可，在阐述程序性方法的概念时需要格外小心，并强调重要的是，不要试图直接对照，而是要让实验程序成为催眠工作更大框架的一个附带部分。他们强调认为，对非催眠状态和催眠状态之间反应差异的任何发现，它们要有效，必须是自然或自发的表现，而非对直接干预或暗示的反应。他们无法就如何解决这个问题提出任何建议，但他们确实详细讨论了作者所面临的困难，对于他们的建议，作者多年来一直铭记在心。

在本次调查中，作者持续关注的问题集中在以下几个：

（1）处于催眠状态的催眠受试者，其感知或理解现实对象的方式，是否和非催眠状态的相同？

（2）当现实对象不是催眠情境的一部分，它们在环境中是分离的，被催眠的人是否以某种方式"抽象""提取""从上下文迁移"或以不同的方式"理解"它们呢？

（3）被催眠的受试者所感知到的特定现实对象，对它们的领会、感知或理解是否以与他们平常清醒时的体验不同或陌生？

（4）被感知或被理解的现实对象或催眠受试者的现实环境是如何改变的，以至于受试者与它们之间的关系以某种方式丢失或改变，正如催眠受试者经常表明的那样，他们的行为反应最为强烈地暗示了这种变化？

（5）催眠中可被领会的现实体验到底是什么，它轻易地允许或许可用另一种类型或同类的记忆图像来替代环境中的现实物体？

（6）一个人处于催眠状态中和处于清醒状态中，他的实际现实环境对他而言是否相同？

（7）在催眠状态中是否有对真实情况的某种形式或类型的排除或改变，这些排除或改变是否是催眠状态的一部分？

作者并不指望获得所有这些问题的答案，甚至都不期望获得其中任何一个问题的明确答案。这些问题使作者认识到体验情境的重要性，在这种情境中，受试者只能做出与自己相一致的反应（译者注：根据自己的反应而反应），而不受其他实验受试者反应行为的影响，且反应时也不会顺从和讨好催眠师。只有这样，才有机会发现催眠状态和清醒意识状态之间的可能的差异，而不是不求甚解地想当然地相似之处。

为了大致地说明考虑这些问题的出发点，作者给出如下例子：处于平常意识状态的两人 A 和 B，两人坐在桌子旁，正在讨论一个复杂的数学公式。无论他们对数学公式的意义有多关注，他们都会存在一个完全真实的、可用的、尽管是次要的持续认识和意识觉知，这些知识和意识觉知针对他们所坐的桌子、顶灯、桌子上的电话、房间的墙壁、周几、当天的大致时刻、即将到来的讨论终点、其他人（X）的观点等。处于非催眠状态的人不会完全失去对当下真实环境的一般觉知，也不会失去思考和谈话的一般背景。如果他们部分发生了此类情况（类似失去的状况），他们会"醒过来"并解释（通常没有要求解释）道，"刚刚有那么一两分钟，我心不在焉，除了我正在想的事情之外忘了一切"，然后重新定向自己,与整体环境谈话。但是,他们是将自己定位到实际的现实(译者注:当下)环境中。

然而处在深度梦游式催眠状态的受试者并不会这样表现,哪怕这是他们第一次经历催眠体验,哪怕他们自始至终双眼圆睁,他们可能是被一些固定的催眠导入技术或者其他方法所催眠的,所有的催眠引导语都被逐字逐句记录了下来或者全程录音,这样一来人们就能探究催眠时所用词语的隐藏或暗示含义了。然而,在催眠师没有给出任何暗示的前提下,当处在梦游式催眠状态的受试者只是安静而被动地坐在椅子上时,催眠师可以简单地问他们:"你在看什么?"他们会根据自己的过往经验回答"山(树、湖、狗、船等)"。然而,催眠师并没有提到过群山,墙上也没有任何让人想到群山的图片,但受试者不但能轻而易举地形容群山的样子,还透露给催眠师说他们已经以某种方式来到了自己的狩猎屋附近,而实验室已经消失的无踪影。受试者所有的感官摄入显然都失去了作用,除了意识到作为催眠一部分的实验者的存在之外,在受试者的主观行为反应中,现实中的刺激已经被完全与实际现实状况无关的记忆图像所取代。

同样,可以通过未被他们意识识别的措施来对比非催眠状态下的专注和深度梦游式状态(在有意愿的受试者中突然产生)。例如,一位高度专注坚信自己理解的女士,挑衅地登上演讲者平台,打断了作者的演讲,斩钉截铁地说:"我敢打赌你催眠不了我,因为根本就没有催眠这回事"。作者平静地回答:"哦,我不敢,这事儿,你必须自己来做了。"然后转身面对观众继续演讲,从而使这位女士在心理上完全陷入脆弱的易感性状态,因为作者的回答让她的挑衅,除了她自己以外再无攻击目标。结果,过了一会儿,这个女士就产生了一种深度的、易于识别的梦游式催眠状态,这一点对在场的许多善于观察催眠的学生来说是显而易见的;不一会就明显地发现,只有演讲者意识到了观众、讲台、桌子上的水瓶、观众的声音等。然而,这位女士显然没有觉察到她周围的环境,除了演讲者的存在,她似乎也没有听到作者对观众说了些什么。

她似乎也没有意识到时间的流逝。当作者继续演讲时,她只是站在那里一动不动,眼睛也一眨不眨,完全没有反应,直到作者转向她,问她是否愿意示范催眠现象。她欣然同意,并证明了她是一个很好的示范受试者。当她从催眠中醒来,她对自己站在讲台上表示困惑,但补充道:"没关系,我眼下只有一种内心感觉,我觉得学到了许多,觉得很满意。"随后,听讲座的朋友们把事情的来龙去脉告诉了她,她对他们的说法漠不关心,只表达了简单的怀疑,既不争论也不反驳,甚至没有询问任何进一步的信息。她只是不予理会他们共同提供的信息,声明她希望有一天自己能被催眠。

在作者利用她向观众展示催眠现象的过程中,她似乎对这一切都一无所知,除非作者直接跟她说话。这时作者可以将她的注意力引到环境中任意一样现实物体上,她可以看见这个孤零零的物体,但她意识不到与这个物体相关的现实意义,无论是时间上的还是物理上的意义。如果催眠师明确提示并且要求她去觉察这个物体的现实意义,她也能识别出来,但她只会从自己特殊的催眠参考框架出发来自发地认定该物体的现实意义,无论她的参考框架会带给她怎样的内容。例如,根据催眠师的提示,她可以看到一把椅子,但她很容易认为这是一把她自己家里的椅子,就像她可以很容易看出来这是一把演讲厅专用的椅子。如此说来,在她对于现实的理解中,周围的观众都去了哪儿,这个问题一直困扰着作者。而所有那些作者能够真切体验的外在刺激又都去了哪儿?

从 1923 年 O 小姐的催眠性恍惚反应和刚刚叙述的发生在 1930 年的经历中,作者已经观察到了许多其他类似的例子,都是突然进入梦游式催眠状态的(它们既不是预料之中的,也不是有意为之的)。这些事件让作者非常困惑,因为它们让他得出了这样的结论,即它们的发展表明了对这个受试者有重要预示的内在过程。这个结论让作者明白,当他引导催眠时,他的目的对受试者没有很大的内在意义,作者需要长时间的密集工作,才能让受试者意识到计划的工作所具有的内在价值。

有个特殊例子似乎证实了这种理解。一名攻读博士学位的心理医生经过艰苦训练,成为一名"优秀的"梦游式催眠状态受试者。1932 年,在一次关于催眠本质的非正式小组讨论中(关于催眠本质,中间夹杂着随意的无关言论),受试者谈论了寒冷和令人不快的天气,并表示,她希望当时是春天并且在家里。作者说:"如果愿望都能实现,乞丐也能发大财(译者注:'If wishes were horses, beggars might ride',英国谚语,直译为'如果愿望是马,乞丐也有马骑',指愿望不等于事实)。"几乎顷刻之间,小组成员就意识到她已经发展了一种深沉的催眠状态,呈现的姿势是双肘部放在膝盖上,双手托下巴。

随即小组成员发现,她与所有人都没有融洽的关系(译者注:关系脱节),她似乎是在与自己的思想进行交流,并深深地沉浸其中。不久,她开始拍打身体的各个部位,这让作者想起自己关于春天经历的记忆。不一会儿,她自言自语道:"该死的蚊子……得进去了。"但她只是抬起了头和肩膀,眼神变了样儿,目光的注视方向似乎也变了。因为作者在她的视线范围内,他问:"蚊子让你很烦恼?""嗯!你在等我爸爸吗?他总是有点晚回来。"作者问她:"你在大学里对什么感兴趣?"她回答说:"催眠……"停顿了一下,看起来很困惑,说:"一想到正待在家里的后院门廊上,坐在月光下思考,蚊子这么厉害,我不得不进屋,我看到父亲的一位客户正在等他——所有这些栩栩如生的画面闪过我的大脑,以至于我仍能感觉到蚊子的叮咬。"

小组成员非常感兴趣地提问表明，直到作者的偶然言论揳入到她当时正在经历的心理参考框架之前，她对整个体验本身、时间的流逝、与她接触的各种尝试一无所知。

以上这些完全出乎意料、未经计划、未被理解的催眠经历，在作者的职业生涯中已多次遇到，其累积的效果让作者越来越意识到，催眠状态是一种属于受试者的体验，源自受试者自身积累的学习和记忆，无需有意识地被识别，但可能在非清醒的特殊状态下表现出来。因此，催眠只属于受试者——催眠师只能学习如何提供刺激和暗示，来促发或唤起基于受试者自身过往经历的反应性行为。

这种经历，作者从催眠实验一开始就不断遇到，引发了许多推测性思考。下列情形究竟意味着什么或这究竟暗示着什么呢，当一名深度梦游式催眠状态受试者（拥有心理学博士学位）双眼睁开，问他："你在哪儿"，他会简单地回复："这儿"。当被问他："什么意思"，他会再次简单地回答："这儿，就是这儿""再详细点儿""与你在一起""我在哪儿""就在我面前""那是哪儿""这儿"。然后如果你将目光扫向受试者的椅子，然后问他："你在哪儿"，答案可能会是"在椅子上"。你可以继续这样关于椅子的徒劳循环提问，直到眼睛一眨、语调一转或用一个更具体的问题来表明，期望得到更详细、更全面的回答，但确实有必要做点什么来改变梦游状态的现实。只有通过语言、语调、举止或行为的特定指示，才能让梦游式催眠状态受试者将非催眠现实包含在内，而这只能通过催眠师的那些可被识别的意图，正如录音中所表明的那样（录音详细记录了与精神科社会工作者的关系）。

对那些受过高等教育的受试者，如果没有给出引导性或暗示性的问题，对他们所进行的许多这样的询问，将无法得到全面信息。然后，同样的问题，在催眠前或催眠后的清醒状态下，会得到截然不同的回答，其中包括一些厌烦提问者和抗议性回答，比如："我为什么告诉你？你在这儿，和我知道的一样多，你的问题毫无意义。"确实，梦游式受试者可以将催眠师包含在他们的幻觉现实中，他们甚至可能建议催眠师坐在他们狩猎小屋附近的树桩上。未催眠的受试者和催眠受试者都在他们的环境中感知到了实验者，但是对于未催眠的受试者而言，这是一个现实环境，双方共有并可被他人验证。对于梦游式催眠状态受试者，他们可能会将正处于催眠状态这一体验"安插"到一个由记忆图像混合而成的环境中，来自周围现实的刺激被从中排除，即使不被排除、被承认、被接纳也可能会（但不一定）发生变化。因此，实验室的敲门声会被受试者当成是小径上的脚步声（所引用和将要引用的解释性例子均来自真实案例）。无数次如此经历的意义引起了作者极大的兴趣，但赫尔对此不感兴趣，因为他只对精心计划、刻意引发某些反应的实验程序感兴趣，他对现场观察和自发行为表现的研究兴趣寥寥。

然而，直到今天，在作者所有的实验性和临床工作中，这种类型的反应仍然是作者的兴趣之一，极具挑战性，因为本篇文章并没有最终解释催眠现实与清醒状态现实，两者之间到底存在哪些差异、差异怎样存在、差异为何存在。

总体而言，随着时间的推移，我们认识到任何令人满意的实验程序都必须向尽可能多的处在清醒状态和处在梦游式催眠状态的受试者呈现某个现实中的物体，实验对象最好还要包括大量处在清醒状态的人，这些人之后可能会（也可能不会）成为催眠受试者，而且这个现实中的物体必须是处在梦游式催眠状态和清醒状态下的受试者都能够感知到的，并且让实验结果完全依赖处于特定意识状态的受试者对现实的理解，无论该受试者是清醒状态还是梦游状态。

依据其与周围现实环境的关系来处理这一现实项目，每名受试者都以自己的方式来经历，但对这一事实并不做如此具体的说明，它只是拟议任务中所固有的。这一实验程序源于 10 余年来对所重复观察到的催眠体验的理解，而这些催眠体验仅可理解为表明了一个令人满意的梦游式催眠状态。一个偶然的发现引起了对实验潜力的认识，即那些观察到的表现为区分催眠状态的现实和普通清醒状态的现实提供了实验潜力。

实验的构想

最终制定的实验只是围绕着一个任务，即将某一现实物体与实验情境的周围现实联系起来。我们没有明确告知受试者该有什么样的任务表现。相反，所有受试者，催眠的和未催眠的，都面临着一个简单任务，在这个任务中有个为满足实验情境的未被言明的需求，在他们执行任务时就可理解。催眠受试者的实际表现是实验者无法预料的，甚至实验助手都无法理解。不在催眠状态下的受试者的表现则是完全可预期的，而且一开始也可完全预料到催眠受试者也有完全相似的表现。在任何情况下，实验者的期望都不会影响催眠受试者，也不会影响未催眠受试者。任务执行本身的性质和简单性排除了实验者作为一个因素对结果的影响。

对本研究所用受试者的所有催眠训练，都只跟与本研究无关的项目相关。其他项目只是顺便揭示了受试者可以自发发展什么样的梦游式催眠状态，或者谁可以学会发展出梦游式催眠状态。

在这项研究中，从以下几类受试者中获得的结果没有差异：在第一次被催眠的体验中发展出梦游状态；当观察其他受试者的催眠时，没有预料到自己将被自身对所观察到的催眠持有强烈的兴趣而自发地发展出梦游式状态；为了学会发展出催眠状态而被反复催眠。

从梦游式催眠状态受试者那些获得的结果也无差异，这些受试者被作者的助手所招募来进行本报告的中心实验，而作者这些助手被选中则是因为他们对催眠毫无经验，并不知道受试者正处于梦游状态中。

作为实验研究的进一步对照措施，作者让对实验理解程度不同的助手对同一批受试者进行了测试，以确保各类程序不会受到实验者对实验理解或缺乏理解的影响，也不会受到受试者心理状态的影响。我们没有将这些对照研究的结果作为附加结果纳入本实验。对照研究的目的是验证从同一实验中所获得的实验结果是否存在着相似性和共性，尽管程序、人员、心理状态和取向理解有所变化，但我们假定这些变化与实验无关，通过实验我们发现这些变化的确与实验无关。本报告中只包含了显著的结果或有意义的负性结果，这两者数量都很少。

总共有 260 多名受试者进行了对照研究，其中许多受试者被重复使用，不仅作为实验本身的对照措施，而且还作为不同取向实验者（作者所雇用的，以协助他实施实验）的对照措施。

为了成功地进行实验，作者决定不仅由他自己担任实验者，还由其他人作为助手进行类似的实验。这些助手中有些人了解催眠，有些人不了解催眠，有些人知道正在进行这样的实验，有些人则不知道。此外，实验任务在某些具体细节上会有所不同，尽管实际意义的重要部分将保持不变。该实验将在下述受试者中进行：未催眠受试者、有催眠体验史的清醒受试者、处于梦游式催眠状态的受试者，以及从未被催眠过但有望经过数月甚至 1～2 年受训可成为催眠对象（用于进一步探索同样问题）的清醒受试者。这些受试者在不同的时间间隔内被不同的实验者测试，包括作者、他的同事，甚至是同事的朋友，这些人既不认识作者也不知道要达到什么目的。

对所有实验者来说，一个重要的指示是，实验结果必须毫无疑问地被接受，毫不犹豫、不表现出惊讶或不理解。简言之，所有实验者都被彻底指示以事实的方式提出一个特定问题，并以类似的事实的方式接受任何答案。

实际上，实验本身的特点相当简单、普通且随意，并且实验程序是，按照一个严格的简单的方案来执行，只是要在各种各样的情境下进行。研究受试者的背景有很大差别，有本科生、研究生、医院护工、秘书、护士、社工、心理学专业本科和研究生、医学学生、实习生、住院医师、医务人员、非专业人员,甚至精神病患者。然而,精神病患者的结果并不包含在本实验的总结果中。作者只是有兴趣知道这个实验是否能在可被催眠的精神病患者身上进行。

受雇进行实验的助手有时会意识到该实验与催眠有关,但有些人认为这只是某个不知名的心理学专业学生正在进行的一项心理实验。有些人认为这不是一个实验,而只是一种简单而认真的探究,毫无意义,可能也有一些模糊的意义,又或者可能是在考验他们的判断力和批判能力。另一些人则认为所要求的任务是一个有点荒谬、毫无目的、但无关大局的临时活动。事实上,有些人被充分告知,这是对催眠现实和非催眠现实的测试,但他们并没有得到超出一般性陈述的更确切、更详尽的信息。即使在许多拥有博士学位的临床心理学家那里采用这种方式,它的复杂程度也没有改变实验结果。

一些实验者完全知道受试者正处在深度催眠状态;另外一些实验者并没有意识到自己正在和催眠受试者打交道,因为这些催眠受试者接受过大量的梦游式催眠训练(Erickson,1944),在制定实验方案之前,我们已经训练了大量的受试者进入梦游式催眠状态了。我们始终倍加小心,确保这些实验者不会把他们对于实验的理解带入实验情境中去,对此我们常常会用一个很简单的办法,那就是给受试者一个催眠后暗示:当他们完成催眠任务后,一听到实验者说"谢谢你",就会对自己刚才做过什么产生完全遗忘,我们严格要求实验者一定要说这句话,作为他们实验任务的一部分,而这句特别的话"现在谢谢你"也让这个催眠后暗示线索变得特别明确和具体。

然而,实验结果并不取决于实验者对任务的理解,也不取决于受试者对测试的态度或理解。结果完全来自受试者的任务表现本身。换句话说,实验者要求受试者去执行一项只需受试者运用自身能力的任务,而无需来自实验者的任何指导、建议或指示。只有该任务才是决定性的力量,而当任务完成时,受试者的任务表现就是结果。于是,受试者的任务表现成了一个既定的、不可改变的事实,因为受试者的表现含有对于个人评价和判断的明确表达。

在接受任务的态度上,非催眠受试者与催眠受试者存在差异,表现在从严肃的感兴趣到冷漠、好奇、困惑、无聊、轻视、质疑等过程。即便如此,反应的本质与特征是一致的,除非他们因"浪费时间"而产生怨恨。另一方面,催眠受试者始终表现出有意愿、认真合作的一致态度,无论之前是否作为非催眠受试者,或作为具有上述任何任务态度的第一次使用的受试者,似乎并不像清醒受试者那样对任务本身带有自发的情感判断。

各个实验者所发现的实验结果始终是类似的(即使其中一些助手与作者本人并不认

识）。最重要的因素可能是实验者他们任务的简单性，以及他们能够轻松避免分享受试者的表现。

只要有可能，作者就会要求在实验的不同时间对许多受试者进行 2～12 次重复实验，可能很多次重复既要在清醒状态下做，又要在催眠状态下做。

这些重复不算附加实验。然而，并不总是能够重复实验，特别是对那些清醒受试者，因此不但"只有一次"清醒的受试者数量更多，而且清醒受试者的重复次数也更少。重复实验的目的是发现程序中的可能错误。

与催眠受试者相比，可供使用的清醒受试者数量要多得多。所有的努力都是为了确保尽可能多的清醒和催眠受试者，但在催眠状态下使用的受试者数量较少。实际上，所有催眠受试者也用作清醒受试者，有时先处于清醒状态，有时先处于催眠状态，作者努力做到这些交替的随机分布和等距分布。

通常，这类实验是在大学或医院环境中进行，偶尔在私人团体或医学、心理学或其他讲座时进行。实验的形式非常简单，只包括以下的简单问题：

> "在我们等待的时候（这句话比较含糊地表示事情已经被延迟，或者正在因地制宜地被推后进行，这句话也明确地暗示真正想要实现的目的还没有被说出来），如果你在这个房间里有一张 3 英尺宽、4 英尺长的照片（我们会依次指定准备好的四张照片中的一张：一位当时在场的人、一张受试者熟人的小幅快照、房间里真实存在的一盘水果和一张这盘水果照片的快照），你会把这张照片挂在这个房间的什么地方？请你仔细地考虑一下，一旦你下定决心，请指出照片悬挂的确切方位。"

实验者是从一张打印好的卡片上读出上述问题的。卡片成为一种暗示，让受试者的感觉实验已经在进行了，但问题本身又似乎不能完全印证受试者的这一结论。不如说，卡片让受试者觉得实验者问这个问题时是非常严肃认真的。

在向受试者提出这一问题时，要提到的现实对象总是先前经过仔细地摆放。比如，现实中的人可能坐在窗边的椅子上，或者以某种随意的姿势靠在窗户上；这个人可能蹲在书架前，显然是在寻找最底层架子上的某本书；或者坐在或站在房间中央的一张书桌旁；或者坐在或站在房间对角放置的（或任何其他随意的位置）一块黑板前。至于那些快照，它们都放在开槽的木头底座里，随意地简单放置在诸如书架顶部、黑板底端的粉笔托盘里、窗边椅子的扶手上、房间中间的桌子上，或是房间角落的一个台子上。一盘水果同样被放在不同的位置。受试者和实验者总是走到距离真实物体旁边大约 3 英尺的位置，这将通过手势来表示。

在对非催眠和催眠这两种类型的受试者各自进行的 10 次实验中很明显发现，可以在不改变结果意义的情况下，通过为每个现实对象重复提出问题，来对现实对象进行多次定位。例如，可以针对随意站在窗边的人提出问题，然后当这个人闲逛到书架、书桌或黑板时，可以针对每个新位置提出问题。类似地，快照和这水果盘可以开放性地重新定位，并针对每个新位置提出问题。或者，可以先将所有四个现实对象定好位置，可以对每个对象依次提出问题，然后开放性地进行重新定位，并重复提问。这种在单一场合进行的多次测试，绝不会改变相应的反应，只是如果进行太多次，清醒状态的受试者可能会变得不耐烦或烦躁。但重复不会使处于催眠状态的受试者感到不适。

对未催眠受试者的另一个影响是，重复实验一开始往往会激发他们的好奇，但不会改变他们回答的特征。这导致他们对自己的最初的回答产生怀疑，并提供与第一个答案特征相同的第二个有时甚至是第三个答案。至于对催眠受试者则没有影响。每个位置和每次询问都被视为一个完整的单元，与任何其他事项或询问无关。这一发现使得有可能对每位催眠受试者进行更多的测试，但是此类重复并未包括在附加实验中。唯一被丢弃的那些实验结果来自未催眠受试者，他们认为问题很荒谬，要么拒绝回答，要么对此感到恼火，故意给出荒谬的答案，比如"哦，把它挂起来给圣诞老人。"然而，这种情况很少，因为总体趋势是把这个任务当作一个没有特殊意义的简单直白的问题。

超过 2000 人参加了这项实验。其中超过 1/3 的人没有机会引发出梦游式催眠状态的，而这通常与另外的催眠研究有关，这种催眠研究有时只不过是深度催眠的系统训练。这种深度催眠训练是使用传统的仪式化语言催眠引导技术，每次持续数小时，经常重复数天，以确保受试者处于深度催眠状态中。深度催眠的标准是：对催眠体验的全然催眠后失忆，已完成的意念动觉活动（如自动书写），意念感觉活动（如视听幻觉）。有时是引发手部和手臂有效催眠麻木（像突然经过用电击来测试一样）。通常受试者被要求回忆一些遗忘已久的记忆，这将在催眠后与他们讨论，作为对他们催眠后遗忘的测试，并努力验证回忆的有效性。此外，在无数次惊吓反应小测试中，以确定是否有意保留着与环境的接触，而不是"完全酣睡、宁静，就像是在深夜极度疲倦的时候睡得那般安稳。""我希望你睡得像木头那般深沉安稳"，这是一句极常见的暗示（当作者现在希望梦游式催眠状态时,会采用更简单、更轻松的方法)。

只有在深度梦游式催眠状态出现时,催眠受试者才被用于该实验。这样做有如下原因:那些处于浅度催眠状态的人发现如果他们睁开眼睛的话,就很难保持催眠状态,并执行与外界现实相关的任务;他们觉得为了完成任务就需要从催眠状态中醒来;他们表示,如果他们试图保持催眠状态,他们就会"把(任务)做错"。那些处于中度催眠的受试者也不愿意合作,经询问后他们的理由是:眼睛睁开着并做一些与自己无关的事情会打扰别人,往往会唤醒他们;他们愿意做一些对他们个人有影响的事情,但他们觉得对外部物体的任何操纵,都会给他们带来不适当的负担。如果实验者坚持,受试者也会勉强同意,而且很可能发生的是要么催眠程度降低要么从催眠中醒来。出于上述这些原因,只使用了梦游式催眠受试者。为确保有如此多的受试者,就需要大量的工作和一段很长的时间。然而,还有一个额外的收获,那就是这些梦游式催眠受试者还可用于其他实验研究和讲座演示。如果实验者过于热情地给出指示,无意中添加了重点,或者意识不到自己误导了受试者,这就很可能会造成实验的负向结果。因为这些做法不知不觉确保了实验结果是作者想要得到的,为了纠正这一点,一个很简单的办法就是采用作者早年在研究催眠时的做法,这是当时作者的常规做法,即作者会挑选一些非常聪明的受试者,先将这些受试者导入催眠,让他们自发呈现出梦游式催眠状态,然后作者让这些处在催眠状态的受试者来充当作者催眠导入技巧的批判者,并且这些受试者与作者及新的催眠受试者关系融洽,而新的催眠受试者并没有意识到前一位受试者正处在催眠状态。

也许最好的例证是以下经历。作者正在给一个小的医生团体做讲座和演示,他使用另一个团体的一名成员作为他的志愿受试者,他将在 2 天后在这个团体做类似的演讲示范,第一个团体也会在场。受试者似乎发展出一种梦游式状态,但作者注意到这次催眠表现中的一种"新特质",并很快意识到受试者正在假装一种催眠状态。作者小心地未对假装者施加太大压力,并提供一切证据,把他的表现当作有效的来接受。在讲座结束时,作者问"受试者",他是否可以在第二天训练新受试者时提供帮助。他爽快地答应了。

作者分别安排 5 个经验丰富的梦游式催眠受试者,他们在不同的场合在梦游式催眠状态中充当作者催眠技术的批判者,告诉他们要与作者见面,并发展一种梦游式催眠状态,他们彼此之间以及与作者之间都保持全然的融洽,但他们不能向一个即将到来的新的梦游式催眠状态受试者表露他们的催眠状态。相反,他们要评估新受试者的能力,评估他对正性和负性视幻觉和听幻觉做出反应、表现出的木僵及自动书写等方面的能力。每个人都要依次对这些内容进行评估,然后他们可以自由发表他们想发表的补充意见。

他们首先会问新受试者,是否知道他们处于梦游式催眠状态,然后问受试者是否能识别出他们从催眠状态中醒来,他们醒来的顺序从 1 到 5,与已经分别指定给他们的数字的序数一致,这样便于他们每个人按顺序等待自己从催眠中醒来。如果新受试者不能识别出他们的催眠状态,他们就会接受盘问他,谁是第一个醒来的人,如果他没有正确识别出来,那些仍然处于催眠状态的人将检验他们的小组,并在记事本上记下正确的身份,加上目前意识状态的名称。此外,在表达他们的评价之前,他们要先把它们写下来。当他们醒来之后,他们会记住那种情况,但对假装者的个人表现和评估产生遗忘,因为它们是彼此分开的,应该被分别记住。

结果与实际和预期的可能性一致,假装者在各个方面都立即被认出来了,假装者既没有意识到他们(5 名梦游者)处于催眠状态,也没有识别出他们每个人的觉醒状态。此外,假装者还惊讶地发现,他们(5 名梦游者)对彼此的评估有不同程度的遗忘,并且他们(5 名梦游者)都发现了相同的三次实例,即"他(假装者)开始进入催眠状态,然后又退出来了。"

当 5 名梦游者悄悄地低语小会,然后写下他们似乎一致的评论时,作者感到相当困惑。这个评论是:作者也已经认出了那名假装者,他已经三次开始进入催眠状态,但又从这种状态中退出来了,并且他们也意识到作者保持着一种不参与的态度,他所有的暗示都以这样一种方式提供,即在没有作者帮助的情况下,允许假装者可选择继续进入催眠状态或继续假装,也没有努力去利用那三次例子(当假装者开始进入催眠状态时)来引导催眠。作者也没有试图使假装继续下去,他们显然认为,作者只对这个感兴趣,即假装者发现自己处于该情境下时,他会做什么。

假装者对他模拟行为暴露的态度是,他认为这是一种真正的科学研究,以了解梦游式催眠状态受试者如何识别梦游、假装,以及他们可能观察到的任何特定行为反应。这个例子促使作者在一切可能的机会,利用梦游式催眠状态受试者来检查其他催眠受试者,并检查他自己的行为。这被视为是作者在发展自己催眠程序过程中的一个非常重要的因素。

300 多名梦游式催眠状态受试者之前曾被用于其他类型的非催眠、清醒状态下系统组织的实验中,以及调查色觉、自动书写、麻木、记忆恢复等的实验中,他们表现出了令人满意的梦游式催眠状态。在本实验中,这些受试者中的一半第一次在清醒状态下进行实验的,另一半则是第一次在催眠状态下进行实验的。还有 350 名催眠受试者,有一半人经历了与本研究相关的首次催眠体验,尽管故意给他们留下一种印象,即催眠的目的是其他一些无关的活动。例如,故意让他们认为自动书写的简单培训程序本身就是一个实验,而这种教学课程的目的是引导和保持深度催眠状态,尽管活动与现实物体有关,如铅笔和纸,或粉笔和黑板。类似地,教他们睁大眼睛保持深度梦游式催眠状态是另一项训练任务,实际上除了保持深度催眠状态外没有其他意义。那些首次被用于这个实验的人,随后被用于其他实验,作为对他们催眠能力的另一个检查。少数受试者在见到作者之前有过催眠经历,这些人与那些只接受作者催眠引导的人的反应相似,还有大约 30 名受试者接受了作者学生的催眠训练。这些受试者可以很容易地被作者、作者的助手或者最初训练他们的人所使用,他们所给出的结果与其他受试者的结果完全一致。

有 2000 多人参加了这个实验,但原计划只要求 300 人,其中大约 100 人是梦游式催眠状态受试者。由于涉及了其他工作和实验,作者新增了更多受试者,直到意识到已远远超过原来的数量。由于准备手稿的困难和一些偶发情况(这些情况造成了通过特殊教学项目突然获得了大量受试者),使得实验的结束一再推迟。

还有一个问题,那就是想要找出实验结果的例外情况。这导致实验者满腔热忱地招募了大量额外的受试者,想要确保得到负性的结果,然而实验结果一如既往都是正性的。实验者调查了每一例自发的负性结果,无论是作者还是其他调查人员,都发现受试者处在轻度或中度催眠状态。对此,受试者总是会解释说他们有一种与环境接触的感觉,并且希望能够降低催眠的程度或者想要从催眠中被唤醒,这样他们才不至于"给出错误的答案"。实验者详细地询问了受试者,但受试者说不出什么是"错误的答案"。受试者通常的回答是:"嗯,好像就是哪儿出了问题,我也说不上来。"这些引人注目的答复不仅仅是作者收到过,他的实验助手也收到过,这些实验助手并不知道作者和其他人都收到过类似的有意义的回答,不能说一定是一模一样的措辞,但意思相差无几。

通过过去 16 年私人执业的经验,作者得到了大量额外的受试者。例如,1964 年的最后 1 周作者接诊了 3 名患者(一位患者想从大学考试的恐慌中解脱出来;另一位患者想减轻疼痛的症状,他被三家神经诊所诊断为功能性头痛;第三位患者是个第一次怀孕的女性,她的产科医生送她来接受催眠分娩的训练)。这三位患者都呈现出梦游式催眠状态,作者利用他们的催眠反应来核查本研究中各种说法的有效性。在作者的私人心理治疗实践中,这也算不上特别不同寻常的 1 周。

该实验的研究时间长达数年,因此对参与的受试者进行分类已经是很难的。那些本科生,不管是作为催眠状态的受试者还是清醒状态的受试者,他们可能在大学毕业之前不会重复测试了。医学专业学生可能会成为实习生,实习生有时会成为住院医师,而住院医师有时会在他们的任务完成之前成为职员。在校社会服务工作者往往成为毕业生和行政人员。唯一不变的受试者，是非大学水平的人、医院的医务人员，以及实际参与但未被计入总结果的精神病患者总共有 25 人，无论他们处于清醒状态或催眠状态都会表现出精神病态，但他们的实验表现却始终如一。他们的结果与从适应良好、受过高等教育的受试者中获得的结果一致。另一类保持不变的受试者，由作者私人诊所聘用的人组成，在他的诊所实验并不妨碍对轻微不适的心理治疗。通常治疗目标不允许大量的实验重复，但从这些受试者那里获得的实验结果，与从大学人群中的志愿受试者那里获得的一致。

总体来说，四所大学贡献了大量的受试者。例如，一次对 500 多名学生进行的为期 3 小时的讲座和演示产生了 137 名梦游者，他们接受了集体训练，在随后的几个周末，作者和他的助手分别将其用作实验受试者。在一所大学中，从大量现场听众进行的一次演讲和演示中，筛选出来 93 名受试者。

事实上，作者在医疗和医院团体面前所进行的大量演讲和演示，有护士、社会服务工作者和医院工作人员的出席，这使得大量受试者的获取相对容易，他们可以在周末接受该实验的测试。

程序和反应

在实验进行时，实验者向受试者读完卡片上所写的指导语（见前文）后，立即将目光完全集中在卡片上，并等待受试者的回答。如果想要进一步的说明，实验者只需再次阅读打印的指导语并耐心等待。

本质上有两类反应：未催眠反应和催眠反应。受试者年龄、性别、与他们催眠关系的既往史、之前对这问题的催眠或未催眠体验、地点、情境或场合，这些因素对所获得答案的改变没有影响。

未催眠反应是一个根据完整的现实感知和将自己定向于整个现实情境做出的回应，而催眠反应，总是根据对催眠情境构成的现实所产生的一种受制约的、受限制的和发生了变化的知觉而做出的回应。通过一次来自催眠讲座和演示的即兴实验来说明（上述说法）。这次讲座和演示面向医学群体，一位梦游式催眠状态受试者呈现出了负向视幻觉。

受试者被要求看观众席内的 X 医生，这位医生当时在观众席上，碰巧坐在一个狭窄的中央立柱前面。在这种场景下，受试者(他的首次催眠体验)被问道："在这个房间的哪里，如果你有一张 X 医生的 3 英寸×4 英寸(1 英寸≈2.54 厘米)照片，你会将它挂在这个房间的哪里？仔细考虑，当你决定了，就明确指出来。"

受试者慢慢打量着房间墙壁，显然一直没注意到有 200 多名医生的现场观众。最后，他严肃地转向作者，用手指指向 X 医生正后方的立柱说："我会把它挂在那里。"

这个回答对作者来说是很熟悉的，但对现场观众来说，却是最陌生和不可思议的，这给在场的观众留下了深刻印象，认为催眠显著地改变了一个人的行为。

作者继续为现场的医生做演讲和演示，后来又重复询问了完全相同的问题，这次首先让受试者察觉到 Y 医生(他碰巧坐在一个宽阔楼梯的台阶上)的存在。(这次将情境)进一步增强复杂性，作者先让受试者询问 Y 医生关于天气的问题，然后将这些实际做出的回答转述给作者，当受试者面向作者的时候，作者用手势示意 Y 医生悄悄移动到房间的另一边。这样做的目的是向观众证明，一旦实现了受试者对某个现实物体的定位，即使现实已经发生了改变，这种定位仍将继续，完好无损。当受试者完成了回复 Y 医生的答复的报告后，作者再要求受试者向 Y 医生提出新的问题。他转向 Y 医生原来坐的地方，继续问了一些问题，对于这些问题，Y 医生在他新的位置上给出了回答。受试者的反应是很吃惊，并对作者说，Y 医生以某种"有趣方式"改变了他的声音，他(受试者)无法理解。但是，正如观众所认识到的那样，受试者显然在视觉上产生幻觉，他继续认为 Y 医生坐在原来的位置上。为了继续这个即兴实验，作者再次向受试者提出了与 Y 医生有关的测试问题(作者之前就 X 医生提出过这个问题)。受试者慢慢地、若有所思地环顾了整个房间，之后，他的眼睛回到了幻觉中 Y 医生所处的位置，并说道他要把它放在"那儿"。谨慎地查问确认受试者说的"那儿"，是指高于幻觉中 Y 医生的头部大约 6 英尺，距离臀部大约 1 英尺的一个空间，即把照片放在楼梯的空白空间处(幻觉处)！

综合观众的讨论，受试者被要求去看 Y 医生"坐在那边的同卵双生的兄弟"，也就是看向 Y 医生当时实际坐的位置(位于窗前)。受试者立即认出了 Y 医生的特征，转头将实际的丫医生与视幻觉中的丫医生进行了视觉比较，并自由地评论说，他们穿着同款西装，这让他们更像了，但第二个丫医生在抽烟，第一个没有（这是真的。在新位置上，丫医生点燃了一支烟，但他在原来的座位上并没有抽烟）。然后受试者被问到关于"第二个丫医生"的测试问题（同先前询问的关于Ⅹ医生和丫医生的测试问题）。受试者有一次若有所思地打量整个房间，他的目光大多停留在之前他为丫医生所选择的挂照片的地方。最后受试者说，这两张照片不应该并排挂，于是受试者表示"第二个丫医生"的照片应该直接挂在他所坐位置的上方，这是窗户上部的正前方。

作者提醒受试者，已经问过三次打算把三张不同的照片挂在哪里。受试者称，就在作者和他说话的时候，他已经办完这件事了（我们在实验中遇到过很多次受试者有这种自发的任务推进，这凸显了催眠受试者对现实的理解与清醒受试者迥然不同的地方。换言之，实验者仅仅提出让受试者考虑图片挂在哪里，就足以让受试者在内心将问题所指图片在幻觉中完成，并进行现实中实际选位的任务）。在整个实验过程中，受试者的这种自发推进会频繁发生，不仅作者看到过，作者用的其他实验者也遇到过。然而，实验者并没有特别花功夫去询问受试者这些特定的信息（如受试者有没有在幻觉中把照片挂在墙上），因为这种刻意的询问很可能会给受试者的自发反应带来某种形式的影响。这种自发推进最常见的表现形式是受试者会自发地对于他们所选择的挂照片的地方表示认可和满意，不过受试者也并不总是有这样的表现，因此实验者没有对此提出任何疑问。对于未催眠的受试者而言，他们可供比较的反应往往是"是啊，我觉得这张照片特别适合挂在那里"或者"我觉得把照片挂在那儿也行"（受试者指的是同一面墙上的另一个位置或者另一面墙上的某个地方）。

既然演示催眠的受试者主动告诉实验者：假想中悬挂照片的任务已经完成，实验者便让受试者带着批判的眼光去查看一番，并评估这三张照片"悬挂的位置是否合适，妥帖，恰当"，实验者还让受试者随时随地提出任何他能想到的建议。受试者缓慢地，挑剔地检查了所有三张照片悬挂的情况，然后满意地表示，除了"第二位丫医生"的照片挂得有点歪之外，其他都很好。作者立即注意到"第二位丫医生"手托着下巴，肘靠着膝盖，身体的确在向一边倾斜。通过对清醒的受试者反复实验，我们可以拿结果来做对比，我们会让清醒的受试者想象墙上挂着一张照片，照片中的人物是在场的某个人，接着我们让在场的这个人重重地倒下。在任何情况下，清醒受试者的视觉想象都不会被现实物体随后的物理移动所影响，与之相反的现象，只有处在梦游式催眠状态的受试者才会经常发生。作者对催眠受试者说：照片挂歪的问题很快就会得到纠正，并继续他的演讲（丫医生自觉地坐直了身体,大约 15 分钟后,催眠受试者自发地告诉作者照片已经"挂直了")。

没有对这位受试者在清醒状态下提出摆放照片的请求。

就整个小组而言,只有作者知道正在进行一项作者特别感兴趣的实验。观众只是将这些过程视为演讲和演示情境下的即兴发挥,以供指导,事实上也确实如此。

几个月之后,作者被要求在同一个场所,对同一群人进行另一个演讲和演示,可以是相同受试者或其他受试者,具体目的是演示直接的疼痛控制和催眠后疼痛控制。

利用这个机会招募了三名受试者,其中一名参与过实验(如上所述),另外两名受试者没有参与过本研究实验的任何核心相关项目,他们都不认识第一名受试者。这两名新受试者以前曾参与过一项关于催眠性失聪调查的单项实验(Erickson,1938)。

作者在这三名受试者身上重复原来医学讲座时的即兴实验,他让这三名受试者一次一位地单独进行(另两个被要求留在等候室),先在每名受试者处于清醒状态时,给出合理化解释:"因为现在还没到会议开始的时间,让我们在其他观众到来的时候先打发打发时间。X 医生坐在那里。如果你有一张 3 英尺 x4 英尺的 X 医生的照片,你会把它挂在这个房间的哪个地方? 仔细想想,当你做好决定时,请明确指出来。"(然后作者重复这个程序,只是这次将 X 医生换成了 丫 医生)。先前参与过的(第一位)受试者显然不记得他之前在催眠状态下执行的任务,但作者没对可能的回忆进行测试。他的反应明显表明是一种完全的遗忘。

每位受试者都热切地打量房间的墙壁,每个人都选择了演讲者桌子后方的墙壁的区域,实际上这是一个适合悬挂照片的空间。与原来的程序不同的是,通过重复原来的请求词(指令),每名受试者都被要求进行第二次和第三次悬挂照片位置的选择。在这三位受试者中,都提出了悬挂照片的第二个和第三个可行的位置,每名受试者都给出了他们自己的、实际上很好的理由,但不一定与其他两名受试者的选择和理由一致。对这些假想照片在清醒状态下的所有摆放位置,都是依据墙壁的空间区域和能向观看者提供最佳视角来完成的。对于之前参与过的(第一位)受试者,X 医生和 丫 医生客观存在于(与之前)相同的座位上,他们的位置改变到房间其他地方时,对所提议的图片位置的选择没有影响。然而,同样的三名受试者,在催眠状态下,分别选择了适合 X 医生和 丫 医生照片的合适位置,不太可能是那些(便于被观看的)地点,而是与两个人实际物理存在直接相关的位置。他们没有表现出对整体一般现实情境的认识或影响。虽然,"在这个房间的哪里"构成了确切的问题,但收到的回答总是表达着受试者对物理现实明显的催眠理解,这种理解绝对不符合他们对现实的一般清醒理解。事实上,受试者对现实的理解似乎肯定是另一种类型的体验,而绝非他们清醒状态下的体验。先前参与过的(第一位)受试者给出了与最初体验相差无几的催眠反应。这方面的熟练性并未改变催眠反应。

在催眠行为的进一步演示中,在另一次医学会议上(之前作者从未出席过),这次会议的主题是"催眠引导技术"。为了进行这次展示,医生团体为作者争取了 10 位可能的志愿受试者,直到每位受试者被单独从等候室带到作者面前做介绍时,作者才认识他们。采取这种形式的原因是确保在接触每个受试者时,他们事先都不知道作者对之前的受试者做了些什么,从而排除任何模仿或可能的串通。医生团体希望将催眠作为一种合法且重要的现象对其进行评估,并以可控的方式来进行。这种充满理智的批判氛围提供了一个绝佳的环境,便于作者进一步的即兴实验,因为在场的人都不知道作者私下实验的目的。因此,当每一名受试者被他的主治医生带来并引荐时,他们只知道是来演示催眠导入技术的各种变化,他们事先被告知的也就是这件事。接着作者会对受试者说大致这样的话:"我不知道你认不认识那位先生(作者指向那个人),就是那位(带着领结和条纹四手节领带、叼着长柄烟斗、佩戴着翻领花,或者任何特殊的易于识别的衣着打扮特征)的先生,而且我也不知道你认不认识(这时作者会指定另外一位医生,然后细致描述他一系列易于识别的个人特征)。"就这样,作者随机选中了在场的 2~3 个人,表面上看作者是在和这个志愿受试者借题聊天。其实,作者的真实意图是在物色 2~3 个人,他们坐的位置特别有利于作者做实验。

对每名受试者(他们中还没人见过或体验过催眠,即下面的标准问题是在他们清醒状态下提出的)提出标准问题:"在这个房间的哪里,如果有你一张(那位戴着领结的医生的或任何特定的识别标志)3 英寸×4 英寸的照片,你会将它挂在这个房间的哪里? 仔细考虑,当你决定了,就明确指出来。"对于听众和受试者来说,这只是一个随意的、无关紧要的问题,只是一个毫无意义的、或多或少是例行公事的介绍性谈话。

在每一个案例中,受试者都会观察一番房间的墙壁,指出墙上适合挂照片的地方,但每个人认为合适的位置选择会有所不同。例如,一位受试者会说:"我想把那儿的那张照片取下来,然后挂上新的那张。"另一个受试者会指着墙壁上的另一片地方说:"最合适的位置已经被人用掉了,所以只好挂到那里了。"然后,在每位受试者都进入催眠状态后,作者演示了几项催眠技术,并且讨论了自己用过哪几项特定的催眠导入技巧,接着作者再次询问处在梦游式催眠状态的受试者当初在他们清醒时问过的相同问题。人们发现,受试者未觉察到观众,或受试者与观众完全融洽,并能够敏捷且充分地回答观众的问题,这两种情形并没有差异。至于这个特定问题是由作者提出的,还是由与受试者保持融洽的团体成员提出的,或者这个问题是从打字卡上读出来的,还是仅仅被问出来的,这都无关紧要。要问的问题是:"如果你有一张 3 英尺×4 英尺(为该受试者清醒状态下所选出的人)的照片,你会把它挂在这个房间的哪个地方?仔细想想,当你做好决定时,请明确指出来。"

无一例外,处于催眠状态的每一名受试者都会缓慢地、深思熟虑地打量房间,然后把照片放在被选中的人的上方并稍微靠后,而不顾现实背景的荒谬。这种与受之前在同一任务时清醒表现的不同,很容易被鉴别出,给观众留下了最深刻的印象。这些表现向在场医生显示了催眠可以显著改变受试者对刺激的反应,这项事实对他们而言具有巨大的医学意义。

针对这 10 位受试者中的最后两位,作者已经知道他俩是很棒的梦游式催眠状态受试者,因此作者设计了一个新的实验程序,并分别对他俩进行了重复实验。这项新的实验程序是:当一名受试者单独进入房间,即将登上讲台前,作者请他停下来并提出一个请求:"请那位头发蓬乱、胡须浓密的先生和那位佩戴领结、衣领上别着白色康乃馨的先生离开观众席,坐到讲台上的指定的两张椅子上来",这两张椅子已经事先摆放在一幅10 英尺宽、12 英尺长的历史场景油画前了。对于每一位受试者,被叫的医生同意了作者的请求,但两次都显得有些尴尬慌乱和忸怩不安,而这两位受试者都好奇地看着这一幕。接着,对于这两位处在清醒状态的受试者,作者分别再次询问了两位医生的照片该挂在哪里的关键问题,而此时这两位医生已经换到了新的座位上。每一位受试者都自由地打量了礼堂的墙壁,并给出了通常合理的清醒反应。

然后,作者利用这两位受试者进行了一些催眠技术的演示和讨论,这时两位受试者仍然处于梦游式催眠状态,与除作者以外的所有人都脱离了现实融洽关系,接下来作者再次询问受试者两位医生的照片该挂在哪儿。此时这两位医生正和作者一起坐在讲台上,但是作者用口头的特殊描述来告诉受试者这两位医生是谁,用的是当这两位医生仍然坐在观众席时对于他们的特定描述。每位受试者都认真、仔细地审视房间里的所有墙壁,然后让作者感到十分惊讶的是,受试者表现得有点犹豫不决,似乎在权衡选择两位医生背后被油画占据的墙壁,还是选择与医生原先在观众席的座位直接相关的位置。最后,受试者选择的是两位医生各自背后稍高的位置,而这两位医生正分别坐在油画前。作者立即问道:"能不能请你征求一下每位医生的意见,看看他是否同意你选择的那个位置?"再次让作者感到万分惊讶的是,刚才还望着幻觉中照片的两位受试者都毫不犹豫地转身朝向观众席,看向医生最初坐过的位置。显然,受试者最初对于这两位医生的意识觉察,正巧是在作者要求这两位医生换座位的时候,带来的影响是受试者将对于这两位医生的认知定位到了观众席,换言之,医生根据作者的要求重新换过的位置,不知不觉中成为催眠现实中背景的一部分,而受试者看到这两位医生的第一眼构成了受试者在清醒状态下对于观众所构成的现实的理解中的两个恒常客体。于是,当受试者望着幻觉中仍然坐在观众席的两位医生时,每一位受试者都明确表示,对于他们选的照片位置,(很显然在受试者们的幻觉中)两位医生都非常肯定地点头认可,医生们仍然坐在观众席里。

我们可以推测,对于受试者而言,医生作为观众成员的最初身份及医生照片悬挂位置的问题构成了受试者实际上的外部清醒现实的一部分。而当受试者在催眠状态时,他们则形成了一种新的、不同的催眠现实,包括幻觉中将要被挂在墙上的照片,受试者对此的理解显然与清醒状态下的理解不同。当作者提出征求医生同意的问题时,受试者需要将最初对于观众的现实理解的一部分纳入催眠状态中来,受试者做到这一点的方法是用自己对于医生坐在观众席的视觉记忆来代替,同时仍然保持催眠现实的完好性。如果要进一步探讨这个话题,我们可能要补充一个事实,在从事复杂行为的梦游式催眠状态受试者当中,我们经常会遇到受试者这种将清醒状态下一部分现实的理解,融入催眠状态下的现实理解的特殊状况。令人感到有趣的,无论这两种不同的现实理解存在着怎样的矛盾和冲突,受试者的主观体验都不会有任何的冲突感和不协调的感觉。在这个案例中,在受试者登上讲台前,作者指定和描述的两位医生很明显仍然属于受试者在清醒状态下,将他们作为观众中的一员进行理解。而这两位医生坐在讲台上的事实显然构成了受试者催眠现实的背景的一部分。因此,当受试者在决定照片悬挂位置时,他根据的是催眠现实中的场景,但当受试者被要求征求医生意见时,医生属于受试者清醒状态下的现实部分,于是受试者转向最初建立清醒认知的观众(译者注:那里坐着最初他们在清醒意识状态下看见的两位医生)。受试者在选择照片位置时表现出来的犹豫不决并不一定意味着他们正在体验着某种内心冲突,也许只意味着他们必须在基于两种不同的现实理解的等价选项中做出选择。

在本场演讲和演示的 10 名志愿受试者中,4 名受试者(就作者而言)对催眠没有回应,在作者对他们的催眠失败后,允许他们坐到观众席中。在会议结束时,其中一名再次自愿成为一名受试者,这是观众非常感兴趣的一个项目。这次证明了他是一位出色的受试者,他像其他处于催眠状态的受试者一样,将另一位带着斑点领结的人的照片放在了一个不可能的地方,随后在清醒状态下,将照片放在一个有可能的地方,不过他对接受的催眠行为完全遗忘了。

至于其他的催眠受试者,在已经完成了各自的演讲和演示之后,一个接一个地被送到了另一个房间,由被下了指示的大楼管理员监督他们,不允许他们之间进行对话。事实证明,这种预防措施没有必要,因为每位受试者离开时都处于催眠状态,并给出了催眠后暗示,即舒适地、平静地休息,直到作者再次需要他,所有(这些受试者)都遵从和接受了暗示。这种预防措施仅适用于:倘若观众提出一些问题,这些问题可能要召回他们,以及并不希望他们之间互换信息。

作为会议的结束部分,将这 6 名受试者从催眠状态中唤醒,并分别召回到演讲室。在那里,采用相同的程序和问题,要求每位受试者指出在哪儿他们会放置一张特定的假设的照片。尽管他们之前的催眠行为完全符合清醒现实的行为,他们还是根据适宜的空间需求再次选择了墙上的一些区域,来自观众的那些多余的建议没有影响到他们。

尽管上述实例不构成该实验报告数据的一部分,但它们能够让人更全面地了解如何将一个实验作为更大活动的附加部分来进行,另外对受试者而言,也并不是一个经计划的研究。此外,这些实例清楚生动地说明了在实验研究本身中所引发的实验行为反应。

实验研究的结果

现在回到实验研究,从清醒组和催眠组获得的结果,在组内始终具有一致性,在组间则始终在特征上有差异。清醒受试者看着 4 个现实物体中的每一个,对物体当下的位置毫无兴趣。比如,快照是在窗台上、桌子上或书架上,这对他们而言没有区别。他们只是打量所有四面墙壁,目测墙壁的空间。然后,他们指出,如果有这样一张照片,他们会将它挂在哪里。此外,许多人在其对墙壁空间评估中,还考虑到了有利位置,即对一个正进入房间的人有利的位置与已坐在房间中的人有利的位置不同。还考虑了窗户的照明效果和照明设备可能产生的光线反射。所有人都排除了某些墙壁区域,要么是直接声明,要么看了一眼后就放弃了。一些人讨论了一面墙与另一面墙的合适性,并给出了第二种甚至第三种选择。但所有的选择都基于一些外部现实(墙壁空间、照明、有利于观看者的位置和其他美学考虑)。

对于催眠受试者,这个问题以完全不同的方式解决。首先,受试者会强烈地注视那个照片(即将被悬挂起来的现实对象)。然后是缓慢地、仔细地对所有墙壁进行视觉搜索(显然与清醒状态下的受试者同样重视),尽管存在现实物体,受试者的目光会回到物体上,并缓慢地、深思熟虑地将这个假想的照片摆放在与现实物体直接相关的位置上,比物体本身高一些,靠后一些。这种情况总是会发生,无论所选择的区域是空旷的空间、窗户、蒸汽管道、房间角落、天花板高的书架、黑板、另一幅画,还是小得难以置信的空间。有时,受试者会提供第二选择,一个略高或略低的摆放位置。没有人考虑过那些外部现实(实际的墙壁空间、照明效果、有利于观看的位置,或任何其他外部现实考虑)。

第一次在清醒状态下接受测试的受试者给出了该状态的特征性反应,外部现实完全支配了他们的反应。随后在梦游式催眠状态下,在同一房间里接受测试时,他们给出了梦游式催眠状态的特征反应。他们不受先前测试行为的影响,外部现实也没有影响。第一次在梦游式催眠状态下接受测试的受试者给出了该状态的特征反应。随后在清醒状态下的测试,他们不受先前的催眠测试行为的影响,并给出了清醒状态下由外部现实所决定的特征反应。

对于测试的反应而言,唯一保持不变的现实对象就是一盘水果的照片。我们反复更换过水果的样子,用外形各异的一盘水果的照片,重新测试了清醒受试者和催眠受试者,发现现实对象的改变丝毫不会影响所引发的反应。不用说,受试者认识的人和这个人的快照必然会因人而异。我们用认识同一个人和同一张此人的照片,分别测试了清醒和催眠状态下的受试者,得到的结果在性质上没有变化。我们又用了不同的人和不同的照片来分别测试清醒和催眠状态下的受试者,或者进行一些单独的重测,也没有对结果造成影响。从本质来看,用来测试的现实对象对于两种类型的受试者都仅仅是现实对象而已。我们要求受试者完成的任务成了他们反应的主导因素,而这个反应也与他们当时的意识状态是一致的。

我们现将受试者的行为举例总结如下:受试者在清醒状态下看到了自己认识的人的一张快照,不管这种快照是放在桌子上、书架顶端、窗台上,还是其他一些随意摆放的位置,接下去,受试者会若有所思地详细检查房间里所有的墙壁,并对不同的区域进行比较。然后,受试者根据实际情况最终决定将这张 3 英尺×4 英尺的快照挂在哪里。当受试者处在催眠状态下时,他们也会对房间进行同样的总体勘察,但当他们勘察到快照所处位置上方的墙壁或空间时,行为总是显得有些犹豫不决。然后,随着催眠中的受试者越来越果断,受试者会指定快照所处位置上方的一个区域来挂照片,而不管那里适不适合挂照片,受试者选择的地方可能是一扇窗户,可能被蒸汽管道占据,也可能在一个角落里(根本不可能悬挂照片的角落),又或者就空无一物。

这位实验者感兴趣的另一个项目涉及浅度和中度催眠受试者的使用。实验者发现,对于这两种类型的受试者,都持续存在与现实明确的主观联系,这是完全可以通过诸如不自主反应、回避反应、惊吓反应等客观测试进行验证的。在刚开始规划这项实验时,之所以决定只使用梦游式受试者,是因为这些受试者能够提供催眠状态的最清晰证据,表明催眠状态是有别于清醒状态的。既然是实验问题,不是对差异程度或差异类型和差异变化的研究调查,而只是关于是否存在一种可辨识的差异的问题,所以作者与他的顾问和助手认为,只使用梦游式催眠受试者,会适合所拟议的研究。然而,随着研究推进,开展了另一项单独的研究,其中采用了不同程度(浅度和中度)的催眠受试者。

　　受试者也表现出了与清醒状态下不同的现实理解。这主要是程度上的差异,从轻微到接近梦游式催眠受试者的现实理解。在催眠的较浅阶段,外部现实似乎保持不变,但"没那么重要""没那么真实"。悬挂照片这一任务必须通过闭上眼睛想象来完成,因为睁眼往往会中断或终止催眠。这种情形本身就是一种情境。此外,实际任务似乎扰乱着受试者精神和身体的宁静感,并且有种倾向考虑任务有些不情愿,然后很快就忘记它。随着催眠深度从非常轻的阶段向越来越深的层次逐步发展,外部现实变得越来越"不真实""不在那儿"或"我忘记他们了"。一些中度催眠状态的受试者可以保持眼睛睁开,甚至能看到特定的快照,但是主观上他们的周边视觉是不清晰的,现实物体是被遮蔽的。后一种现象的测试是将陌生的物体引入周边视觉的范围,受试者似乎察觉不到它们。然而,当良好的中度催眠受试者试图评估房间的墙壁(为了悬挂照片)时,他们的周边视觉会恢复,催眠状态会变弱或消失,他们会立即看见引入场景的陌生物体。因此,经过数百次测试后勉强得出结论,还没有为轻度和中度催眠受试者设计充分的实验措施。在收集了大量关于梦游式催眠状态受试者的数据后,对其他受试者进行了实验测试后发现,在类似情况下,他们的反应没有显著变化。于是作者尝试了一种变化,这一新程序是指,对催眠下选择的照片悬挂位置的合适性表示质疑。作为回应,受试者乐意地选择了快照对面墙上的一处位置,而无论现实是否合适。同样的事情也发生在一盘水果的快照上。但有一点不同,受试者倾向于将一盘水果的假想图片放在距离它最近的墙上时,如果不被接受,他们就会将这个图片立即放在对面的墙上。如果使用(实际的)一盘水果,他们正站在果盘前面,或者他们正站在果盘的一侧,他们会将果盘的图片放在墙上,形成这盘水果的一般背景。对于实验受试者或这些试验对象来说,墙壁位置的合适性并没有进入到悬挂照片的问题中,但是曾寻找过房间内哪些墙壁(比如图书馆的墙壁)会使悬挂照片非常困难。一盘水果的实际尺寸似乎对摆放其假想图片的位置没有影响。

　　在这个实验继续进行的同时,还进行了几个小实验。在同事的帮助下,邀请了一些作者不认识的志愿受试者。其中有些受试者,同事们秘密安排他们假装真正意义上的

"正处于催眠状态之中"。他们未被告知作者可能进行什么测试,因为这个一直未被透露。

受试者围成一圈接受集体催眠,面部朝外,因此他们就不能互相观察,而且现场光照条件很差,作者无法仔细观察他们。当他们看似都处于梦游式催眠状态,他们被告知继续待在深度催眠状态下,他们将会被一名助手单独地带到另一个房间,如果他们有一张3英寸×4英寸的、在下个房间所见到事物的快照(图片),他们将在哪里悬挂它。他们要把这个地方向助手(之所以选择她,是因为她对整个程序的目的一无所知)明确说明。

助手报告说,有3名受试者"合理地"安放了假想的照片,7名受试者选择的位置很"荒谬",但她按照指示不加批判地接受了他们的陈述,并适时地记录了下来(同事们实际上有意挑选了7名梦游式催眠状态受试者和3名以前从未进入过催眠状态的人)。

作者立即告知这3名"合理的"受试者,他们显然没有被催眠,有人要求他们欺骗作者。他们好奇地询问自己是怎样暴露的。由于他们对真实受试者的表现一无所知,作者向他们解释道将给他们一个学习的机会。

受试者都被带到测试室,被询问选择图片悬挂的问题,对这个问题他们的回答是根据"墙壁-现实-评估"确定位置,之后他们被告知他们的反应是清醒式反应,而实际的催眠反应则是不同的。随后,他们被要求在没有互相讨论的情况下,就像他们处于催眠状态一样尝试执行任务,并默默地研究这个问题直到他们确信自己能做到。当他们准备好以"正确的催眠方式"完成任务时,他们每个人要从夹克口袋里拿出一支铅笔,静静地拿着它,作为给作者的信号。因此,为达到"正确的催眠放置(任务)",排除了对其他人正在做什么任何察觉。15分钟后,一位受试者向作者发出了信号。又过了15分钟,由于另外两名受试者似乎不知所措,就向发出信号的那位提出实验问题,他选择了一个符合催眠状态反应的位置。另外两名受试者给出了反对的批评意见,直到他们突然认识到他们的同事显然处于深度的梦游式催眠状态,与他们不融洽,但是与作者融洽。他们开始饶有兴趣地研究他的行为和外表,其中一位是医学学生,另一位是心理学研究生。突然,后者陷入了沉思,研究着快照、那名受试者、墙上不可能的地方,观察到他眯起眼睛,仿佛要在墙上形成一个新的视觉焦点。明显地,他发展出了一个与其他人无融洽(脱离状态),也与作者无融洽的催眠状态。当这点被确认后,作者慢慢地移动这名受试者一直在观看的快照,使其越来越靠近这名受试者的脸；之后，作者站在快照后面，反复地上下移动它，以显示作者的脸。很快，这名受试者脸上的困惑表情变成认出作者的表情，融洽因此建立了。

第二名受试者（译者注：眯眼的受试者）被指示从催眠状态中醒来，并带着对自己的行为有完整的记忆和理解。经证明，这些结果只是部分令人满意。大体上，他解释道：

"当我认识到他所选择放置图片的地点很荒谬时，我开始认为这可能是催眠状态下看待事物的方式。于是我半闭双眼，试图让它们失去焦点，这样我就能以不同的方式来看事物。这让我想起了童年时代的'假装'游戏。接下来我所知道的是，我独自看着那个快照，它开始奇怪地移动。我看得越多，越发发现它似乎是有意义地在移动。突然，我看到了你，并知道你希望这张照片被挂起来，所以我选出了一个在你后方并高于你的位置，然后我看到照片挂在那儿，现在我知道那是半空中。对我来说，一切都是完全自然的，没有什么不一样的或不真实的。但我就是不明白。"

没有比这个内省叙述提供更多信息的了。

第一名受试者立即尝试发展催眠，但失败了。将三名受试者中首位发展出催眠的人唤醒，发现他有完全的催眠后遗忘。这三名受试者被允许讨论所发生的事情。第一名受试者不相信自己曾处于催眠状态，或者他的同伴会按照那名没有进入催眠的受试者所描述的那种方式放置照片，他也不相信那位对催眠行为给出清醒记忆的同伴的话。第一名受试者宣称，这种图片悬挂"完全不合理"，当被告知他一直处于深度催眠状态，并以类似的"完全不合理"的方式悬挂了照片时，他难以置信地否认了这种可能。

实验的问题

在实验一开始的时候，我们遭遇到了一些与实验本身及受试者有关的困难。然而，这些困难并没有让实验变得无效，从这些困难各自意义来看，它们反而让实验的结果得以增强。选择什么样的房间来做实验构成其中一个困难，但这个困难只适用于清醒受试者。在制定实验时，我们假定任何房间都可以用来测试两种意识状态下的受试者。然而我们很快意识到，既然不是所有受试者都可以进入催眠状态并让我们测试，那么我们可以安排一些房间只用来测试清醒受试者，因为我们要在不同的位置上来测试这些清醒受试者。然而，对于这些一开始只用来测试清醒受试者的房间，我们也经常会想到在清醒受试者测试完以后利用这些房间再来测试处在清醒状态和催眠状态的催眠受试者。这实际上就是一种实验的对照措施，因为在我们紧接着要讨论的考虑因素中，房间才是一个重要因素。

只有在清醒受试者看来，房间才具有这样的特别意义。在他们眼里，所有房间的安排都必须是"合情合理的"。如果我们用一间像图书馆一样的房间来做实验，但见房间的四壁从地板到天花板铺天盖地都是书架，清醒受试者会对实验者的实验诚意表达出疑惑不解和难以置信的态度，他们会觉得这太不搭调并拒绝实验。他们根本不相信实验者所提出的要求是严肃认真的，实验者不得不花费很大力气来说服他们，得到的最多也是半信半疑的回应。然而，我们可以将一位处在深度梦游式催眠状态的受试者带进这样的房间进行第一次的实验测试，这些受试者会指定一个合适的位置来悬挂我们所提到的照片，通常在现实对象上方和后方的一个区域，哪怕这个现实对象是一个倚靠着铺天盖地书架的人，一张真的放在书架上的快照，还是一盘摆在书架底下地板上的水果。这盘水果放在地板上的唯一效果是会让受试者根据自己的视线水平面去选择挂照片的"墙"在哪里。然而，当同样的催眠受试者清醒后，他们面对这样的房间时的行为表现就是清醒受试者的典型行为表现了。这些发现本身对于确认实验结果具有明确的意义。

就受试者本身而言，困难集中在两类特殊类型的受试者身上：争论型和过度认真型。这类受试者数据相对较少（因为这两类人相对少），他们反而增强而不是削弱了实验结果。

争论型受试者是那些对实验室和实验任务都有异议的人。他们都是清醒状态受试者，他们怀疑墙壁空间和房间与图片（照片）的关系，或者是图片与房间尺寸、墙壁空间、房间用途的关系，或者是图片本身的适用性。任务本身，作为一个纯粹的假设命题，完全被忽视和拒绝了。他们希望争论和辩论有关"适宜性"的问题。然而，受试者中的一些人（由于批判的清醒态度不得不将他们从本实验中剔除）随后被用于其他的催眠研究，他们出色的催眠行为表明，在梦游状态下测试这个实验会很有趣。幸运的是，一共使用和测试了 18 名这样的受试者，有些由作者进行，有些由作者的助手进行。无论之前在清醒状态下是否有相反的反应，在梦游状态下，受试者给出了典型的催眠反应。随后，在他们无法表示异议的房间里进行测试时，他们给出了典型的清醒状态行为，除了他们总是不同意悬挂至少 1 张或 2 张假象的图片（通常是一盘水果的照片或这盘水果的快照）。最初的测试室，在梦游状态下很容易就接受了，在清醒状态下再次被拒绝。所有的案例中，催眠测试都是在最初清醒状态测试后至少 6 个月进行的。又过了 6 个月,对其中 11 名受试者进行了重新测试,得到了完全相似的结果,只是删除(剔除)了最初被拒绝的房间。3个月后,这些受试者中只有 7 名可用。在清醒状态时,在最初的测试室对他们进行了测试。事实上,四人表示,由于作者的坚持,他们会遵从不合理的要求并指出可能的墙壁区域,但是其中有两人对这项任务提出了通常的批评意见,所有四人都大声质疑为什么实验者就考虑选择了这么一个不合适的房间。其他三人立即拒绝了这项任务,并提醒作者,数月以前,他们曾经拒绝过那个房间。这 18 名受试者被纳入了催眠状态受试者的实验结果中,但由于他们对任务的拒绝和选择性态度,以及为获取清醒状态反应所需的特殊照顾,他们未被纳入清醒状态受试者的实验结果中。

过度认真型受试者在一种或另一种或两种意识状态下都令人棘手。清醒状态下,他们表现出很多的不确定,有诸多争论,关于房间的合适性、图片的合适性、墙壁空间的合适性、利于观察的位置的合适性、灯光效果的合适性,因为各种不同的原因多次改变主意。因此,这些人被认为不适合作为以清醒状态参与实验的受试者。他们并没有接受实验任务,而只是在另一项涉及其他考虑的难以决策的任务中,扮演欺骗角色。在清醒状态下,他们表现出很多不确定性,争论房间、照片、墙面空间、观看者的有利位置、灯光效果是否合适,并因不同原因而反复改变主意。因此,他们被认为不适合作为以清醒状态参与实验的受试者。他们并没有接受实验任务,而只是在另一项涉及其他考虑的难以决策的任务中,扮演欺骗角色。

这类受试者中有 13 名接受了发展出梦游式催眠状态的训练。然而,即使在催眠状态下,受试者的人格特征也会有所干扰(任务执行),没有做好简单遵从任务的准备。例如,当问到实际在场某人的照片应该被悬挂(站在房间中央的桌子旁边)在哪里,受试者会从不同的角度看那个人,也许还会要求他改变位置,或者甚至移动桌子,以便用不同的方式来看他。然后,受试者会根据他(指之前那个站在桌子旁边的人)当下的空间环境,或者与桌子(他之前站在它旁边)之间的空间关系来重新考虑这个问题,受试者也许会把这张照片悬挂到桌子(被推到新位置处)的墙上。此外,受试者会要求把人的或一盘水果的或这盘水果的快照放在新位置上,同时受试者会考虑所建议的照片的其他可能位置。简单地说,即使是在催眠状态下,受试者也会创建新任务,而不是执行所要求的任务。

幸运的是,这些强迫倾向的人中有两名作者很早就遇到了,这促使作者刻意将其他人也寻找出来,并确定是否可以使用这些受试者。无论是在催眠状态下或是清醒状态下,受试者总是表现出更改和变化实验情境的需要。因此,这些受试者并未纳入在本实验中,并且也避免将此类人格的人作为可能的受试者。然而,在催眠状态下,他们非常明确地试图将假想的照片悬挂在与物体空间关系相关的位置上,而不是与现实墙壁空间相关的位置上,他们并不遵守所拟定的实验。

关于本实验中,性别作为一个影响因素的问题,它仅在与上述问题有关时才有意义。与男性相比,更多的女性对房间的选择和照片的适合性持有异议,或者争论这些问题并且过于认真。除此以外,就实验结果而言,受试者的性别并不重要,不过女性确实比男性更愿意当志愿者,因此(性别)分布中有 60% 的女性和 40% 的男性。

另一种起初引起许多关注后来被发现无关紧要的预期实验难度,是受试者之间的交流问题。一种控制措施是暗示对所有催眠工作的催眠后遗忘。研究发现,除了那些过度认真的受试者(他们"因担心记起本该忘记的事情",如上所述,这些受试者因为不适合两种意识状态而被排除)之外,这种方法显然是有效的。

对于清醒状态受试者,相互交流极少,对实验结果没有影响。随后的反思并没有发生到足以产生任何显著影响的程度,进行仔细地间接询问,随后发现,即使是直接询问也对任务表现没有影响。

然而,为了防止相互交流,实验者付出了大量努力来故意转移受试者的注意力。因此,当在一个地点对多名受试者进行广泛研究后,他们将执行其他更有趣、更有吸引力和注意力的任务,这些任务的执行将确保讨论是关于与本实验无关的研究。例如,自动书写作为在清醒状态和催眠状态下的一种可能性,它有效地分散了一大群大学生受试者对作者次要的、不重要的照片悬挂请求的注意力,这被认为是一项附带措施,通过它,作者来评估自动书写的个性。这样就可以安全地创造一个实验氛围。手套样麻痹(催眠的和未催眠的受试者),则是另一个引人入胜的话题。作为梦境体验或作为催眠引导后的退行,问题同样如此。作为对受试者间相互交流或两类受试者的自发回忆起和反思的附加检查,间接询问和直接随意评论被证明是非诱发性的,不会引起受试者对催眠经历的回忆、反思或彼此交流。

此外,整个实验之后的披露,只是为了提醒受试者,他们实际上是在没意识到当时这一事实重要的情况下,充当了实验中的清醒受试者。

告知还有过其他人参与的催眠实验,并不能唤起受试者自己参与催眠的记忆。即使受试者被告知,他们是在催眠状态下参与的,他们也不会自发唤起记忆。直到听到作者的催眠暗示(如果只有这些助手与受试者一起实验过的话,则是只有听到助手的催眠暗示)受试者才会有回忆,然后才会表现出真正的兴趣。实验者一再得到这样一种强烈印象,即当受试者第一次以催眠方式(参与测试),所暗示的关于受试者任务表现的催眠后遗忘,会辐射到受试者的清醒状态体验中。

这种实验之后的催眠回忆在几十名受试者中被引发出来,结果让受试者深感困惑的是照片奇怪的悬挂位置。受试者无法解释这一点,如果他们认真努力地去理解,他们可能就会产生自发的催眠。在这种催眠下,受试者会重申位置的"正确性"。如果与受试者进行了明确的辩论,他们也会顺从地将照片(因为这个催眠总是对原来催眠的激活)放置到符合辩论结果的墙上去。由于受试者(通常)会自发地慢慢从催眠状态中醒来,他们会对催眠状态有清晰的记忆,但会提供一个"纠正性"的清醒状态下的位置。

但是受试者仍然无法解释他们在催眠状态下选择这照片悬挂的位置。"当时看起来似乎是 OK 的",这是大约 150 名受试者中给出最多的一种回答。其他的回答大意是:"你在催眠状态下看事物的方式不同""事物以某种方式变了""事物看起来不同",以及"你只是按照事物的样子来悬挂照片,它就是这样。"然而,有超过 20 名受试者(让他们在实验后完全了解自己在催眠状态和清醒状态下所做的事情)用于另一项测试,以了解他们会为一张实际的风景图提供什么悬挂位置。很快就注意必须先在催眠状态下测试,如果先在清醒状态测试。受试者将受到熟练度的影响,而这将延续到随后的催眠状态表现。但若先在梦游状态下测试,受试者的表现会与最初实验的反应相当。然后,在清醒状态下测试,受试者会给出与实验清醒状态表现一致的反应,并表达出熟练度的证据。

如果在熟练的受试者面前进行长时间的、持续的、探索性的询问,受试者可能会失去发展催眠的能力;或者干脆拒绝进一步的讨论;甚至可能拒绝再做任何催眠工作。由于作者对催眠工作过于深入的探究,因此失去了许多优秀的受试者。几个月甚至几年后,其中一些受试者再次与作者变得友好,并将他们之前的放弃那段友好关系解释为:一种被作者无端地强加于人的感觉,一种"就这样一直工作到死"的感觉,或者是一种作者质疑他们个人诚信的感觉。重新建立最初的友好关系可能会促使进一步的催眠工作做得很好,但一次探究性的询问会再次被迅速拒绝,有时会再次感到作者不公正地质疑他们工作的认真与真诚。

另一个难题,并非由作为程序的实验本身所引起,它来自一些受试者对实验者在做的工作(与其他工作相关的和与本实验相关的)过度感兴趣。这些受试者会设法发现实验者在做什么工作,会询问各种他们认为有可能知道(实验内幕)的人。这些受试者的人数少于 50,在清醒实验和催眠实验中都将他们舍弃了。在其他方面也注意到了同样的"忙碌的身影"(好事者的)特征,并且它在任意一种意识状态下完成研究之前这点就变得明显。因此,有过几次这样的经历之后,就避开了这样的受试者。

实验的控制

最初打算邀请 300 名受试者,其中 100 名能够在睁开眼睛的情况下发展出梦游式催眠状态,并能产生催眠后遗忘。实验计划还包括聘用实验助手,这些助手有些有催眠知识,有些不了解催眠,还有一些不能识别出梦游式催眠状态(如果向受试者暗示要隐瞒这一被催眠的事实),仅限实验助手参与实验本身。实际上有一些实验助手作者并不认识,但他们的参与被另一些知道实验程序的人所监督。有时,这些人(任务是监督实验助手的人)也受到监督。有些助手知道正在进行一项实验,有些则不知道。一些助手认为,实际的实验不过是为一些"真实实验"做准备的初步"打发时间"。简而言之,对受试者采用了所有可能的对照措施,但逐渐变得明显的是,这些对照措施往往是多此一举。这主要是因为这项实验性提出或解读的实验问题,仅仅是一个简单的问话,而提问的实验者只对受试者的反应(问题的回答)感兴趣;对于受试者的其他任何反应,实验者只是被动、毫不在意的接受。

对实验受试者采取必要的对照措施,首先是需要识别出能够发展出梦游式催眠状态的受试者,在这种状态中,能发展出各种幻觉行为和催眠后遗忘。自进入医学院以来的经验,强调越来越多的是,个人需求与催眠状态发展的强度密切相关。人格结构也很重要。举例来说,一名辍学的癌症患者(有不良的职业、经济条件和社会适应史)可能会发展出良好的梦游式催眠状态,可与另一位辍学的癌症患者(有良好的职业、经济条件和社会适应史)的梦游式催眠状态相当。他们之间的显著差异在于,第一类患者不会在内心保持意愿,以努力维持反应性催眠行为;第二类患者能够并确实保持努力来从治疗性或缓解作用的催眠暗示中获益。

这个重要的事实也同样适用于正常的实验性催眠受试者。对于梦游式催眠受试者,如果实验者能够激发他们的内在动机,这种动机被其体验为属于他们,并且对他们很重要,而不是认为对实验者重要,这样的话,他们中就会有更多人可以发展出更好、更深的梦游式催眠状态。为了说明这一点,1966 年 8 月在加利福尼亚州纽波特海滩举行的麻醉师协会年会上,作者被要求用他本人不认识的 5 名受试者演示各种催眠现象。当受试者来到观众面前时,作者说:

> "穿白裙子的女孩将要坐在中间椅子上,你坐在这把椅子上,你坐那儿,穿白裙子的女孩将要就坐在中间椅子上,你坐这儿,穿白裙子的女孩将要就坐在中间椅子上,你轻轻地、轻柔地坐下,而穿白裙子的你就坐着,什么也不做。你需要做的就是坐在那儿,什么也不需要做,你不需要看,不需要听,什么都不用,就坐在那儿,什么都不做。当你们都坐在各自的椅子上,我将继续我的工作,就像穿白裙子的那位女孩坐在她的椅子上一样,在我提出要求前她什么也不做,然后她会做任何被要求做的事情!当你们轻轻地、轻柔地坐在你们的椅子上时,你们所有人都会像她一样。"

以上并不是逐字逐句的用词,但对于读者来说,它是最能提供信息的用词,因为语调、抑扬顿挫、停顿、手势、改变的视线方向不能用印刷品(文字)来表达。对他们所做的陈述所用措辞既冗长、又重复,这让他们产生了一些不确定的、深刻的信念,即对他们而言,坐在所指定的椅子上是非常重要的。对他们来说重要的事情是什么,并没有以任何方式表明。他们就是感觉到当作者继续"我的工作"时,他们有义务去体验它。穿白裙子的女孩(被指示坐在椅子上,什么也不做,没必要听、看或做任何事情,只是坐在椅子上直到另有指示)被用来演示一种自发的梦游式催眠状态,其特征类似鞍区麻醉(译者注:saddle-block anesthesia,鞍区麻醉,即骶管麻醉,麻醉后的区域在会阴区像马鞍状,故称鞍区麻醉)。

催眠实验结果的有效性

正如每一位经验丰富的心理治疗师都知道的那样,虽然 1 周 6 小时,长达 7 年严格刻板的"正统"或"经典"精神分析治疗都以失败告终,但仍然可以引发该患者极其重要和影响深远的生活改变。当然,我们没有任何办法来证明,在如此经年累月(如此长程)的精神分析治疗后,仅仅运用短期催眠心理治疗就会药到病除的关键所在。相反,这只能证明至少过去 7 年的精神分析并没有达到预期的效果。这里的唯一证据就是时间上是从做精神分析开始的。但长期持续的精神病学经验多次表明,催眠心理治疗所能取得的治疗效果就是采用催眠方能实现。

作者知道术前或术中,在没有任何药物干预的情况下,对处于梦游式催眠状态的患者进行了大手术(包括胆囊切除术),这些患者恢复得非常好且"平安无事"。虽然作者知道这并不能证明手术过程中存在身体组织的麻醉,他也不知道有无正常清醒状态下的患者自愿进行过任何此类手术,他也不知道有无任何外科医生愿意对处于正常清醒状态下的患者进行此类手术,但是有许多外科医生和口腔科医生愿意使用并成功地用催眠替代药物,有时部分替代,有时完全替代,并获得了成功。

简而言之,催眠状态和催眠现象的有效性,并不会因为批评者或质疑者无法理解而有所减损,也不会以他们的主观诠释为转移。催眠现象的有效性在于现象本身,催眠现象是不能用其他类型现象的标准来衡量的。虽然水和铁都可以用重量这一共同标准来测量,但铁在水中的浮力取决于铁的形状,铁的形状无法用重量来度量,铁的形状也不会改变水或铁的重量。然而,铁的形状可以防止铁沉入水中,对铁在水中浮力的测量标准与对重量的测量标准属于不同的度量衡类别。科学永远免不了被某些人所困扰,他们坚持用自以为是的理解来揣测自己其实并不太理解的事情。

作者不怀疑梦游式催眠状态现实的有效性,与清醒状态现实的有效性一样真实不虚,作者对此并不怀疑。作者想搞清楚的是,这类实验行为的性质和特征是什么。作者知道,睡眠中的梦境在人们的主观体验中也是一种现实,梦中的现实并不是躺在床上酣睡,而是在社交、驾驶飞机,或在经历无数其他体验,既可以是最令人愉悦的体验,也可以是实际上唤起极度恐怖状态的体验。作者对于精神病患者的幻觉体验也予以充分的尊重,但是人们还没有发现精神疾病的生理基础。作者想起了他与一名精神病患者打交道的惊人经历,这位患者被诊断为突发性、令人费解的急性紧张性精神分裂症,她极度痛苦地告诉作者,她身上散发着"恶臭、败坏、腐烂的鱼腥味",20 多英里(约 32 公里)外的人都在"咒骂"她,用尽了"各种卑鄙、可耻的恶毒语言"。更让作者吃惊的是,在回答作者的详细询问时,患者让作者坐在她的左侧并保护好自己,对此患者的解释是,她只有左侧鼻孔能"闻到好闻的气味",也只有左耳能"听到好听的声音"。对此,作者的初步假设是在患者大脑颞叶的嗅觉区应该有个肿瘤。患者的突然死亡和随后的尸检证实她的左颞叶有增长的恶性肿瘤,这只能证明患者的精神紊乱和突然死亡存在着生理的基础。但生理基础没法解释她向作者抱怨的嗅幻觉和听幻觉,也无法解释她对于一个小心翼翼地插入鼻孔的含有芳香液体的滴管,左侧鼻孔能正确识别出该气味,但右侧鼻孔根本无法识别。尸检结果也无法解释为什么当作者从她的右侧和她说话时,患者会对作者大声咒骂,指着作者辱骂她,但当作者从她的左侧和她说话时,即使患者有所抱怨,也会和蔼可亲地与作者交谈。

　　梦也一样，一直被认为是有效的、主观的体验现象，为此有人提供了许多理论解释，有时甚至强加于那些试图理解梦的人。作者仔细记录了他在 20 世纪 30 年代初的一个梦。在那个梦中，他发现了成年的自己（艾瑞克森出生于 1901 年，做梦的时候他大约 30 岁），并确切地知道自己是马萨诸塞州伍斯特市伍斯特州立医院的一名精神科医生，并且因为脊髓灰质炎（俗称小儿麻痹症）有点跛。他正站在威斯康星州一条乡村道路的北侧，看着一名赤脚小男孩在一条穿过山坡的新建小道上爬上爬下，那边正在对新道路进行平整。作者饶有兴趣地看着那名男孩；他知道他能看到男孩，但那男孩看不见他；他很高兴这名男孩对给山坡平整时砍下的树根（这是道路平整的一部分）感兴趣；他很高兴男孩有兴趣尝试，弄明白哪些树根属于白橡树，哪些树根属于樱桃树。男孩怀疑是否有树根属于橡树东边的榛树丛。作者知道那个赤脚小男孩的所有想法和感受，并对它们表示赞同。想到小男孩没有意识到自己长大后，会成为伍斯特州立医院的精神科医生，作者就觉得很有趣。

　　随后，作者驱车从马萨诸塞州到威斯康星州，想利用乡村公路部门来查找参与各种乡村道路平整规划的年份、地点和员工。通过这种方式，他发现在他 8 岁那年有条东西方向的道路被平整过，因为平整道路，一处山坡还被削为平地，当时在现场的几名受雇工人回忆道："艾瑞克森家那讨厌的小孩总碍手碍脚地问各种各样的问题"，在带刺铁丝网（没出现在梦中）的后面，在山坡顶部的缺口，自东向西，分别是一棵榛子树、一棵白橡树和一棵樱桃树，后面两棵树至少 50 年的树龄。尽管作者仅有他的梦境记忆，在 20 世纪 30 年代的调查中所获得的信息和工人的陈述。其他许多人类似的描述表明作者的经历远非独一无二，也表明与之相比的梦游式催眠状态体验有相似的结构。比如，一名全国体育冠军清楚地回忆起，在距离凤凰城 1500 多英里（约 2414 公里）以外的一家酒店的休闲社交场合遇到了作者，并颇感趣味地描述了作者"可能会有"那种"大概外观"的办公室。运动员确信他从未出现在那个办公室过，也不相信他曾在那个办公室出现过梦游式催眠状态，更不相信他会因为在特定运动领域遇到的困难而寻求催眠帮助。然而，作者的日程安排簿和记录文件都揭示出，这位全国冠军寻求过催眠帮助，以克服他参与体育运动的某些困难，文件还揭示出已经使用了梦游式催眠状态来纠正他的问题。这一事实包含在他当年的个人所得税申报表中，但就他随后的清醒意识状态而言，他只是在远离凤凰城的某处偶然遇到了作者。对梦游症患者和受试者而言，这并非罕见的经历。

对结果的讨论

在正式实验中获得的结果，在特征上具有稳定性和一致性。所有 750 名梦游式催眠状态受试者对房间墙壁都是粗略留意后，将假想的照片悬挂在与物体本身有关的位置上，全然不顾现实。墙壁之间不可能的空间关系，甚至是空白的空间，并未构成任何形式的困难。在未受到实验者影响的情况下，所有梦游式受试者都将把他们描述过的照片"挂在"与照片主题直接相关的地方。房间的墙壁、空间区域、观看照片的有利位置、灯光效果，对这项任务来说都没有意义。这张照片所代表的物体是唯一决定因素。

还有一个有显著意义的项目（因不在预先计划中，所以在正式实验中没有提供），这个项目发现，一旦某项任务是作为一项可能的任务提交给他们，梦游式催眠状态受试者就有完成它的明显倾向，此后（当在催眠状态下）他们就会看见该照片如同真的悬挂在选定的位置上。甚至在长达 3 年的时间里，梦游式催眠状态受试者可能会在梦游状态下被带进他之前进行实验时只进入过一次的房间，并"看到"他在实验中曾被问到的那幅照片。他还可以在清醒状态下进入同一房间，并将其视为第一次体验，而不带之前回忆（梦游式催眠状态）的意义。

没有一位未催眠受试者表现出类似的行为。即使他们认出先前曾进入过的房间并回想起了给他们的任务，也不过是说，"哦，这就是那间你曾问我，我会将一些照片悬挂在哪里的房间"，他们可能会再次目测房间墙壁，就像是提供照片悬挂的各种可能性。

他们常常忘记向他们描述过的照片——这与梦游式催眠状态受试者在选定的悬挂地点"看见"它（即在刻板指示中向他们描述过的假想图片）确实形成鲜明对比。催眠受试者经常给出一些令人吃惊的陈述，例如，指着他们所认识的人的"照片"说，"自从我把他的照片挂在那里后，他的胡子就长长了"。

非常重要的一个事实是，实验者都能很容易而且通常是无意地影响梦游式催眠状态受试者的行为，甚至无需使用语言。实验者脸上不信任的、表示怀疑的表情，实验者对着真正合适的位置一瞥，就足以让梦游式催眠状态受试者接受这种无言但实际的交流，尽管它可能是无意的。有个例子：作者的一些受试者显示出与其他实验者的受试者不同的结果。然后，这些实验者被蒙上眼睛，并让一个不熟悉实验的人来指导，要求这个人报告当蒙着眼睛的实验者提出实验问题时，受试者做了什么。使用相同的受试者和不同的房间，或者有时使用相同的房间（如果不被蒙住眼睛的实验者所知道的话）。然后，所获得和经报告的结果将与交流较少的实验者相一致。重复实验中使用被蒙住双眼的实验者（他们只是询问实验问题），由与实验受试者无融洽关系的人将他引到实验室，得到的结果与那些将交流仅限于实验问题的实验者所获得的结果相同。另一种变化是，实验受试者与实验者之间脱离融洽关系，但实验受试者能听到一个"不知道从哪里传来的"声音向自己（受试者）提出的一个问题。在这些情况下，无论实验者的行为是否具有沟通性，受试者对实验问题的行为反应都与在实验中控制自己行为的实验者所得到的反应一致。另一种变形（形式变化）是让实验者背对着受试者，选择四个物体向他们提问，然后转身让受试者指出所选物体的位置。获得的这些结果都没有作为实验结果的一部分，尽管完全正确来讲，他们本可以被包含在内。事实上，他们因一个适当的理由而排除了，即他们是从最初实验的变形中所获得的。

然而，这些结果的确进一步证实了实验的发现，证明了梦游式催眠状态的现实与清醒状态的现实是不同的。

最近（1967 年 8 月），一名大学生，也是作者的患者，在催眠状态下（经由右手悬浮所引发）自发地评论道：

> "我从理智上知道那个（用左手指着）是我的右胳膊。但是现在我所有的理解和感受都告诉我，它不是我的右臂，它是一种陌生的事物，远离我，与我无关，与我不同。它甚至不是我的一部分。它本身是一个完整的，我对它没有控制力，因为我不觉得它与我相连。它只是某种外来的陌生东西。我能认出它是手臂，但不是我自己的。我知道，如果我不是在深度催眠状态下，而只是以平常的方式醒着，我就会知道它是我的手臂，而且我知道我无法以任何方式去想它，因为它不是我的手臂。但现在我甚至感觉不到它是我的一部分，甚至不知道如果我有意识地醒着，我会知道些什么，除了把那个东西看成对我而言完全陌生的东西之外，我做什么都无济于事。"

另一个例子（1966 年 9 月）是，一名大学生被叫到观众面前，这群观众是受过训练的专业人士，很容易进入催眠状态。在催眠状态下，她的左手向上并略微向前举起，肘部弯曲。她被缓慢地唤醒，以便观众在她完全接触现实之前可以向她提问。她睁开双眼，表现出了对催眠引导的遗忘,发觉自己无法解释为什么她没有"睡着"却醒来了,但她感兴趣并困惑的是,她在半空中看到一只手,在她的左侧并稍微靠前的地方。她好奇与这只手相连的手臂在哪儿(她认为这是很合理的),她好奇这条手臂是谁的。当时,在那些受过专业训练的男士面前,她似乎处于一种正常的清醒意识状态,她自己并未察觉到任何不寻常的情况。她可以看到每个人,听到每个人,很容易地回答问题,同时,她也好奇为什么那只手在半空中,它连着谁的手臂,为什么那个人会这样举着那只手。

> 她惊讶地将目光从手延伸到手腕,再移到手臂,仍然很好奇这到底是谁的手。突然间,她意识到那是自己的手臂,于是她放下手臂垂在身旁,一点也没担心,没认出手是自己的,没认出手腕是自己的,没认出手臂是自己的。而突然意识到接受手臂、手腕和手属于自己的,仿佛这是再简单不过的事实。
>
> 上述行为让我们联想到了婴儿,婴儿会把自己的右手看成一个令人感兴趣的物体,并尝试用同一只右手去够它,结果那个有趣的物体很明显地移开了,婴儿会为此感到迷惑。
>
> 于是,婴儿身体向前倾,试着伸得更远去够他们的右手,结果却发现他们想要触碰的有趣物体,再一次令人莫名其妙地挪开了。我们完全可以将这两个现象相类比,一边是婴儿还没有学会生活现实的表现,一边是受试者将已经习得的生活现实予以搁置的表现,后者是一种催眠状态下完全自发的催眠现象,在梦游式催眠状态的受试者身上最为明显。

进一步的例子

自最初的实验完成以来,作者在美国、加拿大、墨西哥和委内瑞拉进行了数百场关于催眠的讲座和演示,同时还开展精神病治疗的私人执业,强调心理治疗和催眠应用。在首次见面中,作者经常在志愿受试者和患者身上看到梦游式催眠状态,在这种情况下,被催眠的人以一种与现实完全不同但对他们来说是最真实的方式感知现实环境。作者曾让志愿受试者向医学观众展示催眠,让受试者产生视幻觉和听幻觉,然后发现观众(从未体验过催眠)已经进入了催眠状态,并在演讲者的讲台上与受试者争论关于志愿受试者所产生的幻觉的身份,因为观众也发展出了梦游式催眠状态,也产生了幻觉,但与实际受试者的幻觉完全不同。

此外,观众还主动解释说,他们以某种方式离开了可以被识别为观众的现实世界,进入了只属于他们自己生活经验的另一个现实世界。一个最引人注目、发人深省、未发表的案例来自几年前在亚利桑那州凤凰城的医学小组教学中的一名梦游式催眠受试者。她与整个小组的关系都很融洽,所以她可以回答小组中任何成员向她提出的问题。在某个时刻,作者详细阐述了最有可能产生催眠麻醉暗示的性质。讨论结束时,作者叫了受试者的名字,她回答道:"哦,很抱歉,我刚从缅因州营地的湖里游泳回来,我还是小女孩的时候经常去的地方。这太令人愉快了——水刚刚好,感觉太好了"(她伸展胳膊和腿)"凤凰城太干燥了,我的头发干得好快(摸了摸头发),你要问我什么?"作者立即就会议的其他无关紧要的事件提出了问题,以防止小组其他成员干扰这一不同寻常的陈述。此后不久,作者让她仍然处于催眠状态下,听一听当晚讨论的最新部分的录音,在她关于缅因州游泳的自发言论结束时,把录音机停了下来,第二台录音机又悄悄地启动了。并没有向她提出问题,但是显然受到关掉第一台录音机的刺激,她非常简单地说:"我相信最后一次去那个营地时,我只有 15 岁。有时水流汹涌,水温很冷,晚上游泳是不允许的,一个人去也不行。但是,今晚的游泳在各个方面都很完美。"有人问她游了多远,她答道:"哦,我甚至游到了木筏那边,然后我游回来坐在岸边的圆木上,看着月亮在水中的倒影。"有人问她穿着什么样的泳衣,她深思后回答:"我不记得了,但我确定我穿着,因为我从来没有裸泳过,虽然我很想。"

作者立即将谈话转到其他事情上,以防止小组的其他成员干扰催眠受试者的整个主观体验。

后来,她带着一种自发性遗忘被唤醒,也就是说,这种失忆不由作者或小组其他人所暗示。作者对于她的帮助表示感谢,她随之笑了,说如果她确实有的话,她肯定对自己所做的一无所知。问她是否记得发展出了麻木或木僵。她的回答是如果她确实发展出了(催眠状态),那么她现在表现出来的就是遗忘,因为她什么也记不起来,"甚至时间的流逝也记不起来,因为我看时钟时,我太惊讶了。"

问她是否愿意听当天晚上的部分录音,她说她愿意,第一台录音机的播放是从她关于游泳的陈述之前的 15 分钟开始,与此同时,启动了第二台录音机。

她聚精会神地听着,插入各种恰当的评论,表示着惊讶、感兴趣和困惑。然而,当她听到关于在缅因州游泳的说法时,她愉悦地笑了,并宣称"这太荒谬了,根本没有道理,怎么可能会有人说那样的话,即使是在催眠状态下。整件事都不是真的,但我知道那是我自己的声音。我就是不理解这样的事,因为我从不欺骗自己,或者欺骗其他人。我就是不明白。这对我来说太复杂了,要想弄明白其中的道理,我会头痛的。"

此时,作者关掉了第一台录音机,调整第二台录音机来进行重播。这并没有让她感到惊讶,因为她知道,在以前的教学过程中,甚至有四五台录音机用于不同的记录。

然而,当她听到她的声音进一步阐述那次游泳经历时非常吃惊,然后又听到关于催眠的进一步讨论的附加录音,之后是唤醒她的指令,常规性的谈话,然后是第一台录音机的回放。当听到自己在清醒状态下对游泳的第一次评论时,她显然吃了一惊。她聚精会神地听着,在录音结束时,她宣称:

> "我绝对知道自己没有去缅因州的湖里游泳。这是真的,千真万确。但当我现在听到自己的声音讲述这件事时,我内心知道我真的去游泳了。第一次听另一台录音时,我只是在听单词和想法,但当我听第二台录音机的录音时,我听到另外我说的话,同时也感受到了我的感受。现在,对我来说,根据我自己的感觉来讲,我没有去游泳,我也去游泳了。当我试图比较这两组想法时,我知道它们是矛盾的。但当我只看一组想法时,我知道它是真的。当我看向另一组想法时,我同样清楚地知道它是真的。这就像是身处两个不同的世界,有着不同的理解和感受,但我就想它们这样。我没有任何愿望甚至不愿将它们组合在一起,我就愿意待在凤凰城,就愿意与你们谈谈缅因州的营地。但假如你让我进入深度催眠状态,我知道我能去我想去的任何地方,我所处的真实地方根本不会干扰。我的意思是说,我可以在缅因州尽情游泳,同时我可以待在凤凰城,不干扰整个游泳体验的同时,也能够回答你们的问题,或者做任何你们想让我做的事情。这就像我经常做的事情。我整晚都睡得很沉、很香,但我醒来依然能品尝到我在梦中捕到的那条鳟鱼,处理它时很开心,烹饪它时很开心,吃得很开心。但我还是饿了,要吃早餐,尽管我梦见自己吃了那么多鳟鱼,而且仍然余味未散回味无穷。"

这只是作者在众多自发地为现场交流创造有利环境,而接收到的类似描述之一,当作者第一次接收这样的表达时,他还是威斯康星大学的一名本科生。那时,他问他的一个实验受试者"考虑到你一直在给我做催眠实验,又花了那么多时间在球场上,你是如何保持成绩的?"作者收到了令人震惊的回答:"这很简单。当我在足球场上训练做我只能在那里做的事情时,我只是在心里舒服地靠在椅子上,回顾我已经读过的所有内容。只有当我跑动或带球的时候,我需要离开那张精神的椅子。但如果我停止带球或完成了跑动,我就会回到椅子上。"30年后,作者又偶遇了这位当年是学生如今已是历史学终身教授的受试者,想起了两人同窗时的那段往事。交谈中,作者又问起受试者过去踢足球的同时"躺在心灵的沙发椅上"的做法。受试者回答说,他还在用这一招,只不过换了做法而已。例如,在给学生讲授历史课的同时,他可能正"靠在家中书房的椅子上",一边回顾之前的讲课内容,一边思考下次测验或期末考试该出什么样适当的题目。他说,这让他的教学变得更有意思、效率更高,也轻松多了。他还将这一招用到了其他事情上,不过他很早就知道这种经验很少能分享给别人听,因为人们的反应往往是误解和以不赞同的态度来看待此类说法。不过,他碰到过的几位心理学家、精神病医生和知名作家,他们倒是由衷地感兴趣,觉得这个现象具有科研价值,甚至有可能让他们自己也有所收获。他还宣称,通过对于历史的研究,他发现历史事件的进程看起来往往来自人们对于历史事件的无意识评估,对于某些不为人知、看似微不足道、细节的刻意挑选,以及最终达成目标的领袖者用于制定行动的精心策划。

研究目的

此报告的研究目的不是定义、评估或测量催眠现实。相反,它的目的是发现是否有相当数量的梦游式催眠受试者,而是对他们的催眠状态能以某种方式做出反应,即梦游式催眠状态中对物理现实的体验,与清醒受试者对物理现实的意识觉知形成对比。这项研究的过程中,作者遇到了许多不同类型的催眠现实,如重新确立了受试者第一次催眠恍惚性的位置(这在15年之后的催眠中显现出来),还遇到了一位梦游者,他发现自己在太空中,并只是把催眠师识别为一位令人愉快的陌生人。

有些梦游式催眠状态受试者会与在场的所有人都建立融洽关系,并没有意识到自己正处于催眠状态中,不过他们很容易将现实的情境转换为其他场景。例如在一家餐馆,他们能听到餐馆里的音乐,并感觉到自己正在餐馆吃饭的内心体验,但他们没有做出任何吃饭的肢体动作,象征性地实物证据也没有。

　　一些梦游式催眠状态受试者会回溯(退行)到某个他希望做某些事情的时刻,并在催眠状态中体验到自己正在做那件事情。例如,除了我们上文提到的受试者之外,还有一位受试者通过发展出梦游式催眠状态给我们的实验带来了麻烦,而且每次我们都发现催眠状态中的他正在一家电影院里看《乱世佳人》。这片子他以前看过,但后悔没找到机会再看一遍。在整整 4 年的时间里,作者反复用这位大学毕业生来充当催眠受试者,而他总能很容易地进入梦游式催眠状态,他让作者保持安静不要说话,因为他正在享受第二次观看《乱世佳人》。作者每次都不得不暗示他放映设备发生了机械故障,他才肯离开电影院,并按照我们的实验设计执行。

　　作者描述了这些不同的表现,以阐明本研究的目的,即为了发现是否存在一种催眠现实,在这种现实中,可以提出一个简单的实验问题,将受试者的注意力引导至周围现实中(就像清醒受试者一样),来发现是否有数量可观的此类受试者。作者不知道如何测量和定义,被催眠的受试者,明明可以像清醒受试者那样,清楚地看到物理现实是怎么回事,却仍然根据催眠现实做出反应。

　　在评估这里描述的实验和计划可能的重复实验时,必须牢记预防措施。这是一个事实,即梦游式催眠状态受试者所理解的现实可能与客观现实情境不符,也可能与之前的梦游式催眠状态体验(如果有的话)相符或不相符。这些不寻常的定向,可能是受试者完全自发的,若实验者没有意识到这种可能性,他可能会继续实验,而没有意识到新元素已经被引入了。现已知一些受试者会将他们自身定向到他们第一催眠状态体验发生的场所(如实验室、教室或其他第一次进入梦游式催眠状态的地方)。

　　一些受试者会将自己定向到实际客观现实中,但可能认不出地点。这可能仍然是一种新的、未知的体验,或它可能会被错认。不仅这种地点上的再定位会出乎意料地发展,而且受试者可能会自发地在时间上重新定向自己。通常是重新定向至先前催眠状态的时间;然而,也已知一些受试者退行到更早的时间,甚至可能是受试者的童年。因此,一位受试者总是通过重新定向至一个宁静的新英格兰乡村环境(那里有一个古老的、风景如画的磨坊)来引发梦游式催眠状态;另一位受试者自发地将自己定位在一处他度过了许多愉快时光的海边。实验者可能会被自发地认出是他本人,以他自己的身份被接纳到场景中;或者他可能会被识别为是以前认识的人;又或者是一个闯入场景的人物,这种闯入是自然的、可接受的。

　　只有这些受试者被用于实验工作:他们可以自发地定向到房间(实验发生的实际场

所），或者暂时识别不了和认不出所在的地点，直到实验者提供信息予以指导。

不用于假装检测

在这项实验工作中获得了始终一致的结果，读者可能会得出这样的结论，即作者已经设计出了一种检验是否假装的可靠测试方法。必须强调的是，作者并不认为这个实验的设计或策划，是以某种方式满足测试催眠状态存在的标准。

尽管实验者确信且结果证实了，催眠受试者的行为方式与清醒受试者从总体而言是不同的。但如果将此处所描述的程序用作假装检测的明确性测试，就会出现错误和误导性的结果。老练的受试者，一旦他们意识到这种反应的本质，毫无疑问，他们就会发现假装催眠反应，并不是难以克服的困难。这项研究目的不是构建一项用于假装的测试，而是在不同意识状态下（被称为"催眠状态"和"清醒状态"）对现实的理解展开调查。

总　　结

最初的实验，旨在确定在梦游式催眠状态和平常意识状态下，对外部现实的理解是否不同。它基于一个程序，在该程序中，向处于清醒状态或梦游式催眠状态的受试者指派一项明确任务，该指派的本质是将表现的所有责任放到受试者自己身上。

作者认为，实验任务的表现必须是，实验者的任何愿望、希望、期望或心愿都不会影响受试者的反应。该实验的设计，使得受试者的表现必须以他们自己感知到的现实为依据，因为他们自己在没有意识到那个事实的情况下感知到了现实。梦游式催眠状态受试者将通过随机选择参与测试，一半先处于清醒状态，一半先处于梦游式催眠状态。按照最初的计划，实验将使用 300 名受试者，我们会选出其中的 1/3 已经知道他们有能力进入梦游式催眠状态的受试者。

后来发生了一系列的事情，让我们幸运地将受试者人数从 300 人扩充到了 2000 多人，其中梦游式催眠状态受试者超过了 750 人。这当然会延长我们完成实验所需的时间。不过时间延长后，反而给了我们机会去招募各类经验丰富的实验助手来帮忙。这些实验助手可以充当彼此的对照组，也可以充当作者本人的对照组，还可以作为受试者的对照组，来研究正常意识状态和梦游式催眠状态的受试者各自是如何识别环境现实的。

此外，时间的延长也有充分的时间对许多受试者进行重新测试，尤其是那些最初仅用作清醒状态受试者的人。另外，延长的时间还允许在 3 年后对受试者进行对照测试，并由不同的助手进行重新测试，以确定第一次结果的信度。

临床工作和向受过专业培训的观众进行催眠教学，提供了额外的机会，这种情况下意外的自发行为表现完全与经计划的实验条件下引发的行为表现相似。此外，故意利用教学情境来引起有意义的行为，这些行为与实验本身所获得的实验结果相当或实际上相同。

实验结果的报告被推迟了很长一段时间，因为其他情况下类似的反应实例在不断积累，作者希望对那种反应找到某种可理解的定义。

作为本文的最后陈述：经过大量的实验，加上其他研究者运用作者的实验程序所进行的独立研究的协作下，以及作者多年来在教学和临床实践中取得的成果，作者最终的结论是，梦游式催眠状态受试者对周遭现实环境的自发理解与正常状态下的清醒受试者的理解是不一样的，前者对现实的理解和后者对现实的理解并不是彼此互斥的。

第四章

与阿道司·赫胥黎对各种意识状态的本质及特征的专题调查

米尔顿·艾瑞克森

引自 The American Journal of Clinical Hypnosis，July 1965，8，14 – 33。

概　　述

　　在将近 1 年的时间里，阿道司·赫胥黎(译者注：出自著名的赫胥黎家族，以小说和大量散文作品闻名于世，他在 1932 年创作的《美丽新世界》让他名留青史，该小说具有浓厚的哲学思辨和政治意义，它与《1984》《我们》共同被誉为"反乌托邦三部曲")和作者(艾瑞克森)花费了大量的时间，对一项联合调查研究(针对心理意识的不同状态)进行各自单独的计划。我们每个人都在自己的活页本上列出了特别专项调查研究、实验的可能方法、科学研究和各种有待提出的问题，目的是为拟议的联合研究准备一个大体背景，它反映了我们双方的、不受彼此影响的想法。希望通过这种方式，在两人截然不同的理解背景下，准备的单独的不同提纲，能尽可能地涵盖各种想法。

　　1950 年初，我们在洛杉矶赫胥黎的家中见面，在那里我们花了一天的时间来评估各自笔记本中记录的想法，并进行某种看似可行的实验性调查。我特别感兴趣的是赫胥黎处理心理问题的方法、他的思维方式，以及他对潜意识思维的独特运用，这点我们之前只是简单讨论过。赫胥黎对催眠特别感兴趣，之前与他极其简短的工作过，见识了他作为一名深度梦游式催眠状态受试者的出色能力。

　　我们意识到，这次会面将会是一个初步的或试点研究，我们双方对此进行了讨论。因此，我们的计划内容使其尽可能全面和包容，而不过分强调完成任何一个特定项目。一旦完成对当天的工作进行过评估，就可以为今后的会面和具体的研究制定计划。此外，我们两人都有自己的目标——赫胥黎考虑的是未来的文学作品，而我的兴趣则与催眠领域未来的心理实验有关。

一天的工作从早上 8:00 开始,一直不间断地持续到下午 18:00。第二天我们对大量的笔记内容进行重要回顾,以形成对它们的普遍共识,消除(由于我们在前一天工作中输入缩写符号而导致的)含义不清晰,并纠正某些疏忽。总体来说,我们的笔记内容大体上是一致的,但我们的某些记录自然反映了我们的不同兴趣,也反映了一个事实,那就是,我们每个人都会根据情景的基本特征,对彼此的记录进行不同注释。

我们计划将这些笔记留给赫胥黎,因为他非凡的记忆力,常常表现为过目不忘。而且基于当天工作的讨论和实验,他卓越的文学能力也能充分完成一篇更令人满意的联合文章。然而,当他(赫胥黎)作为实验受试者时,我(艾瑞克森)确实从我的笔记本里抽取了一些记有赫胥黎行为的页面,尽管实验之后他无法对自己进行全面记录,他能并且确实这么做了,虽然不及我的那么完整。经提议,从这些特别的页面中,我努力撰写一篇文章,并将其纳入赫胥黎将要撰写的长篇研究报告中。因此,我抽取了一定数量的页面,并打算以后再抽取一些。我所抽出的这些页面(其内容)被赫胥黎迅速复制到他自己的笔记本中,以确保他数据的完整性。

不幸的是,后来加州的一场山火摧毁了赫胥黎的家,包括他那富有许多珍贵书籍和手稿的庞大"图书馆",还有许多其他的珍宝,更不用说赫胥黎目前正在努力完善的手稿,以及我们各自的关于特别联合研究的笔记了。结果,我们放弃了整个主题项目,因为这个太令人痛苦而无法讨论。最近赫胥黎的去世促使我研读了从我笔记本中抽取的这少量几页。这些内容有可能向读者展示当天工作的虽少但内容丰富的一部分。在这方面,读者必须牢记于心:对赫胥黎话语的引用并不一定是逐字逐句的,因为他大量的话语是以缩写形式记录的。然而,从本质上讲,它们是正确的,它们表达了我所认识的赫胥黎。还需谨记的是,赫胥黎在我们进行联合研究时期阅读了我的注释,并认同了它们。

项目启动

项目始于赫胥黎回顾了意识觉察的概念和定义,主要是他自己的,部分是其他人的,然后与我讨论了他对催眠状态的理解。目的是确保我们双方在理解上的差异是一致的或明确的,从而使对我们感兴趣的主题进行更有效的研究成为可能。

接下来他对麦司卡林(译者注:又名三甲氧苯乙胺、仙人球毒碱,是一种强致幻剂,没有医药用途,能使人产生幻觉,导致自我歪曲和思维分裂,引起情绪的抑郁及瞳孔扩大、心动过速、肢体反射亢进、震颤、恶心、呕吐等,长期服用可致器官损害。服用 2~3 小时后出现幻觉,幻觉可持续 7~8 小时甚至 12 小时以上。吸食麦司卡林的危害主要是导致精神错乱,服用者若发展为迁移性精神病,还会出现暴力性攻击及自杀、自残等行为)的各种迷幻体验进行了详细回顾,这之后被记录在他的书《感知之门》(译者注:出版于 1954 年,阿道司·赫胥黎晚年应朋友之邀,亲自尝试了从一种名为佩奥特的仙人掌中提取出的活性成分——麦司卡林,导致了诸多幻觉的出现。同时,赫胥黎的朋友及妻子在旁录下了整个过程。事后,经历过幻象的赫胥黎内心无法平静,根据脑海中的种种回忆,以及重听录音中自己的喃喃细语,再加上自己对于幻觉的种种思考,写下了《知觉之门》一书,并在之后又写作了它的续篇《天堂与地狱》)(Huxley,1954)。

赫胥黎接着详细描述了他所从事的一项非常特别的实践活动,他暂且称之为"深度沉思",因为他还没有想到有什么更贴切又不那么笨拙的术语。他是这么描述自己深度沉思时的状态的(作者对赫胥黎描述的笔记并不完整,因为作者只是很感兴趣,除此之外并没有什么特别的理由,强调要把他的描述给一字不漏地记下来):这种状态的特点是身体放松,头部下垂,闭着眼睛,非常深入地,一种从外部物理的事物上,逐渐地、彻底地、一步步地从心理上脱离,但外在的物理现实并没有真的丧失,没有失忆,也没有迷失方向,只是"搁置"了一切不相关的东西,接着他进入了一种完全专注于他感兴趣的事情的状态里。然而,在这种彻底脱离现实和全然精神专注的状态下,赫胥黎表示,他可以毫不费力地拿起一支没用过的铅笔来代替一支用钝了的铅笔,"自动"地把自己的想法写在纸上,当他在做这一切的时候,完全没有意识到自己身体正在做什么。就好像他的身体动作"不再属于我思维的一部分"。而他的身体所作的一系列动作似乎丝毫也没有影响、减缓或阻碍"占据我全部兴趣的想法。这些身体动作是关联的,但完全属于身体的外周活动。我也可以说,这些身体活动几乎接近于外周"。

为了进一步说明,赫胥黎引用了另一种身体活动的例子。他回忆说,有一天,当他妻子外出购物时,他处于一种深度沉思状态。他不记得他正在审视什么思想或观点,但他确实记得,那天他妻子回来的时候,问过他有没有记下她在电话里给他的特别留言。他已被妻子的询问搞糊涂了,他不记得妻子所说的关于电话的任何事情,但他们却一起发现了记录的特别留言,就在电话旁边的便签纸上,电话放在他喜欢发展沉思的椅子旁,在一个触手可及的距离内。他和妻子得出结论是,他打电话时一直处于一种深度沉思状态,拿起听筒,像往常一样对妻子说,"嗨,你好",听过消息,记录下来,而没有任何后续回忆经验。他只回想起那天下午他一直在写一份手稿,吸引了他的全部关注。他解释说,对他来说,开启一天的工作时,他通常都会进入一种深度沉思状态,作为整理思绪的初步过程,以便当天晚些时候把将进入写作的思考整理好。

赫胥黎还举了另一个例子:

> 他妻子短暂外出后回到家,发现按惯例门锁着,进屋后发现走廊里专门用来放信件、特殊信息等的桌子上有封特快专递信。她发现赫胥黎静静地坐在他的专用椅子上,显然陷入了沉思。当天晚些时候,她询问特快专递信的送达时间,却得知他显然不记得收到过任何信件。然而,两人都知道,邮递员无疑是按了门铃,赫胥黎听到了铃声,打断了他正在做的事情,走到门口,开门,接信件,关门,把信放在正确的地方,然后回到椅子上,也就是妻子发现他的地方。

这两个特殊事件都是最近发生的。他只是将这些(特殊事件)当作是由妻子讲述的与他有关的事件,却并不觉得这些叙述对他而言构成了一种有实际意义的,对身体行为反应的描述。就他所知,他只能推测,当这些事情发生时,他一定是处于深度沉思状态。

他的妻子后来证实他的动作从头到尾都是全自动的,就像一台动作精准、分毫不差的机器。观察他的这种行为是一件赏心的乐事,只见他去书柜里拿了一本书,重新坐下来,慢慢打开书,拿起他的放大镜,读一会儿后再把书和放大镜放在一边。过了一段时间,也许几天后,他会注意到这本书并问它是怎么来的。这个男人,永远想不起自己对这本书做过什么或坐在那把椅子上时想到过什么。有一天,你会突然发现他正在书房里努力工作。

换句话说,他处于深度沉思状态,看似从外部现实中完全脱离,在那种精神状态下所完成的任务的完整性受到了外部刺激的影响,但是意识的某些外围部分使得他有可能接收到外部刺激,对他们作出有意义的反应,对刺激或他自身有意义且充分的回应,却没有任何明显的记忆记录。后来询问他的妻子后发现,当妻子在家时,在深度沉思状态下的赫胥黎不会注意到电话(可能就在他旁边)或门铃。他只是完全依赖于妻子,但是只要妻子大声对他说"我要走了",他就总是能听到电话响或门铃。

赫胥黎解释说,他相信自己可以在大约5分钟内进入深度沉思状态,但这样做的过程中,他得"简单地丢掉所有类型的意识的锚点"。至于这句话到底是什么意思,以及他感受到了什么,着实难以形容。"这是一种相当主观的体验",在这种体验中,他显然进入了一种"有序的精神安排"状态,允许他的想法在写作时有序地自由流动。这是他最终的解释。他从来没有想过去分析他的深度沉思到底是怎么一回事,他也不觉得自己能分析出个所以然,但他提出可以在当天用实验来研究一下。我们很快发现,当他开始全神贯注于自己的思绪并进入深度沉思状态时,他的确"抛开了所有的锚",他似乎与周遭的一切都脱离了干系。这一次,他会试着去感受自己的主观体验,并记住进入深度沉思的过程,他花了5分钟发展进入了状态,又花了2分钟出来,我已经尽我所能地精确了。对此,他的评论是:"嗨,真的万分抱歉。我突然发现自己做好了一切准备却无事可干,于是我意识到最好还是出来吧。"这是他所能提供的全部信息。我们打算再试一次,并商量好让我发出一个信号,见到信号他就要从状态里出来。这次尝试与第一次一样容易。赫胥黎静静地坐了几分钟,然后我发出了商量好的信号。这次赫胥黎的描述是"我发现自己只是在等待某些事情的到来。我不知道那会是什么。只是一种感觉,好像这个'事情'会出现在一个看上去没有时间也没有空间的虚空之中。嗯,我说这是我第一次注意到这种感觉。我总是有一些事情要去思考的。但这次我似乎没事可做。我变得彻彻底底地什么都不关心,什么都不在乎,就只是在等待这个事情的到来。然后我感觉应该要出来了。我说,你给我信号了吗?"

调查显示,他对所给予的刺激没有明显记忆,他只是"感觉"是时候"从中出来"了。

多次重复得到了类似结果。一种永恒、无垠的虚无感,一种等待未定义"某事"的宁静、舒适感,以及一种回归正常意识觉察的舒服状态,这些构成了他所获得的理解。赫胥黎将他的发现简要总结为:"去程与归途上一无所有。在涅槃的状态之中,等待一种预期上毫无意义的东西,因为别无可做。"他声称他打算以后对这种做法进行深入研究,他认为这种做法在他的写作中非常有用。

赫胥黎解释说,他可以进入深度沉思状态,但他有个简单、不明确的看法,即他会对任何"明显刺激"做出响应,在这之后,进行了进一步实验。在没有告知他我的意图的情况下,当铅笔在椅子上连续敲三下时,我请他"醒来"(这个术语是我的)。他很快就进入了沉思状态,稍等片刻之后,我用铅笔敲桌子,敲的方式各不相同,间隔有区别且不规则。因此,我敲了一下,停住,接着快速连续地敲两下,停住,敲一下,停住,快速连续地敲四下，停住，然后快速连续地敲五下。尝试了许多变化，但都避开了约定的信号。敲了四下后，把一把椅子弄倒了。直到给出约定的三次敲击之后，他才做出反应。几乎立即对信号做出反应后，他慢慢地醒来。我问赫胥黎的主观体验，他简单地解释说，它们和以前一样，只有一个例外，那就是有几次他隐约地感觉到"有什么事要发生了"，但他不知道那是什么。他对作者所做的事一无所知。

在进一步实验中，要求他进入深度沉思并感知颜色，预先约定好醒来的信号是握住他的右手。他欣然同意，当我判断他已完全沉浸在他的沉思状态下，我用力握了握他的左手，然后用力掐住他的双手手背，都留下了深深的指甲印，赫胥黎对这种物理刺激没有任何反应，但他的眼睛被观察着眼睑下可能有眼球运动，他的呼吸和脉搏也被检查着是否有任何变化。然而，大约 1 分钟后，他沿着椅子扶手慢慢地将手臂往后收（在开始他的沉思状态之前，他将手臂放在椅子扶手上），它们缓慢移动了大约 1 英寸（1 英寸≈2.54厘米），然后停了下来。他收到了约定的信号，轻松而舒适地醒过来。

他的主观报告很简单，他说他把自己"迷失"在一种"色彩的海洋"中，一种"看到"（颜色）"触摸"（颜色）"成为"（颜色）色彩的海洋，生命"完全融入其中，没有自己的身份，你知道"。然后突然间，他身处一片"无意义的虚空"中，突然失去那种颜色的过程，然后睁开眼睛，意识到自己已经"从其中出来了"。

他记得我们约定的刺激信号，但不记得我是否给出过。"我只能从我已经从中出来这个事实中，推断它已被给出过"，间接询问中并没显示出对其他所执行的身体刺激的记忆。既不记得心不在焉地看，也不记得掐他的手背。

重复了与颜色有关的同一步骤，但当他似乎就要到达深度沉思状态时，增加了一个再三的、坚决的迫切要求，即醒来时，他将讨论一本放在视野中的书。结果与之前的发现类似，他变得"迷失了"……"完全融入其中"……"你能看到它，感觉到它，但无法描述它"……"我说，这真是一种全然令人惊叹、迷人的状态，在一片无垠的色彩景色中，发觉自己是其中的一部分，这真是吸引人。这无尽的色彩是那么的细滑、平和、柔软、引人入胜。真是不同寻常，真是太不同寻常了。"他既不记得我言语上的坚决要求，也不记得其他的物理刺激。他记得约定的信号，但不知道它是否已经给出了。他发现自己只能假设它应给出了，因为他再次处于平常意识状态了。那本书的存在于他毫无意义。有个补充说明，当他通过将自己专注于对色彩的感觉上来进入深度沉思状态，这一方式与他的迷幻体验相当，但并不完全相同。

作为最终调查，要求赫胥黎进入沉思状态，以回忆电话和特快专递信事件。他对此的评论是,这样一个项目应该会"颇有成效"。尽管一再努力,他还是会"从中出来",他解释道:"我发现自己无事可做,于是我就从中出来了。"他的记忆仅限于他妻子给他的叙述,所有细节都与妻子有关,而与他的内心体验无关。

最后的努力是想弄清楚赫胥黎是否可以将另一人包含在他的深度沉思状态中。这个想法立刻引起了他的兴趣。于是建议他进入沉思状态去回顾自己的一些迷幻经历。他以一种非常有趣的方式做到了这一点。随着沉思状态的发展,赫胥黎开始以一种完全超脱的、解离的方式,发表零碎的评论。主要是自说自话的方式。因此,他会说(用快速递给他的一支铅笔在一张纸来做零碎笔记)"真是不寻常……我忽略了这一点……怎么会呢?……真奇怪,我应该忘记了这个(做记号)……它出现得多么不同啊,真迷人……我必须看看……"

当他醒来时,他隐约地记得曾回顾过以前的一次迷幻体验,但他想不起他当时体验到了什么,也想不起当下他体验到了什么。他也不记得(自己)大声说话或做过记号。当向他展示这些时,他发现写得太过潦草而无法辨认。我把我所记的读给他听,没有引出任何记忆回忆。

重复实验结果几乎都类似,只有一个例外,这是一个让人惊讶的表达,赫胥黎完全惊讶地突然宣布"我说,米尔顿,这真是太神奇,太不寻常了。我运用深度沉思来唤起我的记忆,整理我所有的思绪,探索我精神存在的范围和广度,但我这样做只是为了在我对它们没有意识觉察的情况下,让这些认识、思考、理解、记忆渗透到我拟议的作品中。真是太迷人了……(我)从未中断(过它)以便认识到我的深刻沉思总是发生在一段(我)完全投入的紧张工作之前……我说,难怪我会遗忘"。

后来,当我们检查彼此的笔记时,赫胥黎对我所记录的所有他完全不记得的身体刺激,表现出强烈的惊讶和困惑。他知道他在我的要求下多次进入沉思状态,对自己迷失在无所不在的"色彩海洋"中的主观感觉既高兴又惊讶,他知道自己感受到了一种时间上的永恒和空间上的无垠,体验到一种有意义的事情即将发生的舒适感觉。他反复阅读我的笔记,试图对我给他的各种身体刺激产生某种感觉,或者至少是一种模糊的主观意识记忆。他还看了看手背,想找那些掐痕,但已经不见了。他的最后一句话是:"……离奇,太离奇了,真不可思议,我说,这太令人神往了。"

当我们同意至少暂时将对深度沉思的调查推迟到以后再进行时,赫胥黎再次宣称,他突然认识到自己对深度沉思使用上的频繁以及对它知之甚少,这使他下定决心进一步调查自己的深度沉思,包括实现它的方式和方法,它如何使他与现实失去不必要的联系

（接触），从而让自己全神贯注做好写作投入的准备，这些都是他非常感兴趣的问题。

赫胥黎随即建议将他作为受试者，来调查催眠意识状态。为了便于讨论，他请求允许他随意打断自己的催眠状态，这完全符合我自己的意愿。

他要求我首先引导他浅度催眠状态（也许是反复引导），以便探索他的主观体验。由于他以前曾是短暂的梦游式催眠状态受试者，我谨慎地向他保证，这一体验能让他有信心将催眠状态保持在他所希望的任何水平上。他并没有意识到这是一个简单直接的催眠暗示。后来，他在阅读我笔记时乐了，他当时竟是如此容易地就接受了一个明显的暗示，却没有意识到它的性质。

他发现几次重复的浅度催眠很有趣，但"太容易概念化了"。他解释道"它是关注简单地从外退出，转向内部"。也就是说，个体对外部事物的关注越来越少，就越来越关注内在的主观感受。外部事物就变得越来越微弱，越来越模糊，内部主观感受变得越来越令人满意，直到达成一种平衡状态。

在这种平衡状态下，他有一种感觉：只要有动力，他就可以"出去抓住现实"，对外部现实有一定的把握可以抓住，但没有动力去处理它。他也没感觉有要加深这种催眠的意愿。这种平衡状态似乎不需要特别改变，他注意到随之而来的是一种满足和放松的感觉。他想知道其他人是否也有同样的主观反应。

赫胥黎要求我用各种各样的催眠技巧将他导入浅度催眠状态，其中一些技术是非语言的。赫胥黎强烈感觉到，每一次催眠导入的结果完全取决于他的心理定势。他发现自己可以接受在浅度催眠状态下"飘走"（我的说法），并且只接受主要涉及主观层面反应的暗示。他发现，想要进行某些与周围物理环境直接相关的行为会让他大费周折，并促使他很想从催眠状态中醒来或者干脆进得更深。他还主动预备了一些自创问题来测试自己的催眠状态。于是，在进入浅度催眠状态之前，他会暗下决心要和我讨论某个相关或无关的话题，时机要么尽可能地早，要么相当地晚。试过之后，赫胥黎发现这种隐而不宣的欲望会让他很难保持在催眠状态中。同样的，假如纳入一件与他主观满足感无关的现实物品的努力也会减轻他的催眠状态。

在任何时候，都存在着一种"朦胧的但准备就绪的"意识觉知，即可以随意地改变意识觉知状态。赫胥黎，就像与我一起做过研究的其他人，感到一种强烈的渴望去探索他的主观舒适和满足感，但立即意识到这会导向更深的催眠状态。

当赫胥黎被要求阐明他用来避免进入浅度以上水平的催眠状态的方法时，他表示，他是通过设定一段特定的时间来做到这点的，在这段时间里，他保持在浅度催眠状态下。

这让他更强烈地意识到,在任何时刻,他都能"伸手抓住外部现实",然后,他的主观舒适感和安逸感下降了。

对此的讨论和重复实验揭示了,措辞谨慎的暗示(强调外界现实的可用性和增强主观舒适感)有助于加深催眠,即便赫胥黎充分了解到所说的内容和理由。从其他高智商受试者身上也获得了类似结果。

在尝试中度催眠时,赫胥黎与我所工作过的其他受试者一样,在应对和保持一个相当稳定的催眠水平时遇到了大麻烦。他发现他在催眠状态下有种主观需求,想进入更深的催眠状态,理智上的需要,要待在中度催眠状态中。结果,他发现自己再三地"出去觉知"他所处的环境,而这引发了一种浅度催眠状态。然后,他将注意力引至主观舒适上,却发现自己进入了一个深度催眠状态。最后,经过反复实验后,向他给出了催眠后暗示和直接催眠暗示,这让他保持中度深度的催眠状态。他发现自己毫不费力地就做到了这点。他将中度催眠状态的主要特征描述为:一种最让人愉悦的主观舒适感、一种模糊的、朦胧的、有缺陷的意识觉知,即存在着一个外部现实,他觉得为了能检查它,就需要相当大的动力。然而,如果他尝试检查现实(哪怕是一项)的内在价值时,催眠(程度)都会立刻越来越浅。另一方面,当他检查一项外部现实的主观价值时(比如,与房间固有的安静形成对比的椅垫的柔软舒适度),催眠程度会变深。但无论是浅度催眠还是深度催眠,其特征都是需要以某种方式来感受外部现实,不一定是清晰的,但一定要对它保有一些可识别的意识觉知。

对于这两种类型(浅度催眠和中度催眠)的催眠状态,都进行了实验,以发现在这些状态下,都可以引发哪些催眠现象。同样的实验已在多类受试者身上进行:优秀的受试者、始终只发展出浅度催眠的受试者、始终无法超越中度催眠的受试者。在所有这些研究中,结果都是一样的,最重要的似乎是浅度和中度催眠受试者必需保有一些对外部现实的部分捕捉,必须将他们的催眠状态定向为一种与外部现实相分离的状态,但是由于定向至如此现实,无论性质上多么微弱,受试者都能感觉到外部现实立即可用。

赫胥黎通过自身努力所发现的另一件事是,深度催眠的现象可以在浅度和中度催眠状态中发展,这一点我通过与其他受试者的工作过程中也完全认识到了。已经观察过深度催眠的赫胥黎,想知道在浅度催眠下发展幻觉现象的可能性。他尝试了这一点,方法是在享受主观身体舒适感的基础上,增加一个额外的主观特质,即令人愉悦的味觉。他发现自己很容易产生各种生动的味觉幻觉,同时隐约地琢磨若我知道他在做什么,我会怎么想。当他这样做的时候,他并没有意识到自己的吞咽增加了,并从味觉扩展到了嗅幻觉（令人愉快与不愉快的），他并没有意识到他鼻孔的张开泄露了这一点。就像他随后所解释的，他当时的想法是：他有种感觉，即这种完全是"内在过程"的幻觉，也就是发生在身体内部，比那些出现在身体外部的幻觉要容易得多。他从嗅幻觉发展到动觉（幻觉）、本体感觉（幻觉），最后是触觉（幻觉）。在动幻觉体验中，他幻觉自行走了很长一段路，却始终意识到我在某个隐约可见的房间里。一时之间他会忘记我，他行走的幻觉会变得最生动。他意识到这是一种向更深度催眠状态的瞬时发展，他觉得有必要记住这点，以便他清醒后在讨论期间向我报告。他并未意识到在他的幻觉行走中，呼吸和脉搏的改变。

当他首次尝试视觉和听觉幻觉时，他发现它们要困难得多，而且这种努力往往会减轻并消除他的催眠状态。最后他推断，如果他能幻觉自己的身体有节奏地运动，那么他可以将听觉幻觉"附加"到这种幻觉的身体感觉上。这个方法经证明是非常奏效的。再一次，他捕捉到自己在琢磨我（指作者）是否能听到音乐。他的呼吸频率发生了变化，也观察到他头部有细微运动。从简单音乐到歌剧演唱的幻觉，最后是喃喃自语，这最终似乎变成了我询问他关于深度沉思的声音。我无法识别正在发生什么。

从这开始，他接着做视觉幻觉。一次睁开眼睛的尝试几乎把他从催眠状态中唤醒，此后他闭着眼睛维持着一种浅度和中度催眠状态。他的第一个视觉幻觉是他思想的一种生动流动，带有一种柔和的色彩变化的紧张感及波浪形的运动。他将这个体验与他和我的深度沉思体验及他之前的迷幻体验联系了起来。他不认为这种体验足以满足当前的目的，因为他觉得生动的记忆在其中扮演了太大的角色。因此，他刻意决定去设想一朵花。但他突然想到，恰巧在听觉幻觉的时候，运动感在其中起了一定的作用，他也可以采用类似的方法去发展视觉幻觉。当他从催眠中醒来，在讨论他的经历时，他回忆道，当时他想知道我是否曾通过结合不同感官领域的体验，在我的受试者身上建立起幻觉。我告诉他那是我的标准程序。

他继续这种视觉幻觉，"感觉"到他的头从一侧转向另一侧，从上转至下，以跟随一个几乎看不见的、可疑的、有节奏移动的物体。很快，这个物体变得越来越清晰，直到他看到一朵巨大的玫瑰，直径可能有 3 英尺（1 英尺≈30.48 厘米）。这是他没想到的，因此他立刻断定，这不是一个生动的记忆，而是一次令人满意的幻觉。随着这一认识的到来，他洞察到也许他可以通过增加一种强烈的、"不像玫瑰的"、令人作呕的甜腻嗅觉的幻觉来增强这一视幻觉。这个尝试也被证明非常成功。在尝试了各种幻觉之后，赫胥黎从他的催眠中醒来，并广泛讨论了他所取得的成就。他很高兴，在没有来自我的任何指导或建议的情况下，他所取得的实验结果与其他受试者的经计划的实验结果非常吻合。

这次讨论提出了麻醉、遗忘、解离、人格解体、退行、时间扭曲和记忆增强（由于赫胥黎非凡的记忆力，这项很难在他身上测试），以及对过去压抑事件的探索。

赫胥黎从中发现，麻醉、遗忘、时间扭曲和记忆增强在浅度催眠下就有可能。其他催眠现象，有助于深度催眠状态的发展，只要认真努力就能实现它们。

他在浅度催眠状态下发展的麻醉，对于选择身体部位（以产生麻醉）是最有效的；当尝试从颈部以下的全身麻醉时，赫胥黎发现自己"滑入"了深度催眠状态。和麻醉一样，遗忘在选择正好合适的情况下是有效的。任何试图完全遗忘的努力都会导致进入深度催眠状态。

时间扭曲很容易发生，赫胥黎表示，他并不确定，但他强烈感觉到，他长期以来一直在深度沉思中呈现了时间扭曲，但他是通过我首次接触到这个概念。记忆增强很难测试，因为他回忆过往事件的能力极强，在我提议之下测试了它，方法是让他在浅度催眠状态下，按照要求立刻说出一些段落出现在他各种书的哪一页。在第一次要求时，赫胥黎从浅度催眠中醒来，并解释道"真的，米尔顿，我做不到。那本书的大部分我都能勉强背下来，但是段落页码的话，就未必说得准确了。"尽管如此，他还是回到了浅度催眠状态下，向他给出了书名，然后将一段话中的几行大声念给他听，据此他要给出它所在的页码。以惊人的快速方式，他识别的成功率超过 65%。从浅度催眠状态中醒来后，要求他停留在意识状态下执行相同的任务。令他大为惊讶的是，他发现，浅度催眠状态下页码是"闪现"进脑海，而在清醒状态下，他不得不遵照一个有条不紊的程序，包括心理上完成这一段，然后思想上开始下一段，之后再回到前一段，然后"猜"。当将时间限制在他在浅度催眠中所用的时间长度时，他每次都失败了。如果允许他花费任意时间，他可达到40%的正确率，但是对于书（而言），相比于浅度催眠状态下所用的书，就必须是近期阅读过的。

随后，赫胥黎在中度催眠状态下复制了他在浅度催眠状态下所做的一切。对于这些类似任务，他完成起来更容易，但不断地体验到一种"滑入"更深度催眠状态的感觉。

赫胥黎与我用了相当长的篇幅来讨论他的这种催眠行为，赫胥黎做大部分的注释，因为只有他才能记录自己那些与讨论话题相关的主观体验。鉴于此，此处的讨论是有限的。

接着我们转向了深度催眠状态的问题。赫胥黎很容易就发展了一种深度梦游式催眠状态，在这种状态下，在时间上与地点上，他自发地彻底迷失了方向。他能够睁开眼睛,但他说他的视野是"光之井",就包括了我、我所坐的椅子、他自己、他所坐的椅子。他立刻对这种显著的自发视场限制进行了评论,并透露了(他的)一种意识,即出于某种他所不知的原因,他有义务向我"解释一些事情"。经仔细询问后发现,他对于之前所做的事情产生了遗忘,也丝毫没有觉察到我们的联合项目。一说出口,他的感觉(他必须解释一些事情)就变成了一种漫不经心的意愿。他的第一句话是:"真的,你知道,我不明白我当前的处境,也不明白你为什么在这里,无论如何,我必须向你解释一些事情。"我向他保证,我理解现在的情况,我对他想给我的任何解释都感兴趣,并且我告诉他,我可能会向他提出要求。他相当随意地、漠不关心地同意了,但很明显,他正以一种满意的、被动的方式正享受着身体上的舒适。

他简明扼要地回答了问题,从文字上准确地给出了问题所隐含的字面意义。换句话说,他表现出了与其他受试者相同的、精确的字面意思,或许更明显,因为他的语义学知识。

问他"我的右边是什么"他简要回答"我不知道"。"为什么""我没有看""你愿意看看吗""是的"。"现在!""你想让我看多远?"这并不是一次出乎意料的询问,因为(这种情况)我已经遇到过无数次了。赫胥黎只是表现出了深度梦游式催眠状态的一个典型现象,其中视觉觉知以某种费解的方式限制在了与催眠情境相关的那些项目上。对于我想让他看见的每把椅子、沙发、脚凳,都需要特定的指示。正如赫胥黎后来所解释的,"我必须环顾四周,直到它(指特定的物体)逐渐地、慢慢地进入视场,不是立刻(出现),而是慢慢地,就好像它正在具体化一样。当我看见事物具体化的时候,我确实相信自己感到完全自在,没有一丝惊奇。我把一切都看作是理所当然的。"我已经从数百个受试者那儿得到了类似的解释。然而,经验告诉我,担任一个纯粹被动的询问者(即一个提出问题,只想得到答案而不管其内容如何的人)角色是很重要的。一种对答案的含义感兴趣的语调,可能会诱导受试者来响应,就仿佛他们已被指示要给出什么样的答案。在治疗工作中,我使用语调来影响患者更充分的个体回应。

为了验证这点,我热情地询问赫胥黎:"现在告诉我,你面前大约 15 英尺的那个是什么?"正确答案是"一张桌子"。相反,我收到的答案是"一张桌子,上面有一本书和一只花瓶"。书和花瓶都在桌子上,但是在桌子的远端,因此距离超过了 15 英尺。之后,以一种随意、漠不关心的方式询问了同一个问题,"现在告诉我,你前面大约 15 英尺的那个是什么?"尽管他之前的答案,他回答道"一张桌子"。"还有什么别的吗""是的""是什么""一本书"(相比于花瓶来说,书离他更近)。"还有别的吗""是的""现在告诉我""一只花瓶""还有别的吗""是的""现在告诉我""一块污渍""还有别的吗""没有"。

这种字面意义,这种将意识觉知局限在那些构成催眠情境的现实项目上的特殊限制性,高度确定了他在一个令人满意的梦游式催眠状态。除了视觉上的限制之外,还有一种听觉上的限制,其特征为:声音即使是产生于催眠师与受试者之间的,似乎也完全处于催眠情境之外。由于没有助手在场,因此无法测试这种听觉限制。然而,通过一根肉眼看不见的黑线,将他身后桌上的一本书(拽拉到)他的背上。赫胥黎像是感到一些痒,慢慢地抬手,挠了挠他的肩膀。并没有惊吓反应。这也是对许多意想不到的物理刺激的特征性反应。依据过往的身体体验,对它们(指物理刺激)进行了解释。通常,作为深度梦游式催眠状态发展的一部分,受试者会发展出一种选择性的全身麻醉,来应对那些部分不构成催眠情境的物理刺激,尤其是那些不允许用过往经验进行解释的物理刺激。这点无法在赫胥黎的身上进行测试,因为必需一位助手,在不告诉干扰催眠状态的情境下,来进行适当的测试。我曾使用过的、一个说明性的方法是当固定受试者手臂的时候,将一根穿线针穿过外套袖子,然后让助手从一个隐蔽处拉锯式地来回移动它。通常,自发麻醉会使受试者意识不到这个刺激。各种简单的措施很容易设计出来。

然后,我用一个简单的暗示将赫胥黎温和地、间接地从催眠状态中唤醒,即让他在椅子中调整下自己,以便他恢复他曾有的、在某个时刻的确切的身体和精神状态,即他下定决心直到以后才继续对深度沉思进行进一步实验研究时。

赫胥黎的反应是立即醒来,并迅速表示他已做好准备进入深度催眠状态。这句话本身就深刻表明了完全的催眠后遗忘,作者运用了拖延战术,即打着讨论在深度催眠状态下还可以做些什么事儿的这一"幌子"。通过这种方式,就可以提及他的各种深度催眠反应的表现。这种提及并没有唤起赫胥黎对这些行为的任何记忆,赫胥黎对所提要点的讨论,也没有显示出源自他已经历的深度催眠反应所导致的丰富的经验。他对自己深度催眠状态的细节一无所知,就好像他处于深度催眠状态之前一样。

赫胥黎接下来出现了更多的深度催眠状态,其中要求他发展了部分的、选择性的和完全的催眠后遗忘(部分的,指的是全部体验的一部分;选择性的遗忘,指的是对所选择的,这些体验也许是相互关联的项目),(当然这)避开了所有那些有个人意义的(项目)。要求他发展对已经遗忘内容的恢复,以及对所恢复材料的丢失。他还发展出了木僵,测试方法是"安排"他舒服地坐在椅子上,之后创造了一种情境,形成一种直接暗示就是,让他从椅子上站起身("把那张桌子上的书放到那边的桌子上去,现在就做")。这样一来,赫胥黎发现他自己莫名其妙地无法从椅子上站起来,也无法理解为什么会这样。他身体

"舒适的安排",导致了他从椅子站起来之前必须先调整姿势,而在给他的指令里并没有任何关于这种调整的暗示。因此,他无助地坐着,站不起来,也不能理解为什么。同样的方法被用于在医学团体面前演示鞍区麻醉。我在处于深度催眠状态的受试者格外小心地摆弄好姿势,然后进行一次随意交谈,再建立这名受试者与另一名受试者之间的融洽关系,后者被要求与第一名受试者进行位置交换。第二名受试者走过去后只能无助地站着,而第一名受试者发现她无法移动,并且很快失去站立的能力,导致了她身体下半部分的定向的缺失,进而导致了全身麻痹,而麻醉(或麻痹)这个词在对催眠的初步讨论中都没有提到过。未被受试者所注意的、这种对木僵的使用是加深催眠状态的最有效措施。

赫胥黎对自己失去了移动的能力感到惊讶,当发现失去了对自己下半身的定向时,他就更惊奇了。当我向他展示了一种深度全麻的存在时,他惊讶到极点。他对整个事件的来龙去脉全然无知。他并没有将他身体舒适地摆放与未被意识下就被引发的木僵和随之而来的麻醉联系起来。

将他从催眠状态中唤醒,伴有持续的木僵、麻醉和对所有深度催眠状态体验的全部遗忘。他自发地将指令扩大到全部的催眠状态体验,或许是因为他没有充分听清楚我的指令。他立即将自己重新定向到我们一直在研究深度沉思的时间。他茫然地解释他不能活动的状态,他对自己在深度催眠状态下所做的一切都表示好奇惊叹,他认为他刚从中出来,是什么导致了这些令人费解的表现,这些表现是他的首次经历。他变得极其感兴趣,一边用手和眼睛探索自己身体的下半部分,一边念叨地评论着,诸如"真是太不寻常了"。他注意到自己只有用眼睛才能知道双脚的位置,他注意到自己腰部以下完全不能动。由于木僵,当他尝试用手移动自己的腿却徒劳无功时,他发现自己处于一种麻醉状态。关于这点,他做了各种各样的测试,为了做测试,他要求我提供了各种各样的东西。例如,他要求我在他裸露的脚踝上放冰块,因为他不能弯腰去做这个动作。最后,经过一番研究,他转向我说:"你看上去冷静且相当自在,然而我却处在一个不寻常的困境之中。我推断你以某种微妙的方式分散并扰乱了我身体意识。这种状态和催眠一样吗?"

记忆的恢复让他很高兴,但他完全不知道木僵和麻醉的原因。然而,他意识到使用了一些沟通技巧才产生了所取得的结果,但他并没有成功地将摆放他的身体与这些最终结果联系起来。

深度催眠状态下的进一步实验探究了视觉、听觉和其他类型的意念感觉幻觉。使用的方法之一是假装听到开门声,然后似乎看到有人进入房间,礼貌地起身,示意一把椅子,之后转向赫胥黎,表示希望他感到愉快放松。他回答他是感到舒适,并对妻子的意外归来感到惊讶,因为他以为她一整天都不会回来(我所指的椅子,我知道那是他妻子喜欢坐的那把)。他与她交谈,而且明显在幻觉中回答。(我)打断他,问他怎么知道那是他妻子,而不是催眠状态下的幻觉? 他深思熟虑地审查了这个问题,然后解释道:我没有给出任何对他妻子产生幻觉的暗示,我与他一样对她的到来感到惊讶,而且她的穿着与她离开之前的一样,与我早前所看到的不同。因此,有理由认为她是一个真实存在的。在短暂的沉思之后,他回到了与她的"谈话"之中,很明显继续幻觉到了答复。最后,我吸引了他的注意力,朝他"看见"他妻子的那把椅子做了一个手势,暗示消失。令他完全惊讶的是,他看到她慢慢消失了。然后他转向我,要求我唤醒他,并带着对这次体验的全部记忆。我这样做了,他详细讨论了这次体验,在他的笔记本上做了许多特别的注释,并用他向我提出问题的答案添加详细的阐述。他惊奇地发现,当我要求他在不能活动和麻醉保持的情况下醒来时,他认为他已经醒来了,但是催眠状态依然持续着,这对他而言是难以辨认的。

随后,他督促进一步研究催眠幻觉体验,并探索了各种各样的(正性与负性的幻觉、听觉、嗅觉、味觉、触觉、动觉、温度、饥饿、饱腹感、疲劳、虚弱、强烈兴奋的期待等)。事实证明,他在各方面都是最能干的,并注意到,当我要求他在极度疲劳的状态下幻觉登山体验时,他的脉搏会改变多达 20 次。在他对这些不同体验的讨论时,他主动提供了这样一个信息:虽然在深度催眠状态中很容易实现负性幻觉,但在浅度或中度催眠状态中却很难实现,因为负性幻觉对于现实价值的破坏性最大,甚至对催眠情境也是如此。也就是说,通过引发负性幻觉,他发现我的轮廓模糊了,即使他可以发展一种深度催眠,同时伴有那种深度的催眠所固有的,对所有外部现实的负性幻觉,但催眠情境的现实仍然会保持清晰和明确的定义,除非给出相反的暗示。之后与其他受试者的研究证实了赫胥黎的这一发现。我以前没有在浅度和中度催眠状态下探索过负性幻觉这一问题(译者注:正性幻觉,指 positive hallucination,是指现实情境中没有的事物却被催眠受试者的感觉器官接收到,比如在一个医学展示场合,某位受试者看见了自己过往曾交好的好友,虽然这一好友并未出现在会场;负性幻觉,指 negative hallucination,是指现实情境中有的事物却没被催眠受试者的感觉器官接收到,比如在医学展示场合,某位受试者实现中除了操作者之外,看不到现场观众)。

这时,赫胥黎回忆起他在浅度催眠状态下,测试记忆增强时的页码识别,他要求在深度催眠状态下做同样的测试。我们一起在图书室架子上寻找,最后选出了几本书,赫胥黎确信他在多年前读过，但他已经有 20 多年没碰过它们了（其中一本，很显然他没读过，其余 5 本他读过）。

在深度催眠状态下，赫胥黎闭着眼睛，专注地听着，我随意地翻开书，从选定的段落中，读了 6 行。对于一些，他几乎立刻就识别出了页码，然后他会产生幻觉到这一页，并从我停下来的地方"读"它。此外，他还确认了他读这些书的场景。其中两本，他想起 15 年前查阅过。另外两本，他发现很难给出正确的页码，然后只能给出大概的页码，他无法产生印刷页的幻觉，只能对思想内容进行概括总结，但在本质上，这些总结是正确的。他无法确认什么时候读过它们，但肯定的是 25 年前甚至更久远。

在催眠后的讨论中，赫胥黎对自己记忆力表现上的壮举最为惊讶，不过他也评论到这体验主要是智力上的，是对记忆的恢复，缺乏任何属于他个人的情感意义。这促使了对催眠和深度沉思的广泛性讨论，大体上赫胥黎有种感觉，对于将其体验正确地概念化以比较价值，他感到能力不足。虽然催眠体验引起了赫胥黎的兴趣，这些催眠体验提供给他的新理解，这些都让赫胥黎感到高兴，不过他也有点不知所措。他认为，作为一种纯粹的个人体验，他从深度沉思中获得了一些无法识别的主观价值，而催眠实际上是无法获取，催眠只是提供了丰富的新观点。他宣称，深度沉思给了他某种内在持续感，这种感觉似乎在他的生活方式中发挥着重要作用。在这次讨论过程中，他突然问，是否可以使用催眠来让他探索自己的迷幻经历。他的要求得到了满足，但当他从催眠中醒来后，他表达了一种感觉，即催眠体验与通过深度沉思达到的"感觉通透"类似，两者完全不同。他解释道，催眠的探索并没有给他一种内在感觉，即一种持续的主观感觉——他只是置身于迷幻体验之中，有一种"感觉内容"与有序的智力内容并行，然而深度沉思基于这一稳定的特质，建立了一个深刻的情感背景，他可以"有意识地、毫不费力地对观点进行一个理性的展示"，读者会对此做出充分的反应。赫胥黎以一句深思熟虑的评论结束了本次讨论：他短暂且密集的催眠体验还没有开始消化，他不能指望在没有更多思考的情况下给出一个明智评论。

他迫切地要求对他进行进一步的深度催眠，在其中诱发出更为复杂的催眠现象，使他能够充分地探索作为一个人的自己。在快速回顾了已经做的和可能要做的事情之后，我决定了一种合意性的深度催眠状态，它有可能进行两阶段解

离式退行，也就是说通过将他从他生活经历的某个选定范围内解离出来，让他能够以旁观者的角度来看待这段经选定的、将发生退行的范围，且作为旁观者的他则定向在他生活经历的某个相对近期的范围内。做到这点最好的方法，我觉得是运用混乱技术。使用混淆技术这一决定，在很大程度上受到作者对赫胥黎不可限量的智力与好奇心的认识的影响，这将极大地帮助赫胥黎在实际应用中添加其他可能的复杂含义、意义及联想，因此实际上是对我自己所做努力的一种补充。很不幸，现场没有录音机来保存实际暗示的细节，暗示的大致内容是：赫胥黎深深地、深深地进入催眠状态，直到"那种深度成为一个部分，并又与他分离"，在他面前会出现一个"完全清晰的、活生生的现实、一种不可能的真实，它们曾经是现实，但现在，当处于这种催眠深度时，将在令人困惑的对峙中挑战你所有的记忆与理解"。这是一个刻意含糊，却又放任的、无所不包的暗示，我单纯依赖于赫胥黎的智慧，用对他来说具有广泛意义的理解来对它进行详细阐述，这些广泛意义的理解我甚至都无法猜测。当然还有其他的暗示，但他们实际上都集中在上文所附暗示的效果中。我脑中所想的并不是一个确定的情境，而是一个舞台的背景，这样赫胥黎他自己会被引导着去定义这个任务。我甚至没有尝试去猜测，我的暗示可能对赫胥黎意味着什么。

很明显，在我长时间、不断复述的暗示中，赫胥黎正做出一种强烈的催眠反应。突然，他举起手，相当大声且急切地说："我说，米尔顿，如果你不介意的话，待那儿闭会儿嘴。下边这儿的情况异常有趣。你不停地说话，极其令人分心还让人恼火。"

两个多小时，赫胥黎坐着，眼睛睁开，目不转睛地直视前方。他脸上的表情迅速变化且令人困惑。作者观察到他的心率和呼吸频率会突然、难以理解地变化，并以不规则的间隔重复。每当作者试图与他交谈，赫胥黎就会举起手，或许还抬起头，说话时就好像作者在高于他的某个位置，他常常会恼怒地要求艾瑞克森保持安静。

两个多小时后，赫胥黎突然抬头看向天花板，疑惑地强调说："我说，米尔顿，这真是非同寻常的尴尬。我们不认识你，你不属于这儿。你正坐在峡谷的边缘，看着我们俩，我们谁都不知道是哪一位在和你说话；我们在门厅，怀着极大的兴趣看着彼此。我们知道你是那个能决定我们身份的人，最特别的是，我俩都确定我们知道这点，我俩都确定另一个不是真的，而只是过去或未来的心理意象。但是你必须解决它，不管时间、距离，甚至我们都不认识你。我说，这真是一个格外具有吸引力的困境：我是他，还是他是我？快来，米尔顿，不管你是谁。"还有另一些相似的评论，它们有类似的含义，这无法记录，赫胥黎的语调突然变得相当急迫。整个情境让我晕头转向，但在这种情况下，似乎肯定涉及时间和其他类型的解离。

尽管满心疑惑，但我表现平静，接受他所给出的部分线索，并顺势而为地将赫胥黎从催眠状态中唤醒，大体上说的是："无论你身在何处，无论你在做什么，请仔细聆听我将要说的内容，并慢慢地、逐步地、舒适地根据它来展开行动。感到放松且舒适，感到一种需要，一种需要与我的声音，与我，与我所描述的情境建立越来越多联系的欲望，渴望回到与我（共同）处理的项目上，不久之前，和我在一起，在不久之前属于我，以及落在后面（忘掉）的东西，但'当需要时，可以使用几乎所有的东西'。'知道却又不知道'它在'需要时'是可用的。现在，让我们看看，没错，你正坐在那儿，完全清醒，放松，舒适，并准备好讨论那些微不足道有的事情。"

赫胥黎醒了过来，揉了揉眼睛，说道："我有一种非常特别的感觉，我一直处在深度催眠状态中，但那是一种几乎没有实际价值的体验。我记得你暗示我进入更深的催眠状态，我感到自己非常顺从，虽然我觉得时间已经过去了许多，但我确实相信深度沉思状态会更有成效。"

由于赫胥黎没有特别询问时间，因此我们就漫无边际地聊天，其中，赫胥黎比较了浅度催眠状态下对外部现实明确而又模糊的评价，以及中度催眠状态下对外部现实的、更明确的意识下降，并伴有一种轻微舒适的特殊感觉，即那些外部现实在任何给定时刻都能成为安全的现实的真实存在。

随后，我问及他刚刚从中醒来的深度催眠状态下的现实。他若有所思地回答道，他能隐约地记起感到自己正在发展一个深度催眠状态，但是脑海中没有与之相关的记忆。在讨论了催眠遗忘，以及他也许会表现出这种现象的可能性之后，他愉悦地笑了，并表示这样的话题将是最有趣的讨论。在进一步随意聊天之后,我问了一个无关紧要的问题"你会将那把椅子放在哪个门厅"(指向一个扶手椅的扶手)。他的回答非比寻常,"真的,米尔顿,这是一个很不寻常的问题。极其不寻常!它完全没有意义,但是'门厅'这个词有一种奇怪的浩瀚感,让人渴望的温暖感,极其令人神往!"他陷入迷茫地困惑中,想了几分钟最后说,如果有任何意义的话,那无疑是某种转瞬即逝的玄妙联想。又进一步闲聊之后,我说道:"至于我所坐的位置,我想知道那个峡谷有多深。"对此,赫胥黎回答道:"真的,米尔顿,你可以说是极其神秘。'门厅''边缘''峡谷',这些单词对我的影响非同寻常。这真是无法言传。让我看看,我能不能把它们和一些意义联系起来。"在将近 15 分钟的时间里,赫胥黎试图消除与这些词之间的有意义的联系,他时不时地说,我对这些词的使用显然是有目的的,但我什么也没透露出来,这就充分说明了会有意义的。最后他兴高采烈地说:"现在我知道了。真是不可思议,我是怎样忘掉的。我完全认识到你让我进入了催眠状态,毫无疑问,这些词与看似对我没有实际价值的深度催眠有关。我想弄明白我是否可以恢复我的联想。"

沉默大约 20 分钟,显然是深思熟虑之后,赫胥黎说道:"如果这些词确实有意义的话,我可以说我有一个彻底的催眠遗忘。我尝试过深度沉思,但是我发现我的想法集中在我的麦司卡林(致幻剂)的体验上。确实很难将自己从这些想法中摆脱出来。我有一种感觉,我是在利用它们来维持我的遗忘。让我们是不是再谈谈半个小时其他问题,看看是否有与'门厅''边缘''峡谷'相关联的自发回忆?"

讨论了各种各样的话题,最后赫胥黎说:"这些词对我来说,是一种极不寻常的、充满意义的温暖感,但是我完全,可以说我极度无助。我想我将不得不依赖你做某事,不管那是什么。不寻常,太不寻常了!"

我故意忽略了这一评论,但在随后的谈话中,观察到赫胥黎脸上的表情沉思且困惑,但他没有试图向我寻求帮助。过了一些时间,我平静地强调说:"嗯,也许现在,事情将变得可用"。赫胥黎从他在椅子上舒适的坐姿,以惊愕的方式坐直起身子,然后滔滔不绝地说了一大堆话,他说得太快,除了偶尔的笔记之外,根本记录不下来。

大体上,他的描述是说"可用"这个词,有种拉开遗忘帷幕的效果,揭示了一种最令人震惊的主观体验,这种体验奇迹般地被"落在后面"一词"抹去",并在提示词"变得可用"的作用下而完全恢复。

他解释道,他现在意识到自己已经发展出一种"深度催眠",一种与他深度沉思状态截然不同的心理状态,在深度沉思中,有一种对外部现实的虽减弱但既不感兴趣也不重要的意识觉知,一种感到(自己)正处于已知的、可感觉到的主观意识状态,一种控制感,一种利用能力的欲望。其中,过往记忆、学习和经验能自由且轻松地流动。伴随着这种流动,有对自我的持续感知,即这些记忆、学习、经验和理解,不管它们多么生动,都只不过是心理体验的一种有序的、有意义的组合,从中形成了一个深刻的、愉悦的、主观的、情感状态的基础,全面的理解将在此基础上流动,这些理解会立即被利用,而无需意识上的努力。

他断言道,至于深度催眠状态,他现在知道它是另一类全然不同的体验。外部现实能进入,但它获得了一种新的主观现实,一种全新的、意义完全不同的特殊现实。就比如,虽然他的深度催眠状态下,我被部分地包含在内,但并不是一个有特定身份的特定人。相反,我只是一个他(赫胥黎)在一种有些模糊、不重要且完全身份完全不明的关系中所认识的人。

除了我的"现实"之外,还存在一种现实是人们经常在栩栩如生的梦中所遭遇到的,一种人们不会质疑的现实。相反,人们会全盘接受梦的这种现实,没有理性上的质疑,没有相互冲突的对比,没有评判式的比较和质疑,没有对立。因此,无论主观上体验到什么,从主观上和客观上都毫无疑问地被当作真的,且与其他一切都保持一致。在深度催眠状态中,赫胥黎发现自己置身于一个又深又宽的峡谷之中,在峡谷陡峭一侧的高处,在最边缘(的地方),我坐在那儿,只能通过名字来辨认,而且话多得恼人。

他面前,在一片宽广柔软干燥的沙地上,趴着一个赤裸的婴儿。赫胥黎毫无疑问地接受了它的真实性,他凝视着婴儿,对他的行为十分好奇,非常专心地试图理解他双手的胡乱摆动动作和双腿的爬行动作。令他惊讶的是,他觉得自己正在经历一种模糊的、奇特的惊叹感,似乎他自己就是那名婴儿,正看着这柔软的沙滩,并试图弄明白拿东西是什么。

当他看着(那婴儿)的时候,变得对我很恼火,因为我显然正试图与他说话,他感到一阵不耐烦,要求我保持安静。他转过身来,发现婴儿在他眼前长大了,爬行、坐立、站立、蹒跚学步、行走、玩耍、谈话。他全然着迷地看着这个成长中的小孩,感受小孩在学习、需求和情感中的主观体验。他在扭曲的时间里跟随着,历经了大量的体验,从婴儿到童年,到学生时代,到少年时期,到青少年时期。他看着孩子的身体发育,感受着孩子的身体和主观的心理体验,赞同孩子,与孩子共情,和孩子一块儿欢乐,与孩子一起思考、好奇和学习。他感到自己和孩子是一体的,就好像那孩子是他自己,他继续看着孩子,直到最后他意识到,他已经看着那名婴儿成长到了 23 岁成年人。他走近一些想看看那名年轻人在看什么,突然意识到那名年轻人是阿道司·赫胥黎本人,而这个阿道司·赫胥黎也正看着另一个阿道司·赫胥黎(显然是 50 出头的样子),他俩都站在门厅里;52 岁的他正看着他自己,23 岁的赫胥黎。这时,23 岁的赫胥黎和 52 岁的赫胥黎显然同时意识到了他们正看着彼此,于是他们各自的脑海里同时浮现出了一些奇怪的问题。其中一个问题是:"这是我心目中 52 岁时的样子吗?"和"这真的是我 23 岁时的样子吗?"彼此都意识到了对方心中的问题,并认为这个有趣的问题"异常吸引人",并且每个人都试图确认哪个是"真正的现实",哪个是"仅仅以幻觉形式向外投射的主观体验"。

双方过去的 23 年而言,对他们每个人来说都是一本打开的书,所有的记忆和事件都清晰可见,他们意识到这些记忆是共同的,对于 23 岁到 52 岁间某一年的时间,他们只能靠好奇地猜测才能给出一个可能的解释。

他们看过门厅(并没有定义"门厅"),并往上看我所坐的峡谷边缘。两人都知道坐在那儿的人有某种不确定的意义,他名叫米尔顿,两人都可以与之交谈。他能听到他们两人的声音吗,两人都想到了这点,但是测试失败了,因为他们发现他们同时说话,无法单独说话。

慢慢地,他们若有所思地端详着彼此。其中一个必定是真的,另一个一定是记忆图像或自我意象的投射。难道 52 岁的赫胥黎没有从 23 岁到 52 岁这些年间的所有记忆吗?但是如果他有(记忆)的话,他看着 23 岁的赫胥黎怎么就没有自那以后,这些年的岁月的痕迹?如果他想清楚地看到 23 岁的赫胥黎,他就必须抹去后面落下的所有的记忆,才能看清楚年轻赫胥黎当时的样子。但如果他真的是 23 岁的赫胥黎,为何他仅将赫胥黎视为 52 岁,而不能推测性地编造出 23 岁到 52 岁的记忆呢?什么样的心理阻碍能产生这样奇特的情形?每个人都发现自己完全了解"另一个人"的思考和推理。每个人都质疑"另一个人的现实性",并且每个人都为这种对比鲜明的主观体验找到了合理的解释。问题再三出现:用什么方法能确定真相,那个坐在门厅对面的峡谷边缘的、只是拥有了一个名字的、无法识别的身份不明的那个人,是怎样融入这个情境的呢?那个模糊的人会有答案吗?为什么不找他试试呢。

赫胥黎以极大的乐趣和兴趣,详细描述了他的整个主观体验,推测他多年来所体验的时间扭曲和记忆阻塞,导致了真实身份无法解决这一问题。

最后,作者从实验角度漫不经心地说道:"当然,所有那些都能被落在后面,在之后的某个时间成为可用的。"

最初的催眠后遗忘立刻又恢复了。我试图通过含蓄的评论、坦率公开的陈述,以及对所发生事情的叙述,来中断这种再次诱发的催眠性遗忘。赫胥黎认为我的描述性话语(关于沙地上的婴儿、一个深深的峡谷、一处门厅)"非常有趣""不过是含义隐晦的话",他认为我有目的。但是,它们并未唤起更多的东西。我所说的每一句话,本身实际上并没有包含什么信息,只是想引起联想。然而,什么结果都没得到,直到"可用"这个词再一次产生了与之前相同的效果。赫胥黎第二次讲述了整个叙述,却没有意识到他正在复述。当他完成了第二次讲述时,适当的暗示让他回忆起了他的第一次讲述。在立即惊讶之后,他开始逐项比对两次讲述。它们之间的一致性让他大为惊奇,他只注意到了讲述顺序和用词的细微变化。

像以前一样,再次引发了催眠后遗忘,然后又引出了第三次回忆,接着引发赫胥黎认识到这是他的第三次回忆。

对整个事件的序列做了大量且详细的注释,并对各自的注释进行了比较,并穿插了有关(其)重要性的评论。对于许多项目的意义都进行了系统性地讨论,并引发了短暂催眠状态,来激活各种各样的项目。然而,我对于赫胥黎的体验,只做了相对较少的记录和注释,因为他才是那个充分发展这些体验的合适人选。我的注释主要涉及事件的序列和对总体发展的一个相当好的总结。

这次讨论一直持续着,直到被当晚已预订活动的筹备所干扰,但是在此之前就日后出版材料的准备工作已达成了一致。赫胥黎计划使用深度沉思和附加的自我引发催眠来协助这篇文章的撰写,但是不幸的是一场大火让这一计划泡汤。

结束语

遗憾的是,上述描述仅是对各种意识状态(开展)广泛探究的一个片段。赫胥黎的深度沉思状态在本质上似乎不具有催眠性。相反,它似乎是一种完全高度专注状态,与外部现实有很大程度的解离,但又(具有)充分的能力,以不同程度准备上的就绪来对外界做出响应。它完全是一种个体体验,显然充当着一种还未被认识到的、意识工作活动的基础,以使他在深度沉思下,能自由地利用那些经过他脑海中的所有东西。

他的催眠反应与从其他受试者身上所引出的催眠反应完全一致。他有能力发展出深度催眠的全部现象，对催眠后暗示和极其细微的线索做出快速反应。他强调地声称，催眠状态与深度沉思状态有很大的不同。

虽然他的深度沉思活动可以与做梦相比较，而且他沉思活动的主观情境中无疑也纳入了"前厅"和"峡谷"等看上去很像梦境一般的活动，但这种将这些特殊活动纳入主观情境的特别现象，是高智商受试者自发呈现深度催眠状态的意念感觉活动时常见的。他梦游式的行为方式，睁着的双眼，对我呈现的反应性，以及大量的催眠后行为都表明，对他这个特定的主观情境，催眠无疑是整体情境的决定性因素。

尽管赫胥黎还记得他最初的要求，他想让我对他使用许可式技术，但他还是明显发展了一种解离状态，以催眠的方式在失真的时间关系中，以催眠的方式观察自己的成长和发展。这表明，赫胥黎全方位的求知欲，是促成最有趣和信息最丰富的研究的主要因素。实验后的询问表明，赫胥黎并没有什么刻意的想法或计划，来回顾他的人生经历，在催眠引导时，他也没有对给他的暗示做出任何这样的解释。这是通过催眠引导和特别询问得到证实的。他的解释是，当他感到自己"陷入催眠状态"时，他开始寻找可以做的事情，然后"突然间，我发现自己——极其不同寻常的反应"。

虽然与赫胥黎一起探索的这段经历极为引人注目，但这并不是我第一次在高智商受试者的退行中遇到的这种情况。有个这样的受试者，他要求接受催眠，并在催眠状态中要告诉他发展一种非常有趣的退行类型。这主要是为了满足他自己的利益，当时他在等我完成一些工作。我满足了他的要求，让他坐在实验室另一边一张舒适的椅子上，让他按自己的方法去工作未加干扰。大约 2 小时后，他要求我唤醒他。他讲述了他突然发现自己在一个陌生的山坡上，他环顾四周，看到一个小男孩，他立刻"知道"他只有 6 岁。

对这陌生小男孩（年龄）的确信，他感到好奇，（于是）他走到孩子跟前，却发现那孩子就是他自己。他立即认出了这个山坡，并着手尝试着去发现他自己，如何在 26 年的年纪看着 6 岁的自己。他很快就了解到，他不仅可以看见、听见、感觉到孩童的自己，还能知道内心深处的想法和感受。一认识到这点，他（就）感到了那孩子的饥饿感，以及他想要"棕色饼干"的愿望。这给 26 岁的自己带来了大量的回忆，但他注意到男孩的想法仍然集中在饼干上，男孩完全没有意识到他。他是一个隐形的男人，以某种方式在时间上的退行，因此他能完全看见和感觉到童年的自己。我的受试者报告说他与那名男孩"生活"了多年，看着他的成功和失败，知道他内心深处生活的全部，想知道第二天（会发生在）孩子身上的事情，就像他惊讶地发现这孩子一样，即使他 26 岁了，对这孩子当时年龄之后的所有事件都完全遗忘了,跟男孩相比,他对未来的预测并不比他(指代男孩)多。他和孩子一起上学,与他一起度假,总是看着他身体的持续成长和发育。每到新的一天,他发现,关于一直到那个童年自我生命当下时刻所发生的真实往事,他有了非常多的联想。

他读完了小学、高中,然后历经了一个漫长的决策过程,是否要去上大学,以及应该学什么课程。他经受了与当时一样的犹豫不决的痛苦。当决定最终做出时,他感受到另一个自我的喜悦和解脱,他自己的喜悦感和解脱感与另一个自我相同。

这位受试者解释道,这段经历等于把他生命中的每一个时刻都重新活了一遍,而且只带着和他当年一模一样的意识觉知,同时,对于 26 岁自己的意识觉知被严格地加以限制,变成一个隐形人目睹着自己从孩子开始慢慢长大成人,至于未来会发生什么,他和这个孩子知道的一样少。

当每一个事件完成时,他都以一幅巨大且生动的、对过往记忆的全景图来欣赏每一个已完成的事件。在即将进入大学时,这种体验结束了。然后,他认识到自己处于深度催眠状态中,他想要被唤醒,想要将自己主观体验到的记忆带入意识中。

在其余实验受试者(男性与女性)身上遇到过同一类体验,但每位受试者的描述中,这种体验所获得的方式不同。例如,一位女孩,有一对比自己小 3 岁的同卵双生的双胞胎妹妹,她发觉自己是"一对同卵双胞胎,一起长大,总是知道对方的一切"。在她的描述中,没有任何关于她真实双胞胎妹妹的内容,所有这些记忆和联想都被排除在外了。

另一个实验受试者,他非常喜欢机械,他造了一个机器人,并赋予了它生命,结果却发现他赋予它的,就是自己的生命。然后,他看着机器人经历了多年的经历事件和学习,其实那些都是他自己所经历的,也是因为他对自己的过去产生了遗忘。迄今为建立一个有序的实验而进行的多次尝试都以失败告终。

通常受试者会出于一些不太容易理解的原因而反对或拒绝。在与催眠状态下发展我所有的经历,这种对一个人生活的"再体验",在高智商、适应良好的实验受试身上,一直是一件自然发生的事情。

赫胥黎的这次经历是被记录得最充分的一次,但最遗憾的是,他留下大量详细说明在他有机会把它们完整写下来之前,就被一场意外的火灾烧毁了。赫胥黎有非凡的记忆力,他运用深度沉思的能力,发展深度催眠状态为达到特定目的,以及在充分意识到他所取得成就的情况下随意唤醒自己(赫胥黎只需要很少的指令,第二天就能熟练地进行自我催眠)的能力,这对信息量极大的研究来说是非常好的前提条件。遗憾的是,这两本笔记本都被烧毁了，他再也无法凭记忆把它们重新写出来，因为我的笔记本上有许多他没任何记忆的程序类和观察类的记录，而这些记录对任何令人满意的阐述都至关重要。这里给出的报告尽管有不足之处，但希望它可以作为初步试点研究，以利于后续对各种意识状态进行更充分和全面的研究。

第五章

艾瑞克森的自我催眠体验

米尔顿·艾瑞克森　欧内斯特·罗西

引自 The American Journal of Clinical Hypnosis，July 1977，20，36 – 54。

在 70～74 岁的 4 年间，艾瑞克森讲述了许多促进他对自我催眠、催眠和心理治疗的兴趣、态度与方法的个人因素与经历。在艾瑞克森许多早期的记忆，都涉及他的体验有别于他人的方式，因为他的个人体质问题：他经历了一种不同寻常的色盲、心律不齐、五音不全和阅读障碍，他成长于一个相当传统的农村社区，这些症状在被很好地识别和诊断之前就早已存在。例如，当他还是小学生的时候，他永远也无法理解人们为何要大喊大叫，而其他人却称之为"唱歌"。尽管他的不同之处，让他和其他人都无法理解，但他拥有一种敏锐的探索智慧，这让他穷其一生来探索人类感知与行为的局限性和相对性。例如，当他 4 岁时，首次前去探望他的外祖母，小艾瑞克森被她声音中的不相信震惊到了，因为她一遍又一遍地对他母亲说，"克拉拉，是你；真的是你，真的是你吗？"外祖母从未到过离家 10 英里(约 16 公里)以外的地方，她身边的人怎么能生存于这个半径之外，她对此毫无概念。当她的女儿结婚并搬离此处之后，她从来没想过能再见到她。因此，到了 4 岁，艾瑞克森已经被人们观点上的差异与局限所触动，无论方式上是多么隐约、说不上来的感觉。

另一个他所经历到的人们惯性参考框架中的局限与僵化的往事，则是发生在他 10 岁之前，当时艾瑞克森怀疑祖父种植土豆的方法，只在某个月相时种植土豆，并且总是"眼睛"朝上。当艾瑞克森证实了他自己的马铃薯地，即使种植在"错误的"月相，"眼睛"朝向各个方向时，收成也都很好，他的祖父并不相信这一事实，这位年轻人感到受伤且难过。从这些早期的经历中，艾瑞克森感到他自己对僵化产生了厌恶。这些经历为他一些最初的心理治疗方法提供了方向，在其中，他使用心理震惊与出其不意来打破患者参考框架中的惯性性质，以实现他们症状和生活观点的快速的、治疗性重组(Rossi，1973)。

最近,使受试者的惯性心理定势和弱化参考框架,被视为是开启催眠体验的一个重要阶段(Erickson & Rossi,1976)。

据说,当艾瑞克森 6 岁时就患有阅读障碍。无论老师怎么努力,都无法让他相信"3"和"M"是不一样的。有一天,老师手把手引导他写了一个"3",然后写了一个"M"。艾瑞克森仍然无法分辨出两者的区别。突然,他体验了一种自发的视幻觉,在那种幻觉中,他在一种耀眼的闪光中看到了那种差异。

艾瑞克森·你能想象这有多令人困惑吗? 突然一天,太神奇了,突然暴发了一束原子光。我看到了"M",也看到了"3"。"M"是用腿部站立着的马,而"3"是侧立在旁边,前腿伸出。令人耀眼的闪光! 它是如此的明亮! 它湮没了其他一切东西! 一道令人目眩的闪光,在这道可怕的闪光中心处是"3"和"M"。

罗西·你真看到一束耀眼的闪光? 你在那儿看到了,你不是在打比方吧?

艾瑞克森·是的,它遮蔽了除"3"和"M"之外的所有其他事物。

罗西·你知道自己处在一种意识变动状态之中吗? 作为一个孩子,你对这种有趣的经历感到诧异吗?

艾瑞克森·那就是你学习事物的方式。

罗西·我想这就是我所说的创造性时刻吧(Rossi,1972,1973)。你经历了一场真正的感知觉变化:一道光闪过,"3"和"M"在中间。它们真的有腿吗?

艾瑞克森·我看到了它们的样子(艾瑞克森画了一幅简单的云朵效果图,中间有一个"3"和一个"M"),并且把其他一切都排除在外了!

罗西·这是一种视幻觉吗? 作为一个 6 岁的孩子,你实际上以视幻觉的形式体验了一次重要的智慧顿悟?

艾瑞克森·是的,关于那天我记不起其他的事。最令人炫目、最耀眼的一道光还发生在我高中二年级时。小学和高中时,我有个绰号叫"字典",因为我总是花很长时间查阅字典。一天中午,就在午间放学铃响之后,我坐在教室后面的常用椅子上翻阅字典。突然,一道炫目、耀眼的闪光出现了,因为我刚刚学会如何使用字典。在那个时刻之前,为了找到一个词,我总是从第一页开始,浏览每一栏,然后一页接一页,直到我找到那个词。在那道炫目的闪光中,我认识到人们可以使用字母表作为一个查找单词的有序系统。自带午餐的学生总是在地下室就餐。我被那束炫目的光所彻底倾倒,不知道自己在那儿坐了多长时间。但当我到地下室时，大多数学生已吃完了午餐。当他们问我为什么这么晚才来吃饭时，我知道自己不会告诉他们我刚刚学会了如何使用字典。我不知道为什么花了这么长时间。可能我的潜意识是从查阅字典的过程中获得了大量的教育，从而有意隐瞒了这个技能？

在这些早期经历中，我们看到了阅读障碍的困惑，以及它形成的特殊适应方式，甚至是小孩子，也能获得关于已改变的感知觉和各种体验状态。艾瑞克森遮蔽了强光和（或）视幻觉（排除了其余全部外部现实的感知觉）的存在，定义为一种自发的自我催眠状态的证据。他注意到了这种已改变的状态与"学习事物的方式"之间的联系。他利用取向的源头也包含在这些经历之中。多年以后，他教 70 岁的"莫"读写的方式，就利用了她自己内在关于腿、锄头和农场其他的意象（imagery），帮助她感知字母和单词这一原本毫无意义的杂乱线条的含义（Erickson，1959）。

艾瑞克森将他的阅读障碍和早期发音困难，与他的治疗取向联系起来，与罗西对话如下：

艾瑞克森· 我一定有轻微的阅读障碍。我以为自己知道一个绝对事实，即当我说"comick-al、vin-gar、government 和 mung"时，我的发音与其他人说"comical、vinegar、government 和 spoon"的发音相同。当我读高中二年级时，辩论社团教练花了 1 小时徒劳地教我说"government"。突然，她灵机一动，她使用一名同学的名字"La Verne"，并在黑板上写下"govLaVernement"，我读"govlavememement"，然后她让我将"La Verne"中的"La"省略掉再读。我如此照做的时候，一道炫目的闪光出现了，擦除了包括黑板在内的所有周围物体。我要感谢沃尔什小姐，她把一个意想不到的、毫不相关的东西引入了一个固定的、僵化的模式中，引爆它。今天一名患者走进（我的办公室），颤抖着、抽泣着说道："我被解雇了。这总是发生在我身上。我的老板总是欺负我。他们总是对我出言不逊，我也只是哭。今天我的老板朝我大吼'笨蛋！蠢货！！蠢货！出去！滚出去'，所以我到你这儿来了。"我非常真诚且严肃地对她说："你为什么不告诉他，如果他只是想让你知道自己是一个笨蛋的话，你会很乐意把工作做得更愚蠢一些。"她看上去一片茫然、困惑、目瞪口呆，然后放声大笑，由于这阵突然暴发的大笑，之后的面谈进行得很顺利——通常是(她)自我导向的结果。

罗西 · 她的大笑表明你帮助她打破了她是受害者这一限制性观点。你利用取向的基本原则在你和沃尔什小姐的早期经历中得到了验证。她利用你对"LaVerne"的发音能力,来帮助你打破你在发音"government"时的刻板错误。

生命危急时刻的自我催眠

17 岁时,艾瑞克森第一次罹患脊髓灰质炎(小儿麻痹症),他曾有下述经历。

艾瑞克森 · 那天晚上我躺在床上,无意中听到另一个房间里,三位医生告诉我的父母,他们的儿子明天早上就会死去。我感到非常愤怒,因为任何人都不应该告诉一位母亲,她的儿子会在早上死去。之后,我的母亲走了进来,脸上尽可能地平静。我让她调整下梳妆台,将它按一个角度推到床边。她不明白这是为什么,她认为我神志不清。我说话很困难。利用梳妆台上镜子的那个角度,我可以透过门口,再透过另一个房间西边的窗户看到外面。如果我在死前还没能够看到第二天的日落。我一定很后悔,如果我懂点绘画技巧的话,我可以勾画出那天日落。

罗西 · 尽管医生如此预测,你的愤怒和想再看一次日落,让自己活过了那关键一天的一种方式。你为什么称它为一次自我催眠经历呢?

艾瑞克森 · 我看到那巨大的夕阳覆盖了整个天空。我知道窗外还有棵树,但是我把它屏蔽掉了。

罗西 · 你把它抹去了吗? 是那种选择性的感知让你说自己处于一种变动的意识状态?

艾瑞克森 · 是的,我不是有意地这么做的。我看到了全部的日落,但是我没有看到那里的围栏和大石头。除了日落之外的一切我都挡住/抹去或屏蔽掉了。在我看到日落之后,我昏迷了 3 天,当我最终醒来时,我问父亲他们为什么拆除围栏、树木和大石头。我并未认识到,当我如此强烈地把注意力集中在日落上时,是我自己把它们排除和屏蔽了,然后当我康复并意识到自己能力丧失时,我就琢磨我该如何谋生。我在美国国家农业杂志(*National Agricultural*

Journal）上发表了一篇论文《年轻人为什么离开农场》，我再也没有力气去当一名农民了，但或许我能成为一名医生。

罗西·你会说，这是你内心强烈的体验，你的精神和反抗意识让你活着看到了日落吗？

艾瑞克森·是的，我会的。对于那些前景不佳的患者，你说："好吧，你可以活到下个月去做这件事。"他们确实做到了。

利用真实的感官记忆而不是想象

罗西·你如何使用自我催眠来帮助自己改善身体虚弱和疼痛？

艾瑞克森·我醒来后，通常要花费 1 小时来消除所有的疼痛。年轻的时候，做起来容易点。现在，在肌肉和关节方面的困难更大一些。

罗西·在应对自己的肌肉问题和疼痛方面，你首次的体验是什么？你是如何学会的？有人教你自我催眠吗？

艾瑞克森·我自己学的。我还记得我是如何使用显微镜来处理问题的。如果你想透过显微镜看东西，又想将你所看到的画下来，（最好将）双眼睁开，用一只眼睛看，用另一只眼睛将看到的"画"出来。

罗西·这与自我催眠有什么关系呢？

艾瑞克森·你就看不到其他的东西了。

罗西·你只看到与你的任务相关的东西，并把其余一切都忽略/抹去或屏蔽掉了。正是选择性知觉让你能够识别到自我催眠改变了的状态。你当时是如何应对疼痛的？

艾瑞克森·我最初的努力之一是学习放松和增强力量。我用橡皮筋做了链条，这样我可以靠着阻力来锻炼拉力。我每天晚上都这么做，并做了所有我能做的练习。后来我才知道，我可以通过走路产生疲劳来消除疼痛。慢慢地，我明白了，如果我能想到走路、疲劳和放松，我的疼痛就大大得到缓解。

罗西·在缓解疼痛方面，想象走路走得精疲力尽和实际的身体锻炼效果一样吗？

艾瑞克森·是的，它们在减轻疼痛方面效果一样明显。

罗西·在你 17 岁到 19 岁的自我康复经历中，你从自己的体验中学到，你可以通过运用想象来达到与实际身体努力相同的效果。

艾瑞克森·是一种强烈的记忆，而不是想象！例如，你记得某些东西的味道，你知道薄荷会让你刺痛。当我还是个孩子的时候，我经常在树林里爬树，像猴子一样从一棵树跳到另一棵树。我会回忆起我做过的许多不同的（身体）转动和扭转，以便找到当肌肉饱满时，所做的都是哪些动作。

罗西·你激活了童年时期的真实记忆，以便了解你对于肌肉的控制力还剩下多少，以及如何重新获得那种控制力。

艾瑞克森·是的，使用真实的记忆。18岁时，我回忆起童年的全部动作来帮助自己重新学习肌肉协调（艾瑞克森现在回忆，他花了很多时间和精力来记起游泳的感觉，水流过身体不同肌肉的感觉，等等）。

罗西·这可能会是通过让人们进入到他们的感知觉记忆中来促进自我催眠的方式。这将激活自主感官反应，作为自动催眠行为的一个方面：不是想象，而是真实的感官记忆。

艾瑞克森·在电影中当你看到巴斯特·基顿在一座建筑物边缘摇摇欲坠的时候，你会感到自己的肌肉紧张起来了。

罗西·电影或纯粹的想象提供了一条通往你自己感官记忆的联想的途径，然后你以肌肉紧张的形式真实体验到这种感官记忆。

早期自学各种方法（通过使用感觉记忆来回忆和重新学习使用肌肉）来实现自我康复，这些引人入胜的描述是艾瑞克森关于催眠性质（Erickson，1964，1967）和催眠现实（Erickson & Rossi，1976）的大量实验性工作的来源。一本书或一部电影中富有想象力的描述，可能会让人的注意力向内聚焦，并促进对个体所拥有的感官记忆的访问，正是这种真实的记忆，而非纯粹的想象，唤起了意念动作和意念感觉过程，从而使个体可以更深地进入催眠状态，并产生通往学习的可能性。艾瑞克森6岁时，对变动意识状态与新学习之间的关系有了完全自发的体验；到19岁时，他开始通过深入感官记忆来重新学习肌肉的使用，实际上他已经开始培育这种意识变动状态。

艾瑞克森并没有将这些体验贴上变动的意识状态或自我催眠的标签。这些早期经历与他后来对催眠状态的理解，两者之间有着明显的联系，然而他写道："催眠状态是一种属于受试者的体验，源自受试者自身所累积的学习和记忆，这些学习与记忆并不一定有意识地认识到，但在一种特殊的非清醒的意识的状态下有可能表现出来。因此，催眠状态只属于受试者；催眠师所能做的，无非是学习如何提供刺激和暗示，用以唤起那些基于受试者自身体验式过往中的反应性行为"(Erickson，1967)。所有催眠本质上都是自我催眠，这一观点在艾瑞克森的自身体验和职业经历中得到了支持。可能，催眠引导技术最好被理解为一些方法，向受试者提供了一些机会，来进入强烈的自我专注和称为催眠的内在体验。然后，明智的催眠者会发展出可以创造性地与受试者这种内在体验相关联的技能。

在梦与梦游式活动的早期训练

艾瑞克森·我一直在观察。我要告诉你，我做过的最任性的事情，当我申请威斯康星本地报纸《基本日报》(*The Daily Cardinal*)的一份工作时，我 20 岁，大学二年级第一学期。我想写社论。编辑波特·布茨幽默地对我说，我可以在每天上学的路上把它们投到他的邮箱里。我有许多阅读和学习要做，以弥补我文学基础匮乏(在农场长大，读书少)，我想接受更多教育。通过回忆起我岁数不大时，我有时会在梦中纠正算术问题，我就知道该如何继续下去了。我的计划是在晚上学习，然后在晚上 22：30 上床睡觉，那时我立即就睡着了。但是我把闹钟设在凌晨 1：00。我计划在凌晨 1：00 起床，把社论打出来，然后把打字机放在这些文稿页面的上面，然后继续睡觉。第二天早上醒来时，看到我的打字机下面有一些打印出来的材料，我非常惊讶。我没有起床和写作的记忆。我一有机会就用这样的方式写社论。我故意不读那些社论，但我保留了副本。我把没读的社论投进编辑的信箱里，每天我都要看看报纸，看能否找到一篇我写的，但我找不到。周末，我看了我的副本，一共有三篇社论，三篇都发表了。

它们主要是关于学院及其与社区的关系。当我的作品出现在印刷页上时，我并没有认出它们。我需要副本来向我证明。

罗西·你为什么决定早上不看你写的东西？

艾瑞克森·我想知道自己能否写社论。如果我在印刷报纸上没有认出我的文字，那就说明，我脑子里的东西比我意识到的要多得多。然后我就有了证据证明，我比我所知的要更聪明。当我想了解某件事时，我希望它不被其他人不完善的知识所扭曲。我的室友很好奇为什么我凌晨 1：00 跳起来打字。他说当他摇我的肩膀时，我似乎没听见他的声音。他琢磨着我是不是在睡觉时走路和打字。我说这一定就是原因。那就是我当时全部的理解。直到大学三年级，我参加了赫尔的研讨会，并开始了我对催眠的研究。

罗西 · 对其他人来说，这是一个学习梦游活动和自我催眠的、实用的自然主义方法吗？可以设定一个闹钟，在睡眠中醒来，这样能进行一些可能被遗忘的活动。这会是一种训练自己进行解离式活动和催眠性遗忘的方法吗？

艾瑞克森 · 是的，不久他们就不再需要闹钟了。我用这种方法训练过很多学生。

身份认同危机中的自我催眠

艾瑞克森 · 我在医学院早期有过一段非常痛苦的经历。我被派去检查两名患者，第一名是一位 73 岁的老人，无论从哪一个方面他都是一个不受欢迎人，游手好闲、酗酒、偷窃、一生都由政府救济。我对那种生活很感兴趣，于是我仔细地询问他的历史并获得了许多细节。他显然很可能活到 80 多岁。然后我去看了我的另一个患者。我认为她是我见过的最漂亮的女孩儿——迷人的个性，非常聪明。能给她做身体检查是件令人开心的事。然而，等我看她眼睛的时候，我发觉我竟然忘记任务，我请求暂时离开，我去了医生休息室，我完全沉浸在我对未来的思考上。那个女孩儿患有布赖特病（Bright's disease）（译者注：布赖特病，肾小球肾炎，是一种肾脏的慢性炎症，患者经常会出现呼吸困难、呕吐、发热和水肿），如果她能再活 3 个月，就算很幸运了。在这里，我看到了命运的不公平。一个 73 岁的人，游手好闲，从未做过任何有价值的事情，从未付出过任何东西，经常是破坏性的。而这里，这个迷人、美丽的姑娘，她有很多东西可以提供。我告诉我自己"你最好仔细想想，重新审视生活，因为作为一名医生，你将要一次又一次地不断面对命运的不公"。

罗西 · 自我催眠与那个怎么有关？

艾瑞克森 · 在那儿我独自一人。我知道休息室有其他人进进出出，但我没意识到他们。我只是沉浸在未来中。

罗西 · 你是什么意思？你眼睛睁着吗？

艾瑞克森 · 我眼睛睁着的。我看到了那些未出生的婴儿，那些还未长大的孩子，他们变成这样那样的男人和女人，在他们的 20 多岁、30 多岁、40 多岁的时候死去。有些人活到了 80 多岁、90 多岁，以及他们作为人类的特殊价值。各种各样的人、他们的职业、他们的生活,统统展现在我眼前。

罗西 · 这像是一种时间上"假未来"的穿越? 你在想象中体验着你未来的生活?

艾瑞克森 · 是的,你不能在行医的同时情绪低落。在那个可爱的女孩儿与那个 73 岁的无业游民之间的对比中,我不得不学会让自己接受命运的不公。

罗西 · 你什么时候意识到自己处于自我催眠状态?

艾瑞克森 · 我知道我和写社论时一样专注。我只是让我的全神贯注发生,但我并没有试图去检查它。我进入到那种专注下,将我自己导向到我未来的行医生涯中。

罗西 · 你对自己说,"我需要将自己导向到我未来的行医生涯中"。你的潜意识接管了,你体验到了这种深刻的幻想。所以当我们进入自我催眠时,我们给自己一个问题,然后让潜意识接管。这些想法自行来去? 它们是认知的还是意象的?

艾瑞克森 · 两者都是。我会看到小婴儿长大成人。

从这个叙述中,我们看到了在身份认同危机期间,深切的幻想或自我催眠的自发治愈的存在。诉诸一种状态,艾瑞克森将之定义为催眠下深度内部专注状态,以解决一个显然对他的意识头脑来说具有压倒性的问题。这是在艾瑞克森个体发展中,将自我催眠与新学习关联起来的另一个例证。

在实验与临床催眠工作中的自我催眠

艾瑞克森 · 在实验室与受试者进行实验性催眠研究时,我会注意到我们都是独一无二的。唯一在场的是受试者、我用来表征其身体感官反应,还有我自己。

罗西 · 你如此全情投入地做研究,以至于其他的一切都消失了?

艾瑞克森 · 是的,我发现我与我的受试者一起在催眠中。下一个我想弄明白的事情是,我能在现实中工作得同样出色,还是说我必须进入催眠。我发现在这两种情况下,我都能出色地工作。

罗西 · 当你和处于催眠状态的患者一起工作时,你倾向于进入自我催眠状态吗?

艾瑞克森 · 目前,当我对自己看到重要事情的能力有任何怀疑时,我会进入到催眠状态。当患者出现至关重要的问题,并且我不想错过任何线索时,我会进入到催眠。

罗西 · 你是如何让自己进入到这种催眠状态的?

艾瑞克森 · 它是自动发生的,因为我开始密切跟踪每一个可能很重要的动作、迹象或行为表现。当我刚刚开始和你说话时,我的视野变得像隧道一样,我只能看到你和你的椅子。就在我看向你时,自然而然地产生了一种可怕的强烈的专注力。"可怕的"这个词是不太恰当的,它是令人愉快的。

罗西 · 这和人们凝视水晶球时,有时发生的隧道视野(译者注:隧道视野效应,一个人若身处隧道,他看到的就只是前后非常狭窄的视野,也就是我们的视野变窄了)是一样的?

艾瑞克森 · 是的。

艾瑞克森讲述了一个非常令人惊讶的例子,在与一位来自另一个国家的知名且相当专横的精神科医生(也是一名有经验的催眠治疗师)的首次治疗的第一次会面中,艾瑞克森自发地进入了催眠状态。艾瑞克森解释道,他对自己的任务感到不知所措,但在第一次会面时,他期望自己的潜意识会来帮助他。他回忆起第一次会面的初始的情景,他开始记一些笔记。接下来,他所知道的是自己独自一人在办公室;2 小时过去了,他办公桌上,一个合拢的文件夹里有一份治疗记录。然后他意识到自己一定处于自我催眠状态中。艾瑞克森充分尊重自己的潜意识,让他的笔记在合拢的文件夹中保持未读的状态。在接下来的 13 次会面中,艾瑞克森以同样的方式自发地进入了催眠状态,他完全不知道它们是如何发生的,直到第 14 次面谈的时候,那位精神科医生处在自我催眠状态、突然意识到了艾瑞克森的状态。于是他喊道,"艾瑞克森,你现在正处于催眠状态!"因此,艾瑞克森被惊吓到,恢复了正常的清醒状态。他在剩余的面谈中一直保持着正常的清醒状态。艾瑞克森深深地尊重潜意识的自主性,这体现在他从未阅读过他在前 14 次会谈中,在自我催眠下所记录的这些笔记,第二作者(译者注:指罗西)最近看过那些已褪色的页面,发现它们只不过是一位治疗师可能会写的那种常规笔记。

在最近的一次场合下,艾瑞克森帮助 L 博士在催眠状态下第一次体验了视幻觉。在通往候诊室的门时,L 博士产生了一种幻觉:一个长长的大厅和管弦乐队,此时艾瑞克森看着通往候诊室的大门也开始产生幻觉。后来,当他们比较各自意象画面时,他们就管弦乐队各个成员的确切座位发生了有趣的争论。

从这些例子中,我们可以了解艾瑞克森与患者一起时的自我催眠体验的范围。所有这些体验的一个主要特征是,他总是与患者保持着完全的融洽关系。他从未与患者脱节,也从未与患者失去联系。自我催眠通常自发地到来,并且始终增强他的感知及与患者的关系。催眠是一种高度聚焦的专注过程,有助于他的治疗工作。

自我催眠中的意识与潜意识

H博士拜访艾瑞克森,学习如何使用自我催眠。

艾瑞克森·你不知道你所能做的全部。利用自我催眠去探索,知道自己将会发现一些你
还不知道的东西。

H博士·有什么方法能让我强化我的自我催眠训练?

艾瑞克森·你不可能有意识地指导潜意识!

H博士·你有方法在意识上指导我的潜意识吗?

艾瑞克森·我不想这么做。我不应该这么做,原因很简单,你必须以你自己的方式来做,
而你不知道自己的方式是什么。艾瑞克森夫人现在进入深度自我催眠,但她
坚持睁开眼睛。贝蒂·爱丽丝(译者注:艾瑞克森的第四个孩子,艾瑞克森与
第二任夫人的第一个孩子)喜欢坐下来,踢掉鞋子,闭上眼睛,并把手举到脸
上。罗西,不管她处于什么位置,只是闭上眼睛。我们都有自己的模式。

H博士·我想尝试进入更深一些,我能自己做到吗?

艾瑞克森·你可以随心所欲地进入深度催眠状态,唯一的问题是你不知道是在什么时
候。在教导人们自我催眠时,我告诉他们,他们的潜意识会挑选时间、地点和
情境。通常,它会在一个比你意识上所知的更有利的情境下完成。我给了一
位精神科住院医师这些指导,她有好几次进入了自我催眠状态。有一次,她
进城与一位心理学家吃早餐,乘坐公共汽车,见了几位多年未见的高中同学,
与心理学家一起购物——而他并不知道她处在催眠状态中。她回到医院,站
在镜子前,戴上帽子准备出门,终于醒来了。这时,她注意到时钟指示
16:00,太阳正从西边的窗户射进来。这真的吓坏她了。她想起了自己从早
晨戴上帽子站在镜子前那一刻的各种思绪,直到现在又在同样位置以同样的
姿势醒来。然后她给我打电话,要过来问我,她想知道这该怎么办。我暗示
她的潜意识应该来做决定。于是她进入了催眠状态,并告诉了我她想做什
么。她想按时间顺序回忆起一切,除了她所购买的物品到底都有哪些。于
是,她重温了那一天。然后我让她猜一下自己都买了些什么。她猜她已经买

了购物清单上的全部东西。但当她回家检查后,却发现她把那些以前想买但总是忘记的东西全都买了。

还有一次,她在专业人员病理研讨会上演示了一次催眠现象,现场没有任何人意识到她在催眠状态中。还有一次,她出现在图书俱乐部演讲,并发现自己正进入催眠状态。两位访客意外地走了进来,我知道她既看不到他们也听不到他们。当其中一人询问时,我知道她听不到,所以我站起来并说道,"我猜你并未听到X医生询问……"我知道她会听到我的声音,当我说"X医生"时,她能看到他。我还提到了Y医生的名字,以便她也能看到他。当会面结束后,她感谢我让她意识到他们两人在现场。她说道,"我忘了要为不速之客做准备"。每次你进入催眠状态,你都要为所有的其余可能性做好准备。

罗西·意识的自我无法告诉潜意识该做什么?

艾瑞克森·没错!

罗西·这就是为什么人们想使用自我催眠,他们想在自己身上产生某些变化。当你使用自我催眠来减轻疼痛时,你会进入催眠状态,你的潜意识配合你想要摆脱疼痛的愿望。

艾瑞克森·是的。

罗西·潜意识能接受像"减轻疼痛"这样的一般性指示。但潜意识并没有遵循关于如何确切地去做的具体的指示。

艾瑞克森·没错。我有个想法"我想摆脱这种疼痛"。这就够了!

罗西·带着这种想法"我怎样减肥""我怎样戒烟""我如何更有效地学习"来进入催眠就够了。这些是与潜意识联系的有效方法。你只是提出一个问题,然后让潜意识自由地找到它自己的途径?

艾瑞克森·是的。为什么你要知道自己一直处于自我催眠状态呢?

罗西·意识头脑想知道并能够验证这种体验。

艾瑞克森·(艾瑞克森给出了一个例子,一个孩子,有道算术题不会解,但在梦中解决了,或发现早上再解就很容易了。很明显,当意识头脑入睡的时候,潜意识在做它)你进入自我催眠来实现一些东西或获得一些知识。你什么时候需要这些知识? 当你和患者一起工作时遇到问题的时候,你要仔细思考。你在潜意识头脑中想出你要如何应对它。然后2周之后,当患者进来时,你在恰当的时刻说恰当的话。但是,你没有必要提前知道你会说什么,因为很确定的是,只要这些话出现在你的意识里,你就会忍不住改进它,完善它,从而毁掉它。

罗西·你确实相信一个创造性的潜意识!

艾瑞克森·我相信不同层次的意识状态。

罗西·所以我们可以说,潜意识是一种隐喻,用来表示意识水平另一个层次,一元层次?

艾瑞克森·我可以走在大街上,无需刻意关注红绿灯或马路牙子。我可以爬上女人峰(译者注:是凤凰城著名的地标之一,有着崎岖、易于辨认的尖顶,艾瑞克森经常会让患者去爬山,爬完山之后,很多问题也就迎刃而解了),而不必计算迈出的每一步。

罗西·这些事情正在由其他水平上的意识自动处理。

艾瑞克森坚持对自我催眠中的意识与潜意识进行区分,这种坚持又提出了一个悖论:我们进入自我催眠是为了实现某些意识目标,然而意识头脑无法告诉潜意识应该做什么。意识头脑可以构建一个总体框架或提出问题,但是必须让潜意识全权决定如何以及何时执行所预期的活动。

用于疼痛缓解的自我催眠:分段催眠

(译者注:切割、割裂、分割,这是划分在不同的催眠经历中感受到的不同体验)

艾瑞克森·昨天,我中午就回屋睡觉了。我必须摆脱这儿(他指着背部)的剧痛。在我回屋睡觉的中途,我请我夫人为我准备一些葡萄柚。接下来我所知道的是,我出来吃了葡萄柚,然后回到办公室继续我们的工作。直到那时我才意识到我没有了那种可怕的疼痛了。

罗西·你做了什么? 你用自我催眠摆脱了疼痛?

艾瑞克森·我躺在床上,知道我最好开始以某种方式使用自我催眠,但我不知道我是如何用它来摆脱疼痛的。

罗西·我明白了,它是一种专门针对那种疼痛的催眠。

艾瑞克森·它是一种分段(分割式)催眠。

罗西·再多告诉我一些关于分段催眠的事。

艾瑞克森·昨天与我们一起工作的 S 医生说,她手臂失去了知觉。她身体的其余部分没有问题,只有她的手臂。她是如何只让胳膊麻痹的? 她分段了(把胳膊分割开了)?

罗西·这种分段是依据你对身体的概念理解,而不是依据感官神经束的实际分布。

艾瑞克森·没错。疼痛只是你全部体验的一部分,所以在某种程度上,你必须将它从你的全部体验中分离出来。当我在办公室的时候,这里的疼痛非常折磨人,所以我带着摆脱疼痛的意图去睡觉。然后我忘记要摆脱它了。当我再一次来到这里时,我突然意识到不再疼痛了。

罗西·从躺在床上到后来吃葡萄柚的期间,疼痛不知怎地消失了。但你不知道是怎么回事,也不知道具体消失的确切时间。

艾瑞克森·没错。我不知道什么方式和确切时间,但我知道它会消失。在失去疼痛时,我也失去了对疼痛的觉知。

罗西·在使用自我催眠时,你可以告诉自己,你想要实现的是什么,但是——

艾瑞克森·然后就把它留给潜意识。

罗西·你不能继续提问"我会怎样让它消失",或者你认为自己能有意识地让它消失。这在使用自我催眠时非常重要。你可以告诉自己你想要实现的是什么,但是具体如何实现和何时实现,你必须留给潜意识。你必须满足于不知道它是如何实现的。

艾瑞克森·是的,没错,因为如果你不将它留给潜意识,你就不可能知道它是如何实现的。

罗西·只要你沉迷地想着疼痛,它就会在那里。你必须将你的意识头脑与疼痛之间的联系解离开来。

艾瑞克森·你一定有过类似的经历(艾瑞克森在此处详细介绍了一个例子,关于在驱车前往会议的途中,他如何在大脑中构思演讲词。他能够熟练地驾驶汽车,穿越最复杂、最麻烦的路况,但当他到达会场时,却一点儿也记不起来了,因为他的大脑被他所构思的演讲稿给占据了)。

罗西·所以,在你的头脑中有一种解离:一部分的你在自动驾驶汽车,另一部分的你在准备演讲稿。

在这些例子中,解离和分神(分心)的典型作用是显而易见的,同样体现在艾瑞克森对疼痛缓解的确切方式或确切时间缺乏理性上的洞察。它是一个无意识的过程。尽管他才华横溢、经验丰富,但这对艾瑞克森而言,仍然很困难,正如他妻子伊丽莎白·艾瑞克森在下述评论中所说的那样。

> 伊丽莎白:潜意识可能比意识头脑知道得更多,应该让它在未受干扰的情况下发展它自己的学习,但它并不总是一帆风顺的,它可能会以错误的方式行事。艾瑞克森在疼痛控制方面的一些经验是反复试验的,有许多错误。例如,当他口头分析这些感受,一块肌肉接着另一个块肌肉,一次又一次,这花费了许多令人疲惫的漫长时间,他坚持要求某人(通常是我)不仅要倾听,而且要全神贯注,无论时间有多晚或者其余的事情有多紧急。他对这些毫无记忆,我仍然不明白它们。我觉得它们就是死胡同,但是或许它们可能涉及一些潜意识的学习,但也可能没有。我之所以提及这点是因为,当潜意识暂时迷失在死胡同里的时候,许多人或许会气馁。确实它传递的信息是"坚持住,最终会成功的"。

对疼痛的分神(分心)、转移和重新诠释

艾瑞克森 · 至少对我来说,生理上的睡眠会引起正常催眠的消失。这意味着当你让你的患者进入催眠状态,你要给他们一个保持催眠直到次日早上醒来的指示。在生理睡眠过程中,我就只是听任我的催眠的参考框架自行其是。我可能会因疼痛而醒来,我必须将我的参考框架重新定位到一种放松状态、一种舒适状态、一种能让我进入舒适睡眠的幸福状态。它可能会持续一整晚,有时它维持不到 2 小时,然后我又醒了,必须重新定位到舒适。近来,我能控制疼痛的唯一方法是,坐在床上,把椅子拉近,然后把我的咽喉压向椅背。这很不舒服,但这是我故意制造的不舒服。

罗西 · 它转移了不自主的疼痛?

艾瑞克森 · 是的,我会不知不觉地陷入平静地睡眠中;然后我会因咽喉痛而醒来。

罗西 · 天哪! 你为什么要选择这种不寻常的方式给自己制造痛苦?

艾瑞克森 · 自主性疼痛是你能控制的。当你能控制疼痛的时候,所感觉到的疼痛比不自

主的疼痛要轻得多。你知道你可以摆脱它。

罗西·它消除了疼痛的延续到未来的那一面（Erickson，1967）。你因转移和分神
（分心）摆脱了许多疼痛。

艾瑞克森·对！分神（或者分心）、转移和重新诠释。

罗西·重新诠释。你能给我举个例子来说明你是如何使用它的？

艾瑞克森·好的。我有非常严重的肩痛，我的想法是我不喜欢关节痛。你可以称之为尖
锐的、切割样、针刺样、烧灼样疼痛。因此，我想到了一根烧红的铁丝会是怎
样的尖锐和烧灼感。然后，突然感觉，就好像真有一根烧红铁丝在那儿！关
节痛是在肩膀深处，但现在我有一根烧红的铁丝在肩膀上。

罗西·所以你稍微转移了疼痛，并重新诠释了它。

艾瑞克森·是的，我转移了我的注意力，即使我仍然有疼痛，但我感觉不到整个肩关节的
疼痛。

罗西·那是一个自愿性的重新诠释，所以它是更容易接受的。

艾瑞克森·它是可以接受的，然后我厌倦了它，最后我忘记了它。你只能研究这种感受
那么久。当你用尽了所有你能想到的之后，你最终会失去疼痛的感受。直到
4小时之后，我才回忆起在那儿我之前有根烧红的铁丝的感觉。什么时候丢
失它了，我想不起来。

罗西·所以你也很好地利用了遗忘。

艾瑞克森·人总是能忘记疼痛的。我所不理解的一件事是，患者为何继续保持紧张和
疼痛。

罗西·是的，通过把注意力集中在那里，实际上是在帮助它在发挥作用。

夜间疼痛的预期和内隐性治疗转化

艾瑞克森也有过半夜从睡梦中醒来以应对疼痛的经历，这显然是他所经历过的两次
脊髓灰质炎（他18岁和50出头时）的反应（Rossi，2002）。他自信地告诉我，当他清醒
的时候，他通常都成功地控制住了他的疼痛。晚上入睡的时候，他总是很舒适。他还自
信地告诉我，通过艾瑞克森催眠后暗示的帮助，他的大多数患者整晚都没有了疼痛。但
出于某种原因，他可能偶尔会在刚睡了几个小时后或接近清晨时痛醒。

为了使的疼痛再次出现，以便他重新获得控制能力，他不得不唤醒妻子，妻子必须帮

助他从床上坐起来,这样他就能彻底醒过来,当他口头描述他的自我催眠过程时,妻子得听着。

艾瑞克森告诉罗西,他有必要坐起来,甚至让妻子当观众,这是他才能够在半夜重新开始控制疼痛之前充分醒来。这是对某个观点的轶事类证据,可以佐证前一章描述过一个重要观点,那就是,在治疗性催眠的许多方面,唤醒是很重要的。那么,艾瑞克森是如何做到的呢? 这是他 70 多岁时所告诉我关于他如何在半夜应用自我催眠的故事。我只能凭记忆来引用他的话。我用省略号(……)来表明艾瑞克森在整个描述过程中会如何戏剧性地停顿,以标记他自我催眠体验的过渡状态。

"你能想象以我现在的状况,一种强烈、尖锐、刺骨的疼痛透过我的肩膀是多么的可怕吗? 即使是在半夜,我也必须完全清醒,坐起来,充分体验那个疼痛,然后我才能做些什么……过了一会儿,我认识到它就像一根炽热的金属丝穿过我的肩膀……然后我好像有一阵忘了自己……过了一会儿,我突然注意到,这是什么? ……好像烧红的铁丝现在正搭在我的肩膀上。"(此时,艾瑞克森敏锐地瞥了我一眼,似乎是在检查我是否理解了这种感觉-知觉移位的重要性,这是治疗性催眠的特有的自发疗愈性移位的第一个迹象。艾瑞克森从来没有暗示或告诉过自己,在自我催眠期间应该发生什么变化。对于疼痛缓解将如何发生,他对此毫无意识觉察。他似乎只是在简单地观察并报告,一个内隐的、自主的、潜意识层面的过程是如何完全独立发展的。显然,这个内隐的过程继续"以它自己的生命力",参与着一项与艾瑞克森意识之间的"治疗性对话",大致如下所示):

"我想知道那根烧红的铁丝正搁在我的肩膀上。你能想象到,当它只是在我的肩膀上,而不是我真正害怕的(肩膀)里面,这对我来说是多么大的解脱……我似乎又有一阵忘了自己……那么,这是什么? ……现在,好像整个肩膀都热起来了……太热了,我简直受不了! 但这样更好,因为我意识到它正开始蔓延……过了一会儿,我感到热量沿着手臂蔓延到了手肘……这对我来说是多么的欣慰,我现在意识到,随着它蔓延开来,它不再那么热了。我感觉到它慢慢地向下移动到我的手腕,然后是我的手……这时,就只是暖和了……事实上,令人愉悦的温暖。"

"令人愉悦的温暖……嗯……有了温暖,我开始感到一种愉悦的、舒适的疲惫!"(此时,艾瑞克森再次用奇怪的弓形眉毛锐利地瞥了我一眼。他想知道我是否意识到了这种"舒适的疲惫"感的重要性。我当然不知道,于是我默默地慢慢摇头。不知道艾瑞克森从教学角度进行解释)。

"从我肩膀中部骨头可能碎裂的可怕疼痛，到我肩膀顶部有一种烧红的铁丝的感觉。从一根烧红的铁丝到整个肩膀的高温。当热沿着手臂蔓延时，它逐渐变成了温暖。温暖变成了舒适，我感到疲惫！温暖、舒适和疲惫……疲惫得像要昏昏欲睡，昏昏欲睡像是要睡着了，我感到舒适并开始犯瞌睡！我告诉妻子我瞌睡了，请将我调整为睡眠姿势……谢谢你，晚安！"

因此，对于艾瑞克森来说，在半夜缓解疼痛的自我催眠需要一次唤醒，并信任它，即如果他让自己处于一种接受状态的话，治疗性转换会自行发生。请注意，此处起作用的，不是任何形式的口头自我暗示，而是那种期待与信任，即期待与相信这种自主性或内隐水平的治疗性转化将会减轻他的疼痛。此处，没有任何自我给予的（self-administered）口头暗示魔法！艾瑞克森最初对治疗性转换的感官知觉途径感到惊讶——从肩膀的深度疼痛到肩膀表面烧红的铁丝，这种炽热逐渐变得温暖、舒适、疲惫和困乏。然而，他感觉-知觉转移的治疗性转换到底是什么，就留给了内隐的、自主的或潜意识层面的处理过程来决定。这很难用传统的催眠理论（对口头暗示的反应）来解释，但它可被解释为期待所产生的一个自然结果。但那是一种什么样的期待呢？艾瑞克森从来没听说过次昼夜节律和自然的 90～120 分钟基本休息-活动周期（basic rest-activity cycle，BRAC）(Lioyd & Rossi，1992，2008；Rossi，1996）。然而，我愿意相信有一种期待，基于我们一生对自然节律转换的体验，这种节律转换发生在基本休息-活动周期中，这种周期，迟早会让我们滑入一种每 1.5～2 小时所发生的、自然的心理生理舒适性休息与疗愈之中。

研究表明，凌晨 4：00 到 6：00 是一天体温的最低点（一天温度通常在凌晨 4：00 左右的 36.3℃ 与上午 11：00 左右的峰值 36.9℃ 之间波动）。凌晨 4：00 左右的（体温）低值也是发生交通事故较多的时间，因人们的注意力不集中而导致更多交通事故的发生，这并非巧合。而上午 11：00 的体温峰值则与人们思维注意力与体力的高峰相吻合。大多数宗教传统认为从凌晨 4：00 到凌晨 6：00 的这段时间是一天之中最清晰、最有益的冥想时间，这似乎是矛盾的。当我们意识到他们的昼夜节律可被改变时，这个明显的矛盾就可以得到了解决，因为这些人倾向于在日落时分早点入睡，所以到凌晨 4：00 时，他们已经睡了一整夜。那些能够在做梦的时候意识到自己在做梦的清醒做梦者（译者注：清醒梦，Lucid Dreaming，又称清明梦、明晰梦，最早由荷兰医生 Frederick Van Eeden 在 1913 年提出，在清醒梦的状态下，做梦者可以在梦中拥有清醒时候的思考能力和记忆能力,部分人甚至可以使自己梦境中的感觉真实得跟现实世界中并无二样,但知道自己身处梦中),也报告说清晨的这段时间为他们提供了与内在自我交流的最佳机会。如果你愿意将这个"内在自我"解释为你的创造源泉,那么这显然是一天之中接近它的最佳时间(Rossi,2004b,2005a,2007;Rossi & Nimmons,1991)。

利用早期记忆来替换当下疼痛

艾瑞克森·在床上我把自己处弄成一个很别扭的姿势,这样我就不会抽搐太多。我胳膊上、腿上、头上的抽搐让我烦躁并让我恶化了,因为我感到刺痛、撕裂痛和刀割痛。先是这儿,再是那儿,时间很短。全身都很不舒服。我趴着,双脚抬高,交叉着双腿。我的右胳膊压在胸前,使我动弹不得。我正在找回儿时趴着的感觉,双臂放在面前,像孩子一样抬头看着那片美丽的草原。我甚至觉得自己的胳膊像孩子的一样短。我睡觉的时候,基本上是在回忆我的那些童年时光,那时我趴在山上俯瞰草原或绿色田野。它们看上去是如此美丽、如此幸福、如此宁静。或者,我看见草木和森林或一条缓缓流淌的小溪。

罗西·你进入了你童年时的那些内在图像,那时你的身体既健康又舒适。因此,你利用与这些早期记忆相关联的意念动作和意念感觉过程,来增强你当前的舒适感。

艾瑞克森·当我刚学会享受大自然的美丽时,那是一种悠闲自在的美,那是小草在随着微风轻轻摆动,小草本身不用花什么力气。

罗西·这种不存在任何自我指导行为的画面,会让你内心产生与其相一致的平静。

艾瑞克森·是的,那完全占据了我的头脑。然后,当我出来,到这儿见一位患者时,我让我的高强度观察完全接管了与她的治疗工作。

罗西·你则继续让自己分神(分散注意力),这样疼痛没有机会再次捕获你的意识。当你满脑子都是早期的童年记忆时,到底发生了什么?你是否觉得自己正在重新激活大脑中这些联结过程,从而简单地转移了你当前的身体疼痛?

艾瑞克森·的确,从我回到那段少不更事的生命时光,回到那段简单又淳朴的不成熟的时期,它让我彻底地回溯过往,我的脑海闪现的是当时的父亲和母亲!而我内心涌动的是自己少年时站在谷仓北侧的小山上的感觉,等等。

罗西·这些感觉替代了你今天有过的疼痛感受?

艾瑞克森·是的,我是视觉型的,所以我使用视觉记忆(艾瑞克森继续解释他首先是如何探索患者的早期记忆,以确定他们是视觉主导还是听觉主导型。然后,他在后面的催眠工作中,利用这些倾向。例如,一位患者,能将注意力集中在他童年时期所喜欢的蟋蟀的声音记忆上来让自己从疼痛中分神出来)。

治疗自己的医生

罗西·后来,当你51岁时,你又患了脊髓灰质炎,你是怎么帮助自己的?

艾瑞克森·那个时候,我可以把事情交付给我的潜意识,因为我知道自己以前已经经历过了这一切。我会进入到催眠状态,并说"潜意识,做你的事"。第一次学习用左手写字非常费劲。第二次我得脊髓灰质炎的时候,我的右手又不能用了,所以我发现我不得不使用我的左手,自19岁左右开始就再没有使用过左手。

罗西·17岁到19岁的感觉记忆训练,在恢复右手的使用与行走能力方面,确实有帮助。当你在51岁再次患上脊髓灰质炎时,你有这个经验基础可以借鉴,并在自我催眠状态下把它留给了你的潜意识。

艾瑞克森·到目前(73岁)为止,我曾多次尝试用左手写字(艾瑞克森展示了他当前的写字方式,右手握笔,但用更强壮的左手来对右手予以引导)。我现在非常小心地坚持保留着我用右手所能做的一切,因为我尽可能长时间地保留我所拥有的任何的功能。

罗西·我明白了,这就是为何我看到你在厨房削土豆。你无疑是受伤的医生原型的一个例子,他学会了通过治愈自己这项工作来帮助他人。这就是你一生的故事。

自我催眠中的恐惧问题:自我催眠的自然主义方法

罗西·昨天下午,和你谈过自我催眠后,我让自己舒服地躺下,不给自己任何指令,让自己体验一种催眠;我想听从你的建议,让我的潜意识接管。过了一会儿,我做了个梦,或者像梦一样的幻想,有人正小心翼翼地把我那漂浮着的、一动不动的身体拖到池边。我感到有点尴尬,因为我并没有溺水,而是让自己进入了一种无法移动身体的状态。然后我突然意识到，我正躺在你等候室的沙发上，处于催眠状态，我当真移动不了自己的身体。我感到一阵令人窒息的恐惧，但随后我试图安慰自己，我没事的，我实际上是在经历比以前体验过的更深的催眠状态中，体验一种真正的身体木僵。我试图给自己一些合理的暗示，尤其是我能回到这种深度催眠状态中可以进行更深一步的催眠工作的意念。但我想我就是太害怕了。我的大脑带着一种非理性的恐惧，不停地在转，如果我真的不能恢复运动，那将会是多么可怕的事情。1～2分钟后，我决定把所有的注意力集中在我右手的小指上，轻轻地移动一下，来让自己安心，并作为醒来的第一步。我就这么做了，但我现在有点惭愧，因为跟随你训练这么多年，我却让自己陷入了恐惧之中，以至于我都无法忍受在那种深度催眠状态下超过2分钟。

艾瑞克森 · 恐惧阻止了你进行下述探索："这是一个发现我身体的机会。我怎样才能发现我的身体？我知道我有一个小指。它旁边是另一个手指。如果我移动我的小指，我就能移动下一个手指。然后我可以逐步移动这只手的所有手指。我知道我还有另外一只手，我是先移动那只手的小指，还是拇指呢？接下来我要做什么？我可以从脚指头开始吗？我必须从脚指头开始吗？从我的感官体验开始又如何呢？在这种状态下，我还能探索什么呢？"

罗西 · 这种循序渐进的练习有什么作用？

艾瑞克森 · 它给了你一个机会，来解离出身体的任意部位。如果你没有被吓到，它就给了你一个机会来检查这个自我催眠状态。

罗西 · 所以一旦你以某种方式自然地进入了自我催眠状态，你就开始用它做实验。它可以是一项关于解离的研究。你可以恢复一些手指和一只手的动作，之后当你对另一只手做实验的时候，你让它们（指上面提到的"一些手指和一只手"）再次解离。你练习恢复身体不同部位的机动性和感觉，然后当你在身体的另一部分尝试时，你再次解离它们（指上面提到的"身体不同部位"）。这可能是通过解离进行催眠麻醉的绝妙训练。

你也可以尝试改变你的感觉和知觉：温暖、寒冷、色彩、声音等。这是一种在自我催眠中训练你自己的自然主义方法。

艾瑞克森 · 没错！曾经有一次，当我在旅馆房间里睁着一只眼睛醒来时。我不知道我在哪儿，因为我不认识房间里的任何东西。心想，"我很想知道我能否闭上这只眼睛,然后用另一只眼睛认出这个房间"。我确实这样了! 然后我闭上了这只眼睛,再睁开第一只眼睛,我又不知道自己身处何处了。

罗西·知道自己身处何处取决于你睁开哪只眼睛。这真是一个奇妙的解离实验!

艾瑞克森·当你陷入这些状态时,你探索它们并享受它们!

罗西·令人难以置信的是,认知与认识可以和一只眼睛相关联,而与另一只眼睛没关联。这真是一种不同寻常的解离形式。

艾瑞克森·你可以吃一些东西,然后抹掉对你正在吃的东西的所有识别。然后你可以让自己发现"哦,是的,我以前吃过这个"。你可以忘掉之前吃这个东西的任何体验,然后一点一点地发现它的熟悉之处。有时,你通过口感来识别出它,有时通过气味和味道认出是了它。你把每一项识别元素都分离开来。

罗西·这是一种解离和感觉拆解的练习,任何人都可以在清醒的时候练习,然后在催眠状态下利用该技能来进一步发展催眠。

艾瑞克森·你可以学着延长你的半睡和半醒状态(入睡与醒来之间的朦胧的半梦半醒状态),并在这些状态下对自己进行实验,你可以从梦中醒来,然后重新入睡,继续那个梦(艾瑞克森举了一个例子,他在打盹时,梦见他妻子倚着他,低声说着甜言蜜语。随即,他醒了过来,但还是有种幻觉,即感到她的身体正舒适地倚着他的胳膊肘上。他不再像梦中那样,看到她或听到她的声音,但他借着这个机会,尝试将她身体倚着他胳膊肘时的温暖和舒适感(进行)保留、失去和转移。渐渐地,这种舒适感延伸到了他的肩膀上,然后,艾瑞克森花了一些时间享受他肩膀上这种感觉,让它离开,又让它回来。以后,再遇到那个肩膀关节痛的时候,他就让自己进入自我催眠状态来接受这种温暖、舒适的压力,它会逐渐取代关节痛。这是一个明显例子,说明了他如何以一种自然主义方式,在梦中利用自己的心理动力过程。

罗西·你说的这些都可以用于训练意识心理,以便意识心理能更好地接受意识和无意识之间的交互。逐渐地,意识头脑能发展出与潜意识以某种方式互动的技巧,好让意识心理体验所有的经典催眠现象和其他的变动意识状态。意识头脑不能控制这个过程的进展,但是它可以以一种创造性的方式与潜意识关联起来。它永远是探索性的,一种值得享受的冒险,而不是一项待完成的工作。意识心理永远无法确信结果,它实际上是依赖"伙伴"。但是一旦意识心理发展了某些技能来与潜意识关联,它就能在紧急情况下使用这些技能,以影响某些感知觉和行为过程或其他的什么。

自我催眠中的反应多样

艾瑞克森 · 为什么只以一种方式做事（艾瑞克森举了很多例子，说明他的家人如何学习不同的做事方式：倒立阅读、水下阅读等）？

罗西 · 通过自我催眠，我们正试图学习让自我功能具有更大的灵活性。我们不想把自己限制在一种一般现实定向（Shor，1959）中。你的建议是，自我催眠能用来发展我们更大的灵活性，以这种方式联结自身的行为、感知觉过程的认知。实际上，我们可以在任何层面上改变和部分再现我们的体验。我们才刚刚开始学习如何做到这一点。迷幻药物和传统催眠工作是我们过去偶然发现的、相对粗糙的方法。在我们运用自我催眠进行探索时，实际上是在丰富我们的感知觉和行为过程。换句话说，对于新的学习——催眠是必需的。

艾瑞克森 · 我们开辟了全新道路（请注意艾瑞克森此处这一不经意评论的先见之明！直到大约 20 年后，现代神经科学才通过实验证明了这是实际情况，即神经形成、突触发生和大脑可塑性开辟了关于新记忆和新学习的全新神经通路和网络）！

罗西 · 催眠有助于弱化我们的旧形式，并给予我们学习新事物的机会。例如，我们不能随意产生麻木的唯一原因，是我们不知道如何放弃惯有的一般现实定向，这种定向强调疼痛的重要性，并将其置于意识的首位。但是，如果我们让孩子们以一种有趣的方式来对他们的感知觉过程进行实验，他们可能很容易就发展出在必要时非常有用的感知觉技能。这是一项有趣的研究，的确会是。

自我催眠中的自我分析与记忆：忘记与不知道的重要性

艾瑞克森 · 如果你想进行自我催眠，那就私下做。坐在一个安静的房间里，不要决定你将要做什么，只是进入一种恍惚状态，你的潜意识会执行那个需要做的事。你可以设置一个闹钟来唤醒你，因为你还不知道如何运用潜意识头脑来计算时间。你应该会有一段美好的时光。请记住动画片《马特和杰夫》中，马特为了找他的钱包,他把所有的口袋都看了一遍,除了一个口袋,因为如果那个口袋里没有的话,他害怕自己会死。当你发现了一些关于自己的又不想了解的事情时,相比于死去,你可以自由地探究。你可以把它忘记。你并不知道你的潜意识有多想让你知道。

罗西·对于记忆问题,你使用过自我催眠吗?

艾瑞克森·你可以因记忆问题进入自我催眠状态。或许你想回忆自己把那封信放哪儿了。我忘了谁的生日? 你可以从手悬浮开始,但你不知道在什么时候你会听不见、看不见并感受不到手。然后自然而然地,你正找寻的记忆浮现在脑海里(艾瑞克森给出了其他例子,关于他向妻子询问某位诗人的名字。她正在阅读。她持续阅读着,几分钟后,这个名字突然出现在她的脑海里。另一位同事,将她的记忆问题分配给了"我脑海中的一个小男人",几分钟之后,她就把答案给了她。其他人则使用意识联想方法,通过回忆一些围绕着那个他们想要记起的记忆或现实周围的环境)。多年前,在查看了一栋带着一棵可爱枣树且我们全家都很满意的房子之后,我知道自己有另一个买它的理由。我知道这是一个强有力的理由,但我并不知道那到底是什么。我花了很多时间试图找出它。我买房子是在 4 月,到了 9 月份的时候,我突然有了一种冲动,想知道自己为什么买了这所房子。于是,我进入了自我催眠,除了在语法学校的四年级的我这个场景之外,什么都没有。我知道那个场景一定很重要,但是为什么呢? 第二天,我在后院,突然我回忆起我在四年级时曾对我自己做了一个非常庄严的承诺。我那时正在读一本地理书,上面有一个男孩攀爬枣树的插图。我向我自己承诺,当我成为一个男人,我要爬上枣树。我确实爬上了那棵枣树,摘了一些枣子。

罗西·这段记忆分为两个阶段。

艾瑞克森·在催眠中,我看见我自己是一个四年级男孩,正看着一本书,但是这些信息远远不够。我还在寻常理由,而不是身份。我买这房子是为了满足一个四年级男孩的心愿,所以在催眠中我就只看到了四年级的男孩坐在他的桌子旁。直到我坐在后院,看着那些树时,整个事情才进入我脑海才恍然大悟。

这个例子说明了用自我催眠进行记忆工作至少要有三个重要因素:①当一个人有种"冲动"去寻找某种东西时,通常是进入自我催眠的黄金时间(最佳时机)。这种"冲动"实际上是一种手段,潜意识用它让意识知道,此时某些东西是可用的。②潜意识是非常字面化的。在这个例子中,它向艾瑞克森展示了四年级男孩的"身份",而不是"理由"或为什么是四年级。③最后,潜意识运作需要时间:在 4 月与 9 月之间前半部分原因出现,然后再过几天,直到状况刚好适合于意识接受那个具体理由。意识并不总是察觉到这种记忆回想起时的全部偶发事件。正因如此,当意识学会与潜意识过程的动力合作时,就极需耐心。因为意识心理很少认识到所涉及的东西,所以我们应给予潜意识尽可能多的自由以解决问题,这是非常重要的。当我们提出暗示时,它们应该尽可能地宽泛(Erickson & Rossi,1976)。

涅槃或自我催眠:作为一种与所有感官形式的解离

有一次,艾瑞克森正和 K 做一些关于"视力停止"的实验性工作(Erickson,1967),在其中,K 体验到她正处于"无名之地之中"。艾瑞克森回忆:

艾瑞克森·那是一年前的夏天,当时我正待在后院,正在琢磨我想体会的最极端的体验是什么。就在我对此苦苦思索时,我注意到我正坐在无名之地。我是空中的一个物体。

K·在那儿有:一个无名之地。

艾瑞克森·我只是空中的一个物体。我看不到所有建筑物的轮廓。我看不见我所坐的椅子;实际上,我感觉不到它。

罗西·你自发地体验到了那种画面?

艾瑞克森·这是我能做的最极端的体验了!

罗西·那是你能做的最极端的体验了?

艾瑞克森·没有比这更极端的了!

罗西·当你正在琢磨自己能做什么的时候,它就在你身上发生了?

艾瑞克森·是的。

罗西·一个无意识的反应?

艾瑞克森·这是我无意识的充分反应。

罗西·我明白了,你不能再有比这更极端的体验了。

艾瑞克森·还能发生什么比这更极端的?

K·你正漂浮着,或者你是在一片虚无中?

艾瑞克森·我只是一个物体,独自与我在一起的是一片虚无。没有建筑物,没有地球,没有星星,没有太阳。

K·你所体会的情绪又如何? 你是好奇、害怕还是担忧?

艾瑞克森·这是最令人愉快的体验。它是什么样儿的呢? 无比的舒适。我知道我正在做一些极端的体验。我真的在做! 还有什么比做自己想做的事更快乐的呢? 我在星星、行星、沙滩上,我感觉不到重量。我感觉不到地面。无论我如何跺脚,我都感觉不到任何东西。

罗西·这听起来像是一种涅槃或三摩地(译者注:涅槃,佛教教义,原指火的熄灭或风的吹散,后成为印度古代宗教的通用术语,指通过宗教修行所达到的最高境界;三摩地,佛教用语,意思是止息杂念,使心神平静,是佛教的重要修行方法,借指事物的要领、真谛)的自发体验,瑜伽修行者说他们体验到"虚空",你的感觉是那样吗?

艾瑞克森·是的。一种否认所有现实刺激存在的最极端的体验(译者注:与佛家寓意相同,代指涅槃:一种出离的体验,以此回应罗西的理解)。

罗西·这就是瑜伽修行者训练自己所要达到的。

艾瑞克森·是的,就是否定一切来自现实对象(物体)刺激的存在。

K·你觉得那令人愉悦?

艾瑞克森·当我自己能做一些事情的时候,我发现它总是令人愉悦的。

讨 论

从他最早的记忆,以及对变动意识状态所自发的初始体验中,艾瑞克森对人类体验的相对性形成了一种早熟的惊奇态度。他自身的体质问题,迫使他很早就认识到了感知觉功能的个体差异,并意识到他身边大多数人身上所呈现出来的惊人的局限性。因此,1923 年,最初他跟随克拉克·赫尔进行催眠研究,很大程度是源自个人及他的生活经历。艾瑞克森最早的自我催眠体验都围绕着学习过程的发展;当他终于在一个幻觉的、令人耀眼的闪光中看到了"3"和字母"m"的区别时,这是一个具创造性的顿悟时刻。在这个早期经验中,我们看到了一种模式的开始,其中意识变动的状态与新的学习通常是关联在一起的。从这个意义上说,艾瑞克森是催眠史上一位独创者;他最早的动机来自个人,与学习问题和感知觉功能的模式改变有关,而不是早期工作者特有的对精神病理学的传统兴趣。从这些早期经历中,他将自我催眠或催眠理解为一种变动的意识状态,在这种状态下,重要的内在感知觉或认知过程会占据意识,以致我们寻常的每日现实(一般现实定向)可能被遮蔽/屏蔽、丧失或弱化。

在他最早的自我康复经验中,艾瑞克森通过回忆早期的感觉记忆,来帮助他重新学习如何使用肌肉,这让我们见证着他逐步发现一些催眠基本原理的过程。回忆早期的感觉记忆会产生意念动觉和意念感觉过程,这些过程是重新学习因疾病而失去的功能的基础。这正是艾瑞克森利用取向的来源,在治疗器质性和心理性问题时,用于引导催眠、唤起并最大化反应的潜能。当他说道:"慢慢地,我明白了,如果我能想到走路、疲劳和放松,我就能得到疼痛缓解",他正在为自己探索,怎么样放松和将注意力集中于内在现实,以取代一般现实定向的适应不良或疼痛的方面。

艾瑞克森强调真实的感官记忆,而不是想象,这让人想起了伯恩海姆在1957年关于暗示的基本概念,他认为:暗示是对意念动觉和意念感觉过程的增强,从而就有一个"将想法转化为运动(动作)……感受或一种感觉图像(潜意识过程)"。伯恩海姆举例说明了意念动力过程是如何运作的:首先唤起受试者内部"记忆图像",随后这些图像被重新体验为经暗示的催眠现象。这种对患者记忆图像和经验学习的运用,是艾瑞克森催眠暗示的利用理论基础(Erickon & Rossi,1976)。维特岑霍弗尔[译者注:20世纪下半叶,在催眠领域最多产的研究者之一,在1949年至2004年共发表了100多篇论文,获得多个奖项,其中包括1992年美国心理学会"科学催眠杰出贡献奖"。他为艾瑞克森《催眠现实》(hypnotic realities)一书撰写了初版序言]于1953年有所讨论的,对患者先前在催眠反应中学习的利用。这点最近又通过实验再次发现了它(Johnson & Barber,1976)。我们需要进一步的研究,来确定利用患者的记忆和学习与利用纯粹的想象,(它们)在催眠反应方面的相对贡献(Sheehan,1972)有多少。我们估计,催眠状态的引导、深入和介入的某些方面,可能是想象力的作用,但是特定的意念动力反应,可能更多的是患者能用于促成经暗示现象的,那些所累积的学习与记忆的功能。

艾瑞克森学生时代撰写社评时,意外激活了一种似乎是梦游的状态,这是他理解催眠状态的另一个个人来源。此后,人们通常因梦游活动而产生遗忘,就成为深度催眠工作和某些形式催眠治疗的重要标准(Erickson & Rossi,1974)。这些个人的梦游式体验也是艾瑞克森训练他人的基础,我们可以称之为自我催眠体验的"自然主义方式"。

艾瑞克森喜欢强调,意识并不知道如何进行自我催眠;意识可以,并且也只会,为自我催眠的发生搭建场景创造条件。在学习自我催眠时,主要的困难是意识心理想要控制这一过程。为了发展自我催眠状态,意识必须首先放弃这种控制自行隐退,这样潜意识才能显现。自我催眠的悖论之处在于:我们进入催眠状态是因为我们感兴趣于控制或至少改变行为的某些方面,这些行为在功能上通常是自发的或无意识的。然而,艾瑞克森坚持认为:意识心理不能控制潜意识。

悖论可以通过下述方式得以解决:①让自己做好体验催眠的准备。例如,安排一段让我们感到舒适且不受打扰的时间,然后允许潜意识随意地引导我们。②一旦意识心理知道已经达到了一种意识变动的状态(经由感觉、知觉、动觉或认知过程存在着自发改变的出现),它就可以开始对这些改变做实验,试着增强它们,减弱它们,以某种形式转换(转移)它们,重新定位它们,等等。

通过这种方式,意识心理就参与了一种新的学习模式:如何识别和包容已变动的功能模式,甚至最终修改和控制它们。瑜伽和其余宗教传统的践行者在多大程度上修正和转换了他们的内在体验,这为我们提供了例证,说明当对我们的变动意识状态足够敏感,对我们的生理功能有足够的察觉,我们就能做到什么。从理论上讲,我们可以学着通过自我催眠去完成由生物反馈技术(译者注:又称生物反馈法、生物反馈疗法,是利用现代生理科学仪器,通过人体内生理或病理信息的自身反馈,使患者经过特殊训练后,进行有意识的"意念"控制和心理训练,从而消除病理过程,恢复心身健康的新型心理治疗方法)所促成的所有改变(Overlade, 1976)。从这个意义上讲,自我催眠成为一种扩展或拓宽人类体验范围的一种手段。它成为一种探索和最大化人类潜能的手段。通过一种期待的态度、对潜意识潜能的尊重和对习得的新功能模式的尊重而得到增强。意识永远无法确定将要体验什么,但是它能学着与潜意识提供的任何意识变动功能模式进行建设性的互动。

这种新学习的一个主要困难是恐惧,每当我们的一般现实定向(Shor, 1959)被打断和重新建构时就会产生一种本能的恐惧。艾瑞克森通过反复试验开发了他的方法,正如我们从他妻子的评论中看到的那样,在潜意识,或者更准确地说,在意识与潜意识创造性的互动中,有相当多冗长乏味的努力迷失在了死胡同里。大量的时间和努力可能会浪费,决心不足的人可能会变得灰心丧气。正因如此,明智的做法是让一位经验丰富的向导来指导个人的自我催眠。这可以在传统形式的心理治疗、专业工作坊或实验项目中进行,在这些场合中可以有人进行详细的记录,并提供有用的指导(Fromm, 1973, 1974)。

第二篇
治疗性催眠的自然
主义和利用技术

本篇中关于催眠引导的这些论文是艾瑞克森对催眠艺术与对心理治疗动力学理解的最具独创性的贡献。在这之前，催眠引导被概念化为对受试者进行某种操作，以使他们处于一种特殊的"恍惚"状态。用各种各样的手段与技术，为捕捉受试者的注意力，并使他们"麻醉"（译者注：使受试呈现出一种昏昏欲睡、意识逐渐模糊的麻醉的状态）。催眠的历史，在很大程度上是各式催眠引导方法的历史，以及用于解释这些方法的理论的历史。大多时候，人们过多强调了外部操控、奇幻灯光和各类小玩意儿的使用，据称这些东西能让人进入一种催眠变动意识状态。

第六章中，艾瑞克森追溯了引导他理解意念动觉和意念感觉过程在催眠引导中作用的一系列经验与发现。正如他所说，"使用意念动觉技术的基本考虑不在于它们的精巧性或新颖性，而仅仅在于将动觉活动的启动作为把受试者的注意力固定或聚集在内部体验式的学习与能力上的一种手段"。这句话包含了一个基本洞见，这是他所有催眠工作中的一个主要考虑，即我们如何帮助受试者联结他们自身独特的"内在体验式的学习与能力"宝库，这些是催眠性反应实际的原材料。

艾瑞克森在整个职业生涯中所发展的实现治疗性催眠的大多数创新方法都旨在回答这个问题。实现治疗性催眠的自然主义利用取向，受试者自身在此时此地自然发生的行为，将（他们的）注意力转向内在，并促进问题的解决和心身疗愈。不再需要外部装置来引导催眠：经发现受试者对水晶球或滴答节拍器的内部记忆，比真实的外部物体更有效。不再需要死记硬背的公式、口头命令或咒语来引导一个治疗性状态：一个能唤起受试者自身兴趣领域的非正式对话方式，在促进向内专注和促进在富有创造的治疗性催眠、心理治疗与康复中的特征性舒适方面，普遍更有效。

艾瑞克森开始在所有纷繁复杂的治疗性催眠中认识到，声音动态、最小线索、手势、隐喻、讲故事和心理暗示（内隐性加工启发）的重要性开始被认可。然而，本篇中艾瑞克森实现催眠引导和心理治疗的方法，那些明显让人困惑的一系列创新都有一个共同的显著特征：它们说明了对最小线索的观察和对受试者自身联结的利用，是治疗师技能的真正基础。治疗师的暗示可以提供一个刺激，但是创造治疗性反应的是患者。创造性的"控制点"从治疗师转移到了受试者身上。催眠引导和治疗性催眠不再被视为一种让患者着迷，使之处于治疗师神秘控制之下的简单仪式或机械技术。艾瑞克森实现治疗性催眠的途径，取决于治疗师对患者肢体语言与行为的细微观察和理解，以及对患者口头表达的动机和世界观的观察与理解。现在，治疗师、咨询师和教练亟需深入理解自己的技能，即他们使用语言和非语言形式与他们的受试者进行交流的方式。

这种更深入理解的结果是,所谓的催眠引导"失败"不再归因于受试者的阻抗或没有能力体验治疗性催眠。每一个人都能体验到治疗性催眠的好处,它可以产生一种聚焦活动依赖注意力的方式,使活动依赖的基因表达、大脑可塑性、问题解决和治愈。现在问题是:在特定的情境下,对于一个特定的人而言,治疗师是否有足够的观察、语言和心理社交技能来促进一次创造性的或令人满意的治疗体验? 这对学生、研究者和临床医生提出了更高要求,如果他们想要做成功的治疗工作,就需要他们发展自己的技能和理解能力。另一方面,这也减轻了治疗性"控制治疗过程"的负担,这是他们过去错误地认为自己应该承担的责任。治疗师不像手术室里的外科医生那样拥有控制权。将引导催眠的治疗师称为"操作者"已不再合适。自 19 世纪 80 年代以来,在杰弗瑞·萨德(1980,1982,1985,1987,1992,1997)领导下的米尔顿·艾瑞克森基金会,所赞助的专业培训研讨会中,术语"操作者"一词已悄然消失。人们认识到治疗师有必要学习如何发展技能组合,将暗示开发作为启发式的技能,用以促进治愈体验;然而,所体验到的实际内容与心理-生理过程,则主要是患者自身潜力、内部资源和生活经验的作用。治疗师提供创造性反应的可能性;患者必须做实际的创造性工作,即学会重构和重组他们自身的内心生活。

对于这种基本心理治疗态度的转变,我的回应是,把重点放在经典的四阶段创造周期上,将其作为治疗性催眠和心理治疗的心理生物学本质(Rossi,1967,1968,1972/2000,1973a/b/c,1986/1993)。艾瑞克森论文《手臂悬浮和其他意念运动技术的历史注释》中的发展史在他学生大卫·齐克的工作中得到继续,利用意念动觉手指信号(Cheek & LeCron,1968;Rossi & Cheek,1988;Cheek,1994)和手部信号方法得到了全新发展,我现在称这些方法为"活动依赖性",用以强调它们与当前功能基因组学(functional genomics)[译者注:是指基于基因组序列信息,利用各种组学技术,在系统水平上将基因组序列与基因功能(包括基因网络)及表型有机联系起来,最终解释自然界中生物系统不同水平的功能的科学]和神经科学中,活动依赖的基因表达和活动依赖的大脑可塑性之间的一致性。

第六章

关于手臂悬浮与其他意念运动技术
的历史注释

米尔顿·艾瑞克森

引自 The American Journal of Clinical Hypnosis，January，1961，3，196 - 199。

1923 年春天，在威斯康星大学，心理学副教授克拉克·赫尔（以下称赫尔）博士表达了，对艾瑞克森关于催眠的实验性工作感兴趣。赫尔建议艾瑞克森在整个夏天继续他研究，然后在心理系举办的研究生催眠研讨会上作报告。

所有这一切都完成了。1923 年 9 月，威斯康星大学设立了第一门正式的、关于催眠的研究生课程，这可能是美国关于这方面的第一门正式催眠课程。本次研讨会致力于系统性地检查和讨论夏季实验程序和在小组报告或演示的结果。此外，还介绍了艾瑞克森在该学年期间发起和执行的其他工作。

1923 年夏天，除了其他事情，艾瑞克森开始对自动书写产生了兴趣，艾瑞克森首先训练受试者进入催眠状态，之后是通过催眠后暗示来实现。这就产生了一种可能性，即利用有助于自动书写的暗示，来作为无经验受试者的催眠引导间接技术。尽管成功了，但大多数情况下，它被证明是一种太慢且费力的催眠引导技术。后来对它所有调整，相比于书写，艾瑞克森暗示受试者用铅笔尖在纸面上下或左右移动而不是书写。后来发现，这样先从垂线或横线开始用于一个较困难受试者教学的自动书写的极好方法。

几乎是从第一次试验开始，艾瑞克森就认识到纸和笔是多余的，而意念动觉活动是最重要的因素。因此，艾瑞克森开始以他的妹妹伯莎为受试者，通过一个简单的手臂悬浮技术，引发了一个梦游式催眠。此后，艾瑞克森对这一原创技术设计了许多变式（译者注：变化的形式），直到它很明显地表明，即许多被认为是不同催眠引导技术的有效性，其有效性仅仅源自对意念动觉活动的基本运用，而不是源自程序的变化（正如有些人天真地相信和报道的那样）。或许，在所有可能设计的意念动觉技术的众多变式中，更普遍有用的是：①简单直接的手臂悬浮，这是因为有视觉参与的可能性；②稍微复杂一些的、伴有节奏的手臂悬浮，这样视觉与记忆的参与，经常产生对音乐的听幻觉的意念感觉反应和一种梦游式催眠的发展。

在那年夏天，艾瑞克森开发了另一中高度技术化的复杂催眠引导程序，并重复了许多变式，但当时并未真正理解它与哪些内容有关联。一个经常驾驶马车送牛奶的 16 岁少年，他从未被催眠过。艾瑞克森要求他安静地坐在椅子上，一边系统地引导他回忆——他经常驾驶一队马匹驶过的 20 英里（约 32 公里）送牛奶路途上的各种事件，一边默默地回顾自己全身的每一种感觉。艾瑞克森进一步解释道，就像人能记住名字、地点、事物和事件一样，一个人也可以记住身体的各种各样感觉。他所要做的就是，安静地坐在那把椅子上，闭上眼睛，想象自己正沿着公路行驶，感受手中的缰绳，感受马车和车座的颠簸。

不一会，艾瑞克森就注意到男孩的双手和身体在不断地移动，这移动方式使人想起驱使一组马匹的真实体验。突然，他双脚抵住，身体后仰，表现出一副用力拉紧缰绳的样子。艾瑞克森立即问他，"你现在在做什么？"他睁开眼睛回答道，"下科尔曼山"（艾瑞克森本人经常驾驶一辆货车行驶在同一条送牛奶的路上，并认出了马车走下那座曲折陡峭山坡时的典型行为）。

此后，男孩继续坐在那把椅子上，睁着眼睛，很显然处于梦游式催眠状态中，男孩历经了一段漫长、缓慢的过程，似乎是在驾驶马车、右拐、一会左拐、肩膀用力上提，就像是举起牛奶罐，从而在很大程度上重现了实际驾驶送牛奶的体验。艾瑞克森本人在同一条送牛奶路上的亲身经历使得他很容易就认出了沿途所取得的进程。

然而，在一条没有农舍的特殊路段上，男孩做出了拉紧缰绳的动作并喊着"吁"，他被告知"继续驾驶"，他回答道"不行"。多次徒劳地劝说引导他继续驾驶，总是得到同样的答复"不行"，之后问他为什么不能。他简洁地答道"鹅"。艾瑞克森立即回忆起，在他自身的经历中，偶尔会遇到一群鹅，它们碰巧选择了牛奶车到达的时刻排成一列穿过公路，前往另一个池塘，从而引发了交通停滞。

随着男孩经历了"路途"中的各种事件，第一次催眠持续了好几个小时，似乎不可能打断或闯入。直到他将马车驱赶到回程的路上，这种催眠状态才得以终止。

这段特殊的路途经历，后来在类似的催眠状态下重复发生，结果类似。男孩还被要求重现其他的路途经历，碰巧鹅一次也没出现，但在某一次这样的重现中，暴露出他忽视了一个惯例，即让马在某个习惯的地点休息。

在进行这项工作的时候，艾瑞克森并没有认识到将运动觉记忆和图像作为一种催眠引导技术,但它促使了一种系统而有价值的调查,也就是可以将任何感官觉形式用作引导催眠性恍惚的一个基本过程。

在 1923—1924 年的研讨小组上,艾瑞克森首次演示了催眠引导的手臂悬浮技术,其间他有个特别发现:在一位志愿受试者身上有幻觉性意念动觉活动的自发表现。她自愿充当受试者来演示艾瑞克森所说的"手臂悬浮技术引导催眠"的含义。当她和整个小组全神贯注地看着她置于腿上的双手时,艾瑞克森重复地、持续不断地、恰当地给出右手手臂悬浮暗示,全都无济于事。为了评估反应的失败而悄悄地对受试者进行了研究,结果发现她的视线定向在肩膀高度处的半空,而且她的面部表情及她明显与周围环境彻底的脱离,都表明一个深度催眠已经产生。她被告知主动将左手举到右手的高度。她视线的方向没有任何改变的情况下,她将左手抬到了与肩膀同高度。她被告知将左手放在腿上,然后看着她的右手"慢慢地落到"腿上。当它落到腿上后,她要马上对她的体验做一个完整的口头报告。结果,她的目光慢慢向下移动,当它落到腿上时,她抬头看向这群人,高兴地详细描述了她幻觉体验的"感受",却压根没有意识到她刚才发展出了,据我们所知,实际上这是她的第一次催眠状态,但她对催眠体验中现实产生了遗忘,但还记得催眠中的部分内容。

她要求允许她重复她的经历,并立即这样做了。这一次,全体小组观察了她的眼睛和面部表情。再一次,她没有手部动作,但是大家一致同意,当她开始向上移动视线时,她立即产生了梦游式催眠状态。通过用她来演示深度催眠现象,这一结论立即得到了验证。之后,她被唤醒,接着,对"运动觉意象"或"运动觉记忆"作为催眠引导的可能技术进行广泛的讨论。艾瑞克森对这些想法进行进一步实验性工作的任务,以便在下次会议上报告。

简而言之,该报告简单地指出,催眠状态无论是没经验或是有经验的受试者,都可以通过以下技术引发催眠:①对一项视觉化的动觉活动,如手臂悬浮或视觉化自己沿着长楼梯爬上爬下;②"回忆"多种动觉活动的"身体、肌肉与关节的感觉和感受"。除此之外,还有关于这名 16 岁男孩的调查结果报告。

大约在 15 年前,这些关于意念动觉技术的早期研究在威斯康星大学研讨会小组汇报后,另一项研究就开始了。这始于作者的一些观察,即观众中有许多人会下意识地缓慢点头或摇头来表示同意或不同意演讲者的观点,尤其是在那些有争议性话题的演讲中。又注意到某些患者,在解释他们的问题时,会无意中点头或摇头,与他们实际所说的话相矛盾,这又进一步加强了作者的上述观察。这些意味深长的表现,表明利用这种意念动觉活动作为一种催眠技术的可能性,尤其是针对那些有阻抗或有困难的受试者,尽管它也很容易用于缺乏经验的受试者。

实际技术相对简单,向受试者提供解释,他可以通过简单的点头或摇头给出肯定或否定的回答。此外,还需要解释意识和潜意识心理可以分别进行独立思考,且这种思考不一定是一致的。接下来是问一些问题,这些问题在措辞上需要一个独立于受试者意识可能所想的答案。诸如此类的其中一个问题是,"你的潜意识头脑认为你能学会进入催眠状态吗?"被问到这类问题之后,你告诉受试者耐心、被动地等待头部动作的回答,这将构成他"潜意识心理"的答案。一个快速或有力的反应意味着一种"意识心理"回答。一个缓慢、轻柔的头部动作,有时甚至不被受试者所觉察到,构成了来自"潜意识心理"的直接交流。随着这个反应发展,木僵也出现了,而催眠状态随之迅速发展出来。

或者,作为一个简单的变式,可以暗示一只手臂悬浮表示"是",另一只手臂悬浮表示"否",两只手臂悬浮表示"我不知道",然后询问上面的问题或者类似的问题。无论回复的意义如何,催眠状态的发展与手臂悬浮的发展是同步的。

这些技术对于那些想要通过催眠治疗获益的受试者,同时他们防御任何正式的或公开的催眠引导,需要催眠师绕开他们的阻抗。使用意念动觉技术时,最重要的考虑不在于它们的精巧性和新颖性,而纯粹在于这些活动的启动,无论这些活动是真实的还是幻觉的,都把它当作将受试者的注意力固定和聚焦在内部体验式学习与能力上的一种手段。

第七章

深度催眠及其引导

米尔顿·艾瑞克森

引自 Experimental Hypnosis，Leslie M LeCron，New York：Macmillan，1952,70 - 114。
版权：Leslie M. LeCron。

一般性注意事项

在所有催眠工作中,最主要的问题是如何引导一个令人满意的催眠状态。在任何基于深度催眠的工作中尤其如此。即使是引导浅度催眠状态并将其保持在一个稳定的水平,这一问题通常也是一项艰巨的任务。如何确保不同受试处于相似的催眠深度和同一受试者在不同时间处于相似的催眠状态,这常常也构成了一个主要问题。

这些困难源于一个事实,即催眠依赖于个体间关系和个体与自身的关系。这些关系是不稳定的,并且随着对每一次催眠发展的个性反应而改变。此外,每个人的个性都是独特的,其自发反应性行为的模式必然会随着时间、情境、要达到的目的和所涉及的个性而变化。

通过统计学方法可以获得催眠反应的某些平均值,但是这些平均值并不代表每一个受试者的表现。它们既不能用来评估个体表现,也不能用来评估特定催眠现象。想要判断催眠深度和催眠反应,必须考虑到平均水平的反应,还必须考虑到个体可能表现出的偏离平均水平的各种偏差。例如,木僵是一个相当标准的催眠反应形式,通常出现在浅度催眠状态中,并在深度催眠状态中持续存在。然而,大量的经验将表明,作为一个单一现象,无论是在浅度催眠状态或是在深度催眠状态中,一些受试者可能永远不会自发地发展出木僵。其他人可能只会在浅度催眠阶段表现出来,有些人只在深度催眠阶段表现出来,有些人只在从浅度催眠向更深的催眠状态过渡中表现出来。更令人困惑的是那些受试者,他们只有在涉及与其他类型催眠反应(如遗忘)相关的情况下才表现出木僵。无论催眠状态的木僵处于平均值的指标有多好，对于任何一位受试者来说，对它存在或不存在的解释，都必须完全依据该受试者的总体催眠反应。

通过发展引导催眠状态和调节催眠状态的特殊技术，试图去解决其中一些困难，有时很少考虑催眠反应的本质。这些努力中最荒谬的是制作留声机唱片，这表明了一种常见倾向，即人们忽视催眠作为一种现象，而支持将一项引导技术作为一种严格可控的、无视受试者反应的过程。这种做法基于一个假设：在不同的受试者身上，在不同的时间里，同一个暗示将引发相同的催眠反应。这完全忽视了受试者的个性、他们不同的学习与反应能力、他们差异化的态度、参考框架，以及参与催眠工作的目的；也忽视了人际关系的重要性，还忽视了这样一个事实，即这些依赖于**受试者的心理内部关系或内在自我关系而定**。

就个体的生理反应而言，即使是在药理学这一成熟领域，药物的标准化计量实际上也是近似值。当考虑到"标准化"这些无形因素，诸如个体间和个体与自己关系等困难时，用一个僵化刻板的催眠技术想要"确保可控的结果"，很显然这是徒劳的。对人类行为的可变性的觉察和满足它的需求，应该是所有催眠技术的基础。

在开发一般性技术用于引导催眠和引发催眠反应的问题上，有许多人不加批判地沿用传统的错误观念催眠程序。"锐利的目光""水晶球"离抚和传递，以及类似的作为神秘力量来源的辅助手段，都被受过科学训练的人所抛弃。然而，文献充斥着大量关于催眠技术的报道，它们使用旨在限制和约束受试者行为的设备，以产生疲劳或类似的反应，就好像这些就是催眠本质的基本要求：与眼睛保持一定距离的水晶球、旋转镜、节拍器和闪光灯，这些通常是主要考虑的因素。因此，过分强调了外部因素，以及受试者对它们的反应。首先，重点应放在受试者的内在心理反应上，而不是放在与外部因素的关系上；最佳情况下，器械也只是一种附带辅助，应尽早丢弃，以支持对受试者反应的利用，器械可能会引发这些反应，但并不会发展这些反应。盯着一个水晶球无论多长时间，都有可能导致疲劳和困乏，但这两种结果都不是催眠的必要组成部分。举例说明：一位称职的催眠师对许多受试者进行了系统训练，通过让他们目不转睛直视距离受试者眼睛 6 英寸（1英寸≈2.54 厘米）且略高于眼睛的水晶球，以发展出催眠状态。由于这种条件反射，在没有水晶球的情况下，尝试催眠他们是很困难的，在某些情况下，甚至是无效的。对这些受试者的个人实验表明，仅是让他们想象自己正看着一个水晶球，就会导致更快速的催眠引导和进入更深的催眠状态。由同事和学生重复这个过程，得到了类似的结果。回到实际的水晶球凝视，导致了最初的（那种）缓慢且不太深的催眠状态，其特点是更依赖于外部因素。

作者（艾瑞克森）和他的同事做了大量实验，让有经验的受试者看着无声的钟摆或听轻柔的音乐或听节拍器，这些实验表明，想象中的辅助工具比实际的器物更有效。观察未受过训练的受试者也获得了同样的结果。医学院学生被分为两组：一组盯着一个水晶球，另一组只是尝试想象一只水晶球。后者取得了更快、更好的结果。通过让第二组听节拍器，而第一组被指示依靠节拍器的听觉意象来重复了本实验。再一次证明想象更有效。许多变式产生了类似结果。使用想象而非实际的器物，这会让受试者在不被阻碍（不受外部非必要因素调整）时，能够更好地利用他们的实际能力。在有经验的受试者与无经验的受试者身上，都发现了这一点，在整个意象范围内（从视觉到运动觉）都是如此。

在催眠引导中，使用意象几乎总是促进相似或相关的、更复杂催眠反应的发展。例如，在产生幻觉方面遇到很多困难的受试者，经常会利用想象引导进入催眠状态。

在解释这些发现时，许多受试者的主观描述可概括如下："当我听着想象中的节拍器时，它加速或放缓，声音变大或减弱，当我开始进入催眠，我就顺其自然随之飘走了。对于真实的节拍器，它保持着令人分心的恒定，它总是不断将我拉回现实，而不是让我随意飘进催眠状态。想象中的节拍器是可变的，总是与我所想、所感的方式相适应，但是我必须让自己适应现实的（节拍器）"。

同样情况下，还会提到以催眠引导的视幻觉为中心的实验性和临床性工作中的发现。例如，一位对自己的个人身份有着严重困惑的患者，作者通过让她想象许多水晶球将她导入催眠，她能产生从这些水晶球中看见一系列重要生活经历的完整幻觉，她将这些幻觉进行客观和主观的比较，将从一个幻觉经历与下一个幻觉经历相联系，从而建立她生活的连续性。如果作者使用一个真实水晶球的话，那么来访者的幻觉的体验范围，在现实中是受限的，场景的变化和叠加也不那么令人满意。

在催眠引导中，另一个重要的考虑涉及将时间本身作为一个因素来评估。传统上，"鹰眼一瞥"的神秘力量就足以引发催眠。这种误解并没有真正被推翻，因为在当前的文献中可以找到这样的说法，即2～5分钟足以引发催眠的深度神经-心理-生理变化。当服用一种强效药物时，这些学者同样会等待一段合理的时间来观察其效果。期待从所说的话中得到几乎是即时的效果，这实际上是一种不加批判的方法，这种方法不利于科学上取得的有效结果。不幸的是，许多已发表的研究结果都基于一种毫无根据的信念，即相信催眠暗示是立即的、无所不能的，以及未能认识到催眠受试者的反应性行为与未被催眠者的反应性行为，取决于时间因素。通常期望催眠受试者在几分钟之内，在心理上和生理上，完全重新定向自己，并执行那些在非催眠状态下通常不可能的复杂任务。

催眠受试者对时间的要求各不相同，他们在催眠状态中呈现出不同类型的行为，对所用时间的要求差异也很大，另外他们当前的参考框架也会影响他们时间的需求。一些能够迅速产生视幻觉的受试者，可能需要相对较长的时间来产生听幻觉。受试者当前的情绪也可能存在促进或阻碍催眠反应。偶然的顾虑可能会干扰那些对受试者而言通常是可能的催眠现象的发展。作者是精神科医生这一事实，已经不止一次妨碍了受试者易于发生的听幻觉的产生。

某些受试者可以在短时间内发展出深度催眠状态，并且能够很容易地表现出极其复杂的催眠现象。然而，对此类受试者的批判性研究经常揭示出"好像"行为的高发生率。例如，这样一个受试者被指示对在场的观察者产生负性幻觉，他的行为就好像那些人不在场一样，主要通过回避反应和抑制反应来实现。如果这种反应被视为有效，并被视为最值得期待的，那么，受试者的某种功能很可能就会保持在那个运作水平上。如果给受试者充分的时间来重组他们的神经-心理-生理过程，就可能发展出经得起探索检验程序的负性幻觉。

有的受试者轻松地就被引发出深度催眠状态，这点常常被不加批判地接受为一个针对随后催眠表现的有效标准。许多这类受试者的经验表明，当向他们接受复杂催眠任务时，往往会出现一种返回到浅度催眠状态的倾向。出于各种各样的原因，这类受试者通过寻求意识心理过程的帮助来努力确保功能（译者注：正负性幻觉功能）充分的运作。因此，很明显即使当实验过程完全受控时，也经常会得到不可靠且矛盾的实验结果。

我们也不应该将受试者可以轻松和快速地导入催眠状态的事实误以为是：受试者维持催眠状态能力的有效指标。易于被催眠，有可能意味着催眠师需要留出足够的时间，来重新调整受试者的整体行为，以便受试者可以做出充分和持续的催眠反应。相信一位容易产生出深度催眠状态的受试者能无限期地保持深度催眠状态，这是一种幼稚的假设。

有些受试者很容易被催眠，他们发展出各种复杂的催眠行为，然而不会在催眠状态中进行一些细微的调整。举例来说，有一位优秀的受试者，能做出令人惊讶的复杂催眠行为，却发现在涉及身体定向方面，有极大的困难。所有针对他的实验研究都必须在实验环境中完成；否则，他的功能往往会处于"好像"的水平。然而，一间幻觉中的实验室情境，对他来说，就像真实实验室环境一样令人满意。另一个有能力的受试者，很容易被催眠，却不能发展出解离和去人格化状态，除非她首先被引导出她自己在别处（最好是在家看书)的幻觉。一旦这样做了,她解离行为中的不一致就消失了。对于这两位受试者,尽管他们很容易被快速导入催眠状态,但在确立实验室或家庭环境时,为节省时间所做的努力会导致错误的催眠反应。催眠的整体情景,即是时间因素的考虑,也可能是发展和维持令人满意的催眠状态的一个重要因素。

对时间作为催眠一个重要因素的失察与实际忽视,以及对受试者个体化需求的漠视,导致了催眠研究中造成许多的不一致。对一般人群催眠易感性估计,已发表的范围在 5%～70%,甚至更高。较低的估计通常是由于对时间作为催眠反应发展中的重要因素这一点不予理会。作者超过 35 年与超出 3500 名催眠受试者工作的个人经验已经证实,受试者个性和时间价值的重要性。作者最有能力的受试者里面,其中之一在不到 30 秒的时间内就发展出了首次深度催眠状态,随后的催眠反应同样快速且持续可靠。第二个非常有能力的受试者,在催眠引导之前,甚至需要 300 小时系统性的努力工作才能够进入催眠状态;此后,需要 20～30 分钟的催眠引导期来确保有效的催眠性反应。

一般情况,总共 4～8 小时的初始引导训练就足够了。然后,由于催眠引导是一个过程,而催眠利用的(允许受试者按照预期的催眠工作来重组反应过程)是另一个过程。因此,时间分配上,必须充分考虑到他们的学习与反应能力。例如,肌肉僵硬通常在几分钟内就可以产生,但是对于分娩而言,令人满意的麻醉和痛觉缺失(镇痛),可能需要数小时的分段训练。

受试者接受催眠工作的时长以及他们催眠体验的多样化,是催眠研究中的重要因素。通常,受试者是临时的,只参与 1～2 项实验研究。作者的个人和同事的经验表明,受试者的催眠体验越广泛且多样,这名受试者在复杂问题中的工作就越有效。作者倾向于与那些在很长一段时间内反复体验催眠,并被要求表现出各种各样催眠现象的受试者做研究。缺少这一点,催眠师就会系统地训练受试者不同类型的催眠反应。

对受试者进行产科(分娩目的)催眠麻醉训练时,可能会教授和训练她们自动书写和负性视幻觉,以这些为初步基础。前者训练是作为身体某个部位局部解离的基础,后者训练是指导对刺激不产生反应的方式。这种训练可能看似不相关,但是经验表明,为确保充分利用受试者的能力,这可能是一个非常有效的程序。往往,所寻求的目标远远重要于程序的表面逻辑,并且简单测试催眠程序,不应被视为催眠现象可能性的测试。

前述内容作为一般背景呈现给读者。接下来,我们将对深度催眠的性质和其导入过程进行更具体的讨论,但我们不打算试图描述具体的技术程序。受试者的多样性、他们个性化的一般需求与迫切需求、他们对催眠的时间与情景需求方面的差异、他们人格特质与个人能力的独特性,加上不同研究项目的不同要求,使得任何绝对严格的一成不变的程序变得断无可能。固定的程序只能用来确定该程序在确保某些结果方面的有效性,因此程序主要用来判断它自己的有效性,不能用来得出最终结果的固有本质。当人们认识到实验用的催眠导入只是一个初级阶段,是在为之后的催眠利用阶段做准备时,这一点就更加明显了,催眠利用阶段的行为属于另一种类的行为。催眠利用阶段并不取决于催眠导入的程序,而是取决于催眠导入之后源于催眠状态本身所产生的行为发展。无论催眠导入阶段有多"严格受控",催眠现象的发展及针对这些现象的心理反应都会引入大量的变化,对此再严格的催眠导入程序也无法加以控制。打个比方:无论一场外科手术有多需要严格受控的麻醉程序,医生实际做手术的过程和手术的结果都属于另一个范畴的事件,对此麻醉程序只是起了促进作用。

对深度催眠的描述

在讨论深度催眠引导之前,我们将努力提供关于深度催眠本身的描述。必须认识到,一种描述,无论它多么准确和完整,都不可能替代实际体验,也不可能适用于全部受试者。关于深度催眠状态的任何描述,在细节上都必须因受试者而异。对于任何一个层次的催眠水平,都不可能有绝对属于该水平的催眠现象清单。一些受试者会在浅度催眠状态中发展出通常与深度催眠状态相关的现象,而其余受试者在深度催眠状态中会表现出一些通常被视为是浅度催眠状态特征的反应。一些受试者,他们在浅度催眠状态下表现出深度催眠状态的典型反应,当深度催眠状态实际发生时,可能表现出相同反应的丧失。例如,在浅度催眠状态下容易发展出遗忘的受试者,在深度催眠状态下,可能不会发展出遗忘。这种明显异常现象的原因在于,被深度催眠的人,其心理定向与他们在催眠较浅阶段的心理定向完全不同。在较浅水平时,混合了意识理解、意识期待和一定程度上的意识参与。在更深的阶段上,功能更适合在无意识的意识水平上发挥。

在深度催眠状态下,受试者的反应符合意识觉知和反应的潜意识模式,这通常有别于他们的意识模式。对于缺乏经验的受试者,尤为如此。这些受试者缺乏催眠的经验,他们对催眠现象真正一无所知,这些翻译无意中干扰了深度催眠现象的发展,直到他们的经验允许一种理解,即从意识心理扩散到潜意识心理。

一个经常遇到的例子是,很难引导一位优秀的缺乏经验的受试者在深度催眠状态下说话。在浅度催眠状态下,他们或多或少可以轻松地说,但在深度催眠状态下,他们的潜意识头脑直接发挥作用,他们发现自己在不醒来的情况下就无法说话。他们有丰富的经验:谈话都是在意识层面上进行的,他们没有意识到在一个纯粹潜意识的意识状态中也可以说话。经常需要引导受试者意识到他们的能力,无论是在意识层面或是潜意识层面,他们的功能都可以充分发挥作用。正是出于这个原因,作者经常强调,在催眠实验或治疗的尝试之前,必须花费 4～8 小时甚至更长时间来引导催眠和训练受试者,使其充分发挥其功能。

需要深度催眠的实验工作里,其中受试者的口头表达是必需的,矛盾或令人不满意的结果是来自受试者需要回到催眠的更浅阶段才会说话,实验者并未意识到这点。然而,引导受试者如何保持在深度催眠状态下,以及如何像在意识觉察水平上一样充分地谈话和发挥其功能,这相对简单一些。对于那些似乎在深度催眠状态下,无法学会说话的受试者,可以教会他们自动书写、默读所写的内容、阅读的时候不出声(默读所写的内容);将书写和动嘴唇不出声的动觉活动转化为实际说话。就是一个相对简单的步骤。只要稍加练习,打破受试者过去的经验理解,语言表达在潜意识功能水平上成为可能。其他类型催眠现象的情况类似:疼痛是一种意识体验,因此痛觉缺失或麻木通常需要以类似的方式来训练。幻觉、退行、遗忘或其余催眠现象也是如此。有些受试者在许多方面进行广泛的训练,另一些受试者本身就可以将一个领域的学习迁移到另一个领域的问题上。

以上介绍了深度催眠性质,概括为:

深度催眠是一种催眠水平,它允许受试者在不受意识头脑干扰的情况下,直接在无意识水平上充分发挥作用。

处在深度催眠状态中的受试者是根据其无意识的理解来发挥功能的,独立于驱动他们意识头脑产生日常习惯性反应的心理力量。他们会根据无意识头脑对于既定催眠情境中现实的理解来行事。各种概念、记忆和观点构成了他们在深度催眠状态下的现实世界。除非为催眠情境所用,否则他们周围真实的外部现实对他们来说是无关的。因此,外部现实不一定构成具有固有意义的具体客观对象。受试者可以在纸上自动书写并读出他们所写的内容。他们也可以用幻觉中笔和纸做书写的意念运动,并读出他们所写的内容,效果丝毫不差,具体的笔和纸的固有含义完全来自受试者内心的主观体验,笔和纸一旦使用结束,就不再是整个催眠情境的一部分了。在浅度催眠状态或清醒状态下,笔和纸除了对于受试者的主观心理有意义以外,还具备作为客观对象本身的固有含义。

深度催眠状态的现实必须符合整体人格的基本需求与结构。因此,处于深度催眠状态下的那些极度神经质的人，在那种情境下，可以摆脱他们那些原本难以承受的神经质性行为，从而为他们的治疗性再教育奠定基础，这些再教育要与个体基本人格相一致。神经质的覆盖面，无论多么广泛，都不会扭曲人格的核心，但是它可能掩盖和削弱人格的表现。

　　类似地，无论催眠程度有多深，任何想要将受试者整体人格无法接受的暗示强加于人的企图，都会导致受试者干脆拒绝暗示或转换暗示，以便通过某些假装的行为来完成暗示（在针对由催眠所引发的反社会行为的研究中，这被认为是一种有效反应）。我们有必要将受试者视作一个有个性的主体，必须充分尊重他们的个性，这一点无论怎样强调都不为过。这份理解和尊重构成了我们认识和区分有意识和无意识行为的基础。只有认识到来自受试者无意识头脑的行为的构成要素是什么，催眠师才能将受试者导入并保持在深度催眠状态中。仅为便于概念化，深度催眠状态可分为梦游式和昏迷状。对于训练有素的受试者而言，在梦游式的深度催眠状态下，受试者看上去是清醒的，在整个催眠情境中，受试者功能良好，可以充分和自由地做出反应，行事方式和非催眠受试者在清醒状态下相差无几。这些训练有素的受试者之所以有如此表现，并不是被辛辛苦苦地教出来的；相反，他们接受的训练是将自己的行为模式和反应方式交由无意识去全权负责。

　　让我举例说明，作为一种教学方式，作者曾经让一个处在梦游式深度催眠状态的受试者在一群精神病医生和心理学家在场的情况下进行催眠讲座和催眠演示（作者没有提供任何的协助）。尽管观众的许多人有过催眠体验，但没人发现她正处在催眠状态中。还有一个类似的例子，涉及一名精神科医生，她同时也是作者的学生和受试者，她在作者事先不知情的情况下，进行了一场自我催眠的个人实验：她主持了一场医疗人员的会议，并成功地在会上呈报了一个案例，没人发现她正处在催眠状态中。然而，一旦知道了实情，观众就可以很容易看出正常意识行为和催眠行为之间的巨大差异，并且当她重复这一过程时，观众也看出了端倪。

　　昏迷状深度催眠状态的主要特征是被动的反应行为，表现为心理和生理上的迟缓。自发的行为和主动性如果任由其发展的话是梦游式深度催眠状态的典型特征，但这两者在昏迷状深度催眠状态下都是缺失的。受试者通常会很明显地持续着不完全的反应行为，并且显然丧失了自我理解的能力。作者曾要求自己的医学同事们来查看昏迷状深度催眠状态的受试者，作者没有告诉他们受试者处在催眠状态，这些医学同事们多次给出了受试者处于麻醉状态的初步意见。根据作者的经验，多数受试者都很难发展出昏迷状深度催眠状态，显然因为他们拒绝失去对于自身个体的自我觉知。作者对它的使用主要局限于生理行为的研究及其在某些类型的重度神经症患者中的治疗应用。

深度催眠引导的问题

为了探讨和呈现深度催眠导入的诸多问题,我们需要讨论其所涉及的主要考虑因素,并详细说明可能会采取的步骤和想要达到的目的。虽然作者主要阐述的是自己的经验,但他的学生和同事的经验和实践印证了作者的经验。我们接下来将列出这些要点,并逐一讨论。

催眠引导对比催眠利用

在任何深度催眠工作中,最重要的考虑是需要认识到催眠引导是一回事,而催眠利用则是另一回事(正如手术准备和麻醉是一回事,手术是另一回事)。这在前面已经提到过,这里重复一遍以示强调。

除非计划中的研究工作仅仅针对的是催眠导入本身,否则这两者的区分必须由受试者和催眠师来共同完成。不然的话,催眠导入阶段的行为会一直延续到催眠状态里去,这会导致催眠状态中呈现的行为成了一个大杂烩,既有部分和不完全的催眠导入阶段的反应,又有意识行为的要素,以及真正属于催眠状态的行为。

区分催眠行为与平常意识行为

与第一个要点直接相关的是对意识行为与无意识行为的识别和区分。在这方面,经验是唯一的老师,并且研究者有必要仔细研究受试者的行为表现。要实现这样的观察,最好让受试者的行为表现与某个现实对象有关。我们可以指示深度催眠状态中的受试者去细致、周详地关注一把真实存在的椅子。然而我们可以悄悄地把椅子挪走,这不一定会打扰他们执行该指令。他们的幻觉可能会继续维持椅子停留在原位上,有时候他们会同时看到椅子处在新的位置上,并认为这是另外一把一模一样的椅子。这两把椅子的画面对受试者而言具有相同的现实价值。在正常意识状态下,受试者不可能有这样的行为反应,要么就是装出来的。也有可能受试者发现椅子被移动过了,搜索研究可能会揭示出其他的心理调整机制。因此,受试者对某个对象可能发展出不同的定位,以至于对他来说椅子就一直纹丝不动地立在房间的东北角,这时他的方向感也已经变过了,以满足情境的需要。

类似地,当这个被诱发的幻觉是关于一个人的时候,受试者也会产生两个视觉图像,这时,受试者面临的问题是决定到底哪个是真的。作者多次亲眼目睹过受试者,尤其是心理学和医学专业的学生,能自发地找到解决方案,其中一个解决方案有可能是:受试者会暗自许愿,希望这两个人做出某个动作。如果其中一个人真的如受试者暗自所愿的那样做出了动作,受试者就会认为他是幻觉。受试者的催眠行为所针对的现实以及催眠师对此的认知对于将受试者导入催眠状态并在催眠状态中发挥足够的功能至关重要。如果催眠师认识不到这一点,就会把受试者不充分的反应当作有效的表现来接受,这时候催眠师可能会花很长的时间和很大的精力才能在受试者身上引发所需的催眠现象。

所有催眠程序对于受试者的定位

所有程序技术都应着眼于受试者和以他们的需求为导向,以确保他们的充分合作。预计的催眠工作不过是整体催眠情境的一部分,它应该适应受试者,而不是让受试者来适应它。这些需求可能从重要到无关紧要,但在催眠情境下,看似无关紧要的事情可能变得至关重要。

例如,某位受试者被另一位催眠师反复用来做一个实验,该实验需要受试者用他的右手来使用体积扫描器,结果总是模棱两可,差强人意,这时作者意识到受试者有一个无意识的需要,需要他是左撇子这件事得到别人的认可,于是作者把体积扫描器放在他的左手上而不是右手上,受试者配合得很好,实验结果也令人满意。这次实验完成后,作者发现如果再要他用右手的话,他也能配合。还有一位双手都是惯用手的受试者,并用来做一个有关自动书写和绘画的实验,作者发现他会潜意识意识地坚持自己想用哪只手就用哪只手的权利。其他一些受试者,尤其是医学和心理学专业的学生,往往在潜意识的层面坚持非得满足他们的突发奇想或者非要先进行其他类型的催眠状态,然后才能保证充分配合地参与到他们自愿报名的实验项目中。

一名患有局限性神经症功能障碍的患者,他既负担不起,也不情愿进行付费的治疗。然而,他也不想一分钱不付就开始接受治疗。于是,治疗师劝他去充当一系列实验的志愿受试者,并且在他的坚持下,并没有尝试对他进行任何的治疗。做了1年多的实验室志愿者后,他下意识地认为,他提供的和催眠相关的志愿服务已经足以支付治疗费用了,这下子他终于可以全心全意地接受治疗了。受试者的心理需求，无论多么琐碎和无关紧要，都要在催眠状态中得到尽可能充分的满足，因为在催眠状态中，人与人之间以及个人与自我的关系是至关重要的。忘记或者忽略了这一点，往往会导致差强人意、模棱两可甚至相互矛盾的结果。事实上，当我们从受试者那里得到相互矛盾的结果时，就必须从他们的角度来重新审视整个催眠情境。

保护受试者的需要

受试者在任何时候都需要受到保护，因为他们是有权利、特权和隐私的人，并且（他们）在催眠情境中被视为处于一个看似弱势的位置。无论受试者对情况有多了解、多聪明，将要发生些什么、什么可以说、什么不可以说、什么可以做、什么不可以做，对于这些疑问，普遍存在着不确定性，不管是否认识到了这点。自由且不受约束地向作为精神科医生的作者倾诉的每一位受试者，他们也表现出了这种保护自我的需要，无论曾经多么随意地暴露过不足之处，他们都要把自己最好的一面展现出来。

对处于清醒状态和催眠状态下的受试者都应适当地给予保护。在清醒状态下，最好是间接给予，在催眠状态下，更直接地给予。

举例而言，有个 20 岁的女孩自愿充当实验受试者，然而她每次来做实验的时候，总有个口无遮拦、不体谅人的同事陪她过来，这个人严重干扰了催眠实验的顺利进展。做了大量的实验之后，这个女孩开始一个人来了。过了一段时间，她又好笑又难为情地解释说，"我过去之所以老带着露丝过来，是因为这个人出了名的'爱嚼舌头'，在她面前，我知道自己肯定不会做不该做的事，说不该说的话。"接着，她终于一吐心声，想要治疗自己某些隐匿的恐惧反应。她在治疗前和治疗后的实验工作都非常出色。

当作者与新的受试者一起工作的时候，或者当作者每次计划将受试者导入深度催眠状态的时候，作者都要做出系统性的努力向受试者证明，他们正处在一种完全受保护的状态中。要达到这个目的，措施相对简单，看上去似乎有点荒谬。然而，受试者个性反应会让这些措施产生应有的效应。例如，一位心理学毕业生自愿为一个研讨会小组充当催眠演示的受试者。作者在将她导入浅度催眠时还遇到了一定的困难，她的行为表明她需要作者确保她能得到保护。作者以教她自动书写为借口，指示她写一些有趣的句子，写好以后不要给别人看，要等到作者讨论完自动书写这个话题之后。她犹豫地写了几句。作者让她将纸片正面朝下，这样一来连她自己也看不到。作者给了她一张新的纸，让她在上面自动书写她对于写下问题的意识和无意识的回答，"你愿意让我看你写的内容吗"。她意识和无意识的答案都是"是的"，后面又自动书写了"任何人都可以看"。

作者暗示她不着急阅读她的句子，因为这是她首次尝试自动书写，先把它折起来放进钱包里，之后再与她可能会做的进一步自动书写内容进行比较，这可能会更有趣。在这之后，作者很容易就引发了她进入了一种深度催眠状态。

过了一段时间，她解释道："我真的很想进入催眠状态，但我不知道是否可以信任你，这很蠢，因为所有的事情当着全班同学的面做的。当你让我写字时，我的手就那么冲动地写了'我爱杰瑞吗'，然后我写了你或其他任何人都可以读的这些字。但是当你告诉我把它收起来，然后仅仅检查笔迹时，你甚至都没有暗示过这段文字的含义，但我知道我并没有任何理由犹豫。我也知道，我可以以后回答自己的问题，而不是马上就给出一个答案，同时又很想知道这个答案到底对不对。"

这样的反应作者已经多次遇到，这种处理自我保护需要的一般方法，经发现，在确保深度、潜意识合作以引导深度催眠状态方面非常有效。

在这方面经常使用的另一种方法是，指示受试者在浅度催眠状态下做一个非常生动、令人愉快的梦，享受它，并在它完成时忘记它，直到以后在合适的情境下有所需要的时候在回忆起来。这种指示有着多方面的效果：它给受试者一种完全安全的自由感，但与催眠下任何潜意识关于许可与自由的想法相一致。它利用了人所熟悉的遗忘和压抑体验。它给人一种安全感和对自我的信心，它也构成了一种催眠后暗示，仅在受试者的意愿下才执行。因此，就奠定了一个有利于深度催眠发展的广泛基础。

这种综合性的暗示被作者大量使用，因为它有助于引发令受试者满意的、丰富的催眠反应，并对催眠师具有建设性，以一种完全保护受试者的方式，从而确保合作。

另一个有点消极特征的措施，是指导浅催眠受试者向催眠师保留某些信息。这个信息最好是一个受试者未完全认识到的明确的个人特征。它可以是他们的中间名，他们是最相似的家庭成员或者他们小时候最要好的朋友的名字。这样，受试者通过实际经验发现，他们不是无助的机器人，他们实际上可以享受与催眠师合作的乐趣，他们可以成功执行催眠暗示，并且引导通向成功的是他们自己的反应而不是催眠师的。所有这些反应对于确保深度催眠都是必不可少的。此外，受试者在不经意中学到，如果他们能够成功地对负性暗示做出反应，那么相反的情形也是可以的。

另一种经常被忽视的保护受试者的形式，是对他们付出表示感谢。必须充分考虑到人对成功的渴望，考虑想让自己被他人认可这种成功的愿望。剥夺受试者的这种需求，便成了一种失败,未能将他们作为芸芸众生来加以保护。这样的失败可能会危及催眠工作的有效性,因为受试者可能会觉得他们的努力没有得到认可,这可能会导致合作程度降低。更重要的是,当我们意识到情绪反应不一定是理性的,特别是在潜意识反应层面上,这时我们就更能认识到这一点。经验表明,赞赏必须以某种方式明确表达出来,最好是先在催眠状态下,然后在平常清醒状态下。在不允许表达赞赏的项目中,催眠师可以在其他情况下向受试者表达对其所提供服务的赞赏。在任何催眠工作中,必须通过随时满足他们作为独特个体的需求,来充分保护受试者的自我。

在催眠引导下,利用受试者所有的反应性和自发性行为

通常,催眠技术主要围绕着催眠师做些什么或说些什么来确保催眠,很少直接关注受试者正在做什么和正在体验什么。实际上,催眠状态的发展是一种内在心理现象,依赖于内部过程,催眠师的活动只是为了创造一个有利的情境。打个比方,孵化器为蛋的孵化提供了有利环境,但是实际的孵化源自蛋内部生命过程的发展。

在催眠引导时,缺乏经验的催眠师,常常试图去引导或扭转受试者的行为,以符合他们对受试者应该如何行事这一概念的理解。催眠师的角色应该是不断最小化的过程,而受试者的角色应该不断扩大。引用一位志愿受试者的例子,该受试者被用来向医学院学生教授催眠。在对催眠进行一般性讨论之后,她表示愿意立即进入催眠状态。作者给她暗示道,她可以选择一把椅子和她感到最舒服的姿势。当她舒适到令她满意后,她说她想抽支烟。作者立即给了她一根,然后她开始懒洋洋地抽起来,若有所思地看着烟雾往上飘。作者随意地向她说着抽烟的乐趣、观看缭绕烟雾的乐趣、将香烟举到嘴边的轻松感、完全沉浸在舒适的抽烟中,并且无需关注任何外部事物的内心满足感。很快,作者随便说了几句关于吸气和呼气的话,这些话的时间与她的实际呼吸相吻合。谈到了一些事实,关于她几乎可以自动地把香烟举到嘴边,然后把手放到椅子扶手上。这些话语的时间也与她的实际行为相吻合。不久,词语"呼气""吸气""举起""放下"这些词就有了条件反射的作用,对此她并未觉察到,因为这些暗示看似具有非正式的对话特征,因此她没有意识到。同样,还提供一些看似随意的暗示,其中词语"睡觉""困倦"和"沉睡"这几个词也在时机上配合着她眼睑的反应给出。

在她抽完烟之前,她就进入了浅度催眠状态。然后,作者向她暗示道,当她睡得越来越沉的时候,她可以继续享受抽烟的乐趣;当她在深度催眠状态中彻底地全神贯注时,香

烟会由催眠师照管；当她熟睡的时候，她会继续体验到满足感和吸烟的感受。她进入了一个令人满意的深度催眠状态，作者对她进行了广泛的训练，教她按照自己潜意识反应模式来做出反应。

此后，她多次被介绍给医学院学生团体，作为他们可能会合作的志愿受试者。与他们一起时，她的行为基本上与作者在一起时相同。然而，学生对她的抽烟要求在处理上各不相同。一些人婉言地劝阻她不要因此推迟催眠引导，有些人和她一起抽，有些人耐心地等她抽完。直到抽烟这个问题以某种方式解决之后，才允许她开始接受催眠这项任务。每一次的结果都是失败。在所有学生都参加的最后一次会议上，另有两名学生被分别带进来，试图催眠受试者。作者已经独立地给过这两名学生上述的描述，即如何对受试者行为的利用。他们两位都在她身上引导了深度催眠状态。然后，其余的学生，以他们为范例，也成功了。

作者相当详细地引用了这个案例，因为它清楚地表明了，无论催眠师使用任何技术，都应使其适应受试者的行为活动，这点极其重要。将受试者抽烟的欲望解释为对催眠引导的积极阻抗是不正确的。相反，它以适合她需要的方式，表达了她的一种真实合作意愿。它需要加以利用，而不是作为阻抗来加以克服或废除。

很多时候，在受试者身上所遇到的明显的积极阻抗，不过是一种潜意识试探，用来试探催眠师是否愿意与他们妥协，而不是试图强迫他们完全依据催眠师们的想法来行事。因此，一位受试者（她曾与几位催眠师合作，都不成功）志愿充当演示受试者。当作者接受了她的提议后，她以一种完全挺直、挑战的姿态坐在一把面向观众的椅子上。对这明显不合作行为的回应是，她对观众的一个随意、谈话性的评语，即催眠并不一定依赖于完全放松或自动化，而是它能在一位有意愿的受试者身上诱发，如果催眠师愿意完全接受受试者的行为。这位受试者对此的反应是，站起来询问她能否站着被催眠。作者用反问的暗示来回应"为什么不证明这是可行的呢"，作者接下来一系列的暗示导致受试者快速地进入了深度催眠状态。经观众的询问得知：她已经广泛阅读了关于催眠的书籍，并且极力反对常常遇到的一个误解，即被催眠的人是一个顺从反应的机器人，没有能力自我表达。她进一步解释道，应该明确的是，自发反应就和反应性活动一样完全可行，认识到这一事实，就可以有效进行催眠利用。

值得注意的是，"为什么不证明这是可行的呢"这一回答构成了对她行为的绝对接受，使她完全投入被催眠的体验中，并确保了她在实现自己和催眠师的目的过程中的完全合作。

在整个演示过程中，她经常向作者提供建议，关于接下来可以要求她演示的内容，有时她甚至会变更所暗示的任务，在其他时候她的反应完全是顺从的。

另一位受试者是心理学专业毕业生，在进入深度催眠状态时经受了很大的困难。经过几个小时密集的努力之后，她胆怯地询问道，她没有过催眠经验，她能否就技术提供些建议。作者很愉快地接受了她的提议，于是她建议道："你在这一点上说太快了，你应该慢慢地，强调地说，并且不断重复它。再说（它的时候）要很快，等一下，然后慢慢重复；请时不时停一下，好让我休息一会，请不要分开动词不定式。"

在她的帮助下，不到 30 分钟的时间里，她就进入了一种深度的、几乎是昏迷样的催眠状态。此后，她被广泛地邀请参与各种各样的实验工作，并被用来教授其他人如何引导深度催眠状态。

接受这种帮助，既不表示无知，也不表示无能。相反，这种坦率地诚实地承认，即催眠是一种共同努力，其中，受试者做这个工作，催眠师试图激励受试者做出必要的努力。这等于承认，没有人能真正理解他人的学习与反应的个体独特模式。虽然这种方法最适用于极为聪明、极有兴趣的受试者，但它也适用于其他人。它建立了一种信任、信心和积极参与一项共同任务的感觉。此外，它有助于消除对催眠师神秘力量的误解，并间接定义受试者和催眠师各自的角色。

幸运的是，这种经历发生在作者早期的工作中，由此发现在引导各种深度的催眠状态与引发高度复杂的催眠反应方面，所呈现出的巨大的价值。

人们经常在文献中读到关于受试者的阻抗，以及用于绕过或克服这些阻抗的技术。在作者的经验中，最令人满意的程序，是接受和利用阻抗，以及患者任何其他类型的反应，因为恰当地使用它们，都会有利于催眠的发展。要做到这一点，可以通过这样一种方式来表达暗示，即积极或消极的反应，或没有反应，都被定义为应答性反应。例如，你可以告诉一个对手臂悬浮暗示有阻抗的受试者，说"很快，你的右手，也可能是你的左手，将开始抬起，或者可能向下落，或者可能完全不动弹，但让我们等等看，到底会发生什么……

……或许拇指会是第一个……或者你可能会感觉到你的小指在发生着什么，但真正重要的，不是你的手在抬起，还是在下落，或者保持不动……某种程度而言，重要的是，你可以充分感知整个手可能产生某些感觉的能力。"

这样的措辞，将不动、抬起和下落都涵盖在内，任何一种可能性都被当作一种应答性反应。这样就创造了一种情形，在其中受试者可以以一种建设性的、合作的方式表达他们的阻抗;受试者阻抗的表现通过建立一种情境来加以最好的利用,可以通过发展一种让阻抗服务于目的的情形来实现。如果没有尝试催眠,催眠是无法被阻抗的。认识到这一点,催眠师就应该发展这样一种情境,通过将所有阻抗都定位到无关紧要的可能性上,让任何表现出阻抗的机会都变成因催眠反应而起。对于因手臂悬浮失败而表现出阻抗的受试者,可以暗示他们的右手会漂浮,而他们的左手不会。要成功阻抗这个暗示,受试者必须表现出相反的反应。结果是,受试者发现他们自己对暗示做出了回应,而回应的是让他们自己满意的。在采用这种方法的几十个例子中,只有不到 6 名受试者意识到,这样已经创造了一种让其矛盾心理得以解决的情形。有位缺乏经验的研究催眠的学者,天真地采用了一个类似的过程,他要求受试者阻抗进入催眠状态,试图要证明他们无法抗拒催眠暗示。受试者非常配合并心甘情愿地证明,他们可以很容易地接受那些证明他们无法接受暗示的暗示。这项研究发表时,研究者完全没有意识到该研究的实际意义是什么。

无论受试者呈现什么样的反应,催眠师都应该接受,并充分加以利用,以发展进一步的应答性反应。任何试图纠正或改变受试者的反应,或强迫他们做其不感兴趣的事情,都会妨碍催眠导入,当然也会妨碍他进入深度催眠状态。受试者自愿接受催眠,然后给出阻抗,这一事实表明了一种矛盾心理,催眠师一旦认识到这种矛盾,就可以使之成功地服务于受试者和催眠师共同的目的。这种对受试者需求的承认和让步,以及对其反应的利用,并不像某些催眠师宣称的那样,是基于"临床直觉"的"非正统技术",相反,它们是一种对现有条件的简单承认,是建立在对受试者正在个性充分发挥作用的尊重的基础上。

催眠引导的每一步深入都基于受试者的现有成就

这些成就可能是催眠情境下的成就,或者它们可能属于受试者的日常经历。仅仅是自愿充当受试者(这一举措),就可能引发内心激烈斗争的结果。坐在椅子上舒服地放松,无视外界干扰,这是一种成就。对"手臂悬浮"的暗示没有反应,这并不一定是失败,因为手的不动本身也是一种成就。在催眠师费力给出大量显然是徒劳的暗示时,受试者愿意安静地坐着,这同样也是另一种成就。这些成就中的每一项都构成了一种反应形式,可被强调为在朝着催眠状态更大发展开启成功的一个步骤。

举例来说,有个拥有心理学博士学位的人,对催眠术极度蔑视和怀疑,在那些能见证作者失败的目击者面前,她向作者提出挑战,让他在她身上"试着用用你的小伎俩",想让这些人来证明作者的失败。但她又确实表明,如果可以向她证明有催眠这种现象存在,她愿意亲自提供帮助,去参与作者可能计划的任何研究。作者接受了她的挑战和条件。如果被信服,她将如何如何,这是她作为一个受试者的承诺,作者对此给予谨慎而有力的强调,因为这是她自己的反应,并可能成为未来催眠反应的基础。

这个说法当然不真实,因为实际观察结果是,意念动力活动无疑可以在催眠中甚至在清醒状态下实现。

接下来,作者采用了一种势必会导致失败的暗示技术,而失败的结果也确实发生了。因此,受试者有了一种成功感,这让她欣慰,但也夹杂着对作者的失败感到些许遗憾。这种遗憾为未来催眠奠定了基础。然后,看似在保全作者的面子,她提出了意念动觉这个话题。经过一番讨论之后,作者间接暗示引诱她表示出愿意在意念动觉活动的实验中进行合作。她对她愿意合作自圆其说道:"不要试着告诉我意念动觉活动是催眠,因为我知道它不是。"她的这个说法当然不正确,因为(作者)用"意念动觉活动,毫无疑问可以在催眠中完成,甚至也可以在清醒状态下完成"。

这样就为未来的催眠活动奠定了另一个基础。

手臂悬浮被选为(演示)意念动觉活动的一个很好的例子,她欣然接受,因为她不知道作者经常使用手臂悬浮作为开启催眠引导的程序。

作者以一种学究气的讨论为幌子,给出了一系列"手臂悬浮"的暗示。她迅速而高兴地做出了回应。紧随其后的暗示是,作为实验工作的一种准备,如果她把自己完全沉浸在体验的主观方面,除了作者的话语之外,忽略所有外部刺激,那就再好不过了。这样就奠定了再上一个台阶的基础。不到 10 分钟,她就发展出一种深沉的梦游式催眠状态。作者针对她意念动觉活动反应的变化给出了几分钟的进一步暗示,然后,作者评论说,她也许想停下来,并返回到最初讨论中的另一个问题上。于是,作者暗示她从催眠状态中醒来,不做任何自我评判式的理解。她同意,并轻松地醒来,作者立即返回到原来的讨论中。不久,作者用同样的程序引发了第二次催眠,随后在 4 小时内又引发了 4 次。

在第三次催眠期间,她接受了木僵的测试。这让她感到震惊和紧张,但在她醒来之前,她满意地将其描述为"被抑制的意动活动",这不仅使她安心,而且激发了她更大的兴趣。

在接下来的两次催眠中,她心甘情愿地接受体验"与意念动觉相关的其他现象"。于是,作者让她看一眼在场的观察者,然后注意到,随着她对其他人注意的减少,主观上她更加地专注于双手的意动反应,她将不再看到其他人。作者通过这种方式在教她如何发展负性幻觉,通过将她对意念动觉兴趣的关注扩展到排除其他反应。作者又通过类似措施教她产生正性幻觉,做法是让她在两个不同的位置清晰地图像化(想象)她那悬浮着的手,以至于她无法将她的手与其在另一个位置的视觉图像区分开来。这样做了之后,作者又给出了一种似是而非的说法,即随着她对自己意念动觉注意力的增减,她会以各种不同的方式看见和看不见、听到和听不到在场的其他人的存在,她可能会看见其他在场的人复制般的双重影像,并且她可能会忘记其他人的存在,甚至忘记关于他们或任何其他事情的想法。通过这种方式,作者引导她体验了大量催眠现象。

接下来更艰巨的任务是告诉她,她已经被催眠过了。这是通过在第六次催眠中让她回忆"第一次意念动觉演示期间"的感觉来完成的。当她这样做的时候,作者向她指出,她的自我专注可能被看作与催眠中表现出的某种相似的状态,实质是一码事。在继续"第二次演示"过程中,作者给出暗示,她的反应与催眠样差不多。然后,作者让她真切地看见自己已经在"第三次演示"中展现过的样子。当她这样做的时候,作者让她评论她的木僵反应,并要求她发展出(已经说过的话)听觉意象,并注意自己所做的反应。这次,作者暗示她很有可能进入了催眠状态,并巧妙称赞她发展视觉和听觉意象的能力,使得她能够如此清楚地观察自己的反应。紧接着作者马上要求她考虑第四次的情形。当她这样做的时候,她有些迟疑地问,在那次演示中,她是不是并非真的处于催眠状态。作者向她保证,她可以自由自在地理解,并带着一种极为令人满意的真实的成就感,(于是)她说:"那么我现在一定是真的处于催眠状态中了。"作者赞同,并迅速提醒她想起她所取得的每一次成功,以及她是如何出色利用她的意念动觉活动来扩展她的个人经验领域。作者还进一步指示她用心回顾整个晚上,她也向作者提供她所希望的任何建议。

她静静地沉思了一会儿,然后要求作者不要在她醒来后立即告诉她,她刚才已被催眠了,而是给她足够的时间来重新调整她对催眠的总体态度,以及对作为催眠倡导者的作者的总体态度,她也需要时间来逐渐认识到她之前想法错在哪里。

作者同意她的要求,并告诉她,当她醒来时,会对自己的催眠体验产生遗忘,并且会伴随一种愉快的感觉,因为她和作者都对意念运动(又称意念动觉)现象感兴趣。然后作者暗示道,她的无意识会很乐意不让意识知道她被催眠过这一事实,并且这个秘密可以由她的无意识和作者共享。作者告诉她,她的无意识心理可以并且将会如此控制她的意识心理,以至于她可以用任何对她作为一个完整的人来说,令她满意和让她长见识的方式,去了解催眠和她的催眠体验。作者通过这个催眠后暗示,给受试者更进一步的催眠训练，涉及无意识和意识的独立运作、催眠性遗忘的发展及催眠后工作的执行。此外，这也让她在更深层面上意识到，作为一个个体，她受到了充分的保护，因为她的功能运作，而非催眠师的功能运作，才是催眠引导的首要考虑因素，并且对一种反应过程的利用，可被作为一个个台阶，以发展出相似但更复杂的形式。

结果非常有趣。2天后，受试者为她对催眠的"轻率怀疑"和对作者工作"毫无根据的"贬低而道歉。她补充说，她被自己有必要道歉（这一想法）而逗乐了。几天后，她自愿充当受试者。说她现在非常感兴趣，并愿意参加一些调查性研究工作。在过去的几年里，她被证明是一位非常有成效的受试者。

这个长篇的例子说明，作者发现在引导深度催眠状态中许多非常重要的考虑因素。在受试者的潜意识与催眠师之间形成一种"心照不宣"（秘密协议），这种小技巧已被多次证明是一种非常有效的方法，可以确保在其他情况下呈现积极阻抗的受试者进入深度催眠状态。利用这种方式，他们可以有意识地、自由地、安全地表达他们的阻抗。与此同时，他们可以深刻地感受到自己正在充分地、安全地和有效地紧密协作。受试者由此获得的满足感，会导致其对成功完成反应的持续渴望，并且活跃的（积极的）阻抗被迅速消散、解决或建设性地利用。

简而言之，无论受试者表现出什么反应，催眠师都应该接纳并将它视为待加工的"原材料"。作者接受了她想让作者失败的需要，这个接纳引发了她的意念活动。这逐渐导致了大量直接或间接基于意念活动的催眠现象，并最终取得了令她和催眠师都满意的成功。如果催眠师做了某种努力，让该受试者遵照某种僵化的催眠引导技术行事，这毫无疑问会失败，这个失败是显而易见的，因为发展催眠不是为了证明作者的能力，而是为了确保受试者体验的价值和理解。

上述内容的一大部分，是在阐述确保受试者进入深度催眠状态所涉及的主要考虑因素。现在我们将总结一些通常很成功的特定催眠程序。由于篇幅所限，并且因为它们需要不断地从一个定向转到另一个，所以我们省略了大部分细节。

困惑、混淆技术

由于缺乏更好的术语，这些特殊程序之一可以被称为"困惑技术"。它已被广泛用于引导特定现象及深度催眠。通常，它最适合用于对催眠过程感兴趣的高智商受试者，或者那些尽管潜意识有意愿，但意识层面不愿进入催眠状态的受试者。

从本质上讲，它只不过是呈现为一系列各不相同、相互矛盾的暗示，所有这些暗示显然彼此不同，有着各自不同的指向，并且需要受试者不断转变方向。例如，在引发手臂漂浮时，催眠师给出强调右手悬浮的暗示的同时，给出左手不动的暗示。很快，受试者就会意识到催眠师显然是说错话了，因为随后催眠师给出左手悬浮和右手不动的暗示。当受试者让自己适应催眠师这个似是而非的混乱时（从而不知不觉地以一种有意义的方式参与了配合），催眠师给出双手不动的暗示，并且连同还给出的其他暗示（暗示一只手抬起的同时另一只手向下落）。随后又返回到最初的暗示。

受试者对治疗师显然说错了话给予了合作性反应，经此训练后，当受试者试图让自己适应那些令人困惑、自相矛盾的反应（这些看来是催眠师所寻求的）时，他们发觉自己完全不知所措，以至于他们乐于接受催眠师给出的任何正向的暗示，来让自己从如此令人不满且混乱的情境中得到解脱。催眠师给出困惑技术暗示时的迅速、坚决和自信，这有助于防止受试者试图去寻找这些暗示背后的条理和规律。最好情况下，受试者只能不断尝试着让自己适应，这样一来，受试者就屈服于这一系列暗示的背后的整体意义。

还有一种做法，当催眠师成功引发受试者的手臂悬浮时，催眠师可以系统性地营造一种困惑状态，让受试者困惑于哪只手正在移动，哪只手移动得更快一些，哪只手横向移动得更多一些，哪只手会在移动中停下来，哪只手会继续移动，朝哪个方向移动，受试者产生一种极其迫切的需求，想要接受催眠师接下来给出的任何暗示，好让自己从困惑中解脱出来。

在引发一种广泛的遗忘，并使受试者退行到早期行为模式的过程时，我们发现"困惑技术"极富价值，也非常有效。它的原理是利用每个人都熟悉的日常经验。为了让受试者退行到某个更早的时间，催眠师开始时会给出一些随意聊天式的暗示，比如人们有时很容易搞不清某天到底是周几，可能把昨天要赴的约会记成是明天的，在日期前面写上一年的年份而不是当下的年份。当受试者一边听着这些暗示，一边暗自联想到自己过去的实际经验时，催眠师会接着说：尽管今天是周二，有人会一不小心把它当作周四，如果今天是周三，而且无论是今天周三还是周一，对当下的情形而言都不重要的话，有人可以生动地回忆起上周一的经历，而这又和上上周三的经历几乎一模一样。这又让受试者想起了自己 1948 年生日时发生的一件事，当时的他只能去猜想，但无法预知自己 1949 年生日时会发生什么，而 1950 年生日会发生什么就更难说了，因为这一切都还没有发生。此外，由于这一切还没有发生，因此在 1948 年的那个他的想法中不可能会有关于这一切的记忆。

当受试者接收到这些暗示时,他们会意识到这些暗示具有重要意义。然而,为了理解它,他们往往会尝试按照 1948 年的生日来思考,但这样做却不得不忽略 1949 年和 1950 年。他们刚开始确定自己的思维方向时,催眠师就给出了另外一系列暗示,大意是:人们可能会记住一些事情而忘记另一些事情,人们经常忘记他们确信会记住但他们没记住的事情;某些童年记忆比 1947 年、1946 年、1945 年的记忆更加鲜活生动;事实上,他们每天都在忘记今年和去年的一些事情,或者 1945 年或 1944 年的事情,甚至 1942 年、1941 年和 1940 年的事情。至于 1935 年,那一年只有某些事情能被清楚地记住,但随着时间推移,更多事情会被遗忘。

这些暗示也被认为具有可接受的意义,受试者为理解它所做的每一次努力都会导致对它们的接纳。此外,催眠师还提出了遗忘的暗示,强调了对童年记忆的回忆,并开启重新定向到较早年龄层次的过程。

最初,这些暗示给出时,并不是采用命令或下指令的方式,而是以引人深思的评论形式。然后,随着受试者开始做出反应时,(催眠师)就做出了一个缓慢的、渐进的转变,给出直接暗示:让受试者愈发地生动回忆起 1935 年或 1930 年的经历。随着这个的完成,催眠师就可以直接、但要缓慢且不易察觉地给出这一暗示:忘掉选定年龄之后的经历。不久之后就可以将这些暗示重述为"忘记许多事情,就像人们自然而然所做的那样,许多事情,过往的事件,对未来的揣测,当然,所遗忘的事情并不重要——只有那些属于当下的东西——想法、感受、事件,只有这些才是活生生的、富有意义的"。就这样,催眠师暗示了各种念头之间存在着开始的顺序,以满足受试者的心理需要,同时又要求受试者给出特定类型的反应。

接下来,催眠师逐渐增强暗示的强度,着重提供暗示,让受试者非常生动地回忆起 1930 年的某些事件,以至于受试者发现自己正处于一个生活经历发展过程中,这段经历还未完成。例如,有个受试者,他被重新定向到他 6 岁生日,他的反应是,他体验到自己坐在桌旁,焦急地等着妈妈是否会给他一两根法兰克福香肠。前面提到的那位女博士,她被重新定向到更早的童年时间,她的反应是,她体验到自己正坐在教室里等待布置作业。

正是在这一点上,许多认真的催眠工作者都犯了一个令人难以置信的错误。它基于一种欠思考的假设,即受试者在被重新定向到与催眠师会面之前的某个时间时,他就可以与催眠师,一个按照时间逻辑理解并不存在的人,进行对话。然而,对这一点的批判性理解,会让催眠师认真地,而非仅仅在假装地,接受他身份必要的转变。女博士重温她在学校的经历，直到毕业 15 年之后，她才会与作者见面。于是，她自发地将作者的身份转换为她的老师，而她在那种情形下描述的对作者的感知情况，经后来核实是对一位真实老师的描述。如果艾瑞克森医生在教室里和她谈话，将出现一个荒谬的弄错年代的错误，会使整个重新定向失真。把作者视为她的老师布朗小姐，并以合乎当时年代、教室和布朗小姐身份的方式作出回应时，这个情境就变得合理，就是对过往的一次再现。

在这方面，也许最荒谬的不加批判的例子是一位精神科医生，他详细报告了他在实验中将受试者退行到子宫内阶段的情况，他从中获得了对子宫内经历的主观描述。他忽视了一个事实，即子宫内的婴儿既不会说话，也不能理解所说的话。他没有认识到，他的发现是受试者顺从地努力去取悦一位不加批判、不经思考的研究者的结果。

催眠师有必要适应退行的情境，这对于有效的结果来说是必不可少的，而且也可以容易地实现。一位正在接受治疗的患者退行到了 4 岁的年龄水平。(由作者)独立获得的关于这名患者的信息揭示出，在她生命的那个时候，一位邻居曾用金壳猎用表逗她玩，这是一则她已遗忘的事实。在她的退行过程中，当她接近 4 岁水平时，没有(言语)暗示的情况下，作者缓地将他镀金猎用表的外壳展现在她眼前。她把他认成是那位邻居，很容易且自发地就实现了。

这种将催眠师转换为另一个人的现象，不只是退行工作所特有的。很多时候，在对一个新遇到的受试者进行深度催眠引导时，作者会遇到困难，直到他认识到，作为医生的艾瑞克森，他只是一个毫无意义的陌生人，并且受试者深度催眠的充分发展，取决于催眠师是否接受受试者将他的身份转换成另一个人。因此，一个希望将催眠麻醉用于分娩的受试者，她始终认为作者是从前的一位心理学教授；直到分娩的最后阶段，才认出他的真实身份。如果催眠师不认真接受这种情况，将会极大地阻碍受试者深度催眠的发展和麻醉训练。

无论催眠师的经验和能力如何，在引导深度催眠状态并确保有效反应时，最重要的考虑是：要承认每个受试者的个性，满足他们的需求，并且觉知和辨识到他们的潜意识功能运作模式。使自己适应催眠情境的应该是催眠师，而不是受试者。

排练或演练技术

另一类深度催眠引导可被称为排练或重复技术。这种技术可以而且应该经常被用于深度催眠和个别现象中。对它的应用，可以有多种方式，既可以在实验中，也可以在临床治疗工作中，尤其是后者。它包括抓住某种明显有希望发展良好反应的形式，并让受试者排练它，然后（让受试者）在现实中重复。

因此，那么一些受试者，他们对催眠几乎没什么反应，但似乎又是潜在的好受试者，他们可能会对自动书写暗示做出失败的反应。催眠师可以抓住这些部分的、试探性的反应，把它当作实际成功的例子。然后，给出一系列暗示，引导受试者在脑海中排练，为了获得特定的成功必须做些什么。然后，催眠师要求他们在脑海中排练如何在空白纸上，在横格纸上，用钢笔、铅笔或蜡笔去写。接下来，催眠师要求他们用上述用具的不同组合的方式，去执行那些在脑海中排练过的内容。在此之后，可以让受试者进行进一步的排练和重复，引入新变量（包括幻觉中的纸和书写工具，以及新的字母、单词和句子）。随着这一过程的进行，特别是如果让受试者将排练和重复应用于其他形式的催眠反应，他们会逐渐发展出越来越深的催眠状态。

有时，这种技术可以以一种完全不同的方式得以应用。例如，在一群医学院高年级学生面前，作者答应要让一个既希望进入催眠状态又希望让作者受挫的志愿者产生遗忘。这个学生表达了他的看法，他怀疑自己会产生遗忘，并且宣称他自己要提出他自己遗忘的证据，即脱掉他右脚的鞋。他解释说，如果出现这种情况，才算是向他证明自己产生了遗忘。

他发展出了一种相当好的催眠状态，作者给他一连串着重强调的、重复的指令，让他去执行了几件事，比如借一个学生的香烟，借另一个学生的眼镜，等等。作者还给他重复的指令——让他忘记每一个简单的任务。顺着这些暗示悄悄渗入的还有这样一段话：醒来后，在与全班讨论，是否存在对所布置的任务有遗忘时，他会穿过教室，在黑板上写下一句话，签上自己的名字，再回来继续他的讨论。

醒来后，他宣称他记得对他说过的所有的话和他做过的一切。他的这一声明受到质疑，于是他兴奋地对那些任务和他的执行情况一一列举出来。

在没人打断他的争辩的情况下，他写下了这句话并签上自己的名字。当他回到座位之后，作者让他注意黑板上的笔迹，他否认那是他写的，他强调他的叙述证明了他的记忆力，他还伸出他穿着鞋的右脚，以明确地证明他没有遗忘。然后他继续他的陈述，一边说一边心不在焉地脱掉鞋。直到下课时他才发现这一点。他系统地评估了一下情况，意识到自己产生了遗忘，却对这一事实毫无觉察。重新上课时，作者让他复制上次的书写。他在做的时候，作者给出了一些暗示，导致他进入深沉的催眠状态，并且他还广泛展示了日常生活中的精神病理学现象。

诚然,作者给过受试者一长串重复的似乎会导致遗忘的简单执行清单,但实际上是为了让他能够根据自己的个人需求一次又一次地成功。因此,失败才是真正成功的表现,因为它实际上更有利于另一项执行成功,即发展一种遗忘。书写暗示的悄悄渗入,使他可以在远离其他更急迫的暗示的情况下启动它。然后,当他获得了无数次没有遗忘的成功时,他通过展示他脚上的鞋来证明他没有遗忘,从而完成了更多成功的反应模式。然而,这并没有满足他对更多成功的实际渴望,也就是通过脱掉鞋来表现遗忘,这是他自己此前已经选择的一种反应。他通过对书写和脱鞋的双重遗忘实现了这一点,这是一种超出他预期的更大的成功。然后,当他重复书写行为时,他发现自己再次进入了导致他最满意反应的情形中。借助重复或排练程序,这种情形很容易导致进入深度催眠状态。

　　作者已经发现,这种技术的另一种形式非常适用于引导深度催眠状态和多种研究(包括动机、意念联结、退行、象征性分析、压抑和洞察力的发展)。它已被证明是一种最有效的治疗方法,主要是让受试者在催眠状态下,以各种不断变换的花样,一遍又一遍地重复一个梦;或者,稍逊一些,重复一种想象(幻想)。也就是说,他们用不同的人物角色重复一个自发的梦或一个引发出来的梦境,这些梦或许背景各异,用不同的角色,在不同的场景下,但有着同样意义。在第二次梦之后,作者再次给出同样的指令,这种方式不断持续进行,直到所要达到的目标完成为止。举例来说,一位患者提供了前一天晚上这样一个自发的梦:"我独自一人在一片绿茵葱葱的草地上,有丘陵和弯弯曲曲的隆起。它让人感觉温暖而舒适。我渴望某个东西,极其渴望——我不知道是什么。但我很害怕——吓到无法动弹了。那太可怕了。我战抖着醒来。"

　　重复一遍,这个梦变成了:"我正走在一个狭窄的山谷里。我在寻找我必须找到的东西,但我不想要它。我不知道我在寻找什么,但我知道有什么东西迫使我去寻找它,我害怕它,不管它是什么。然后我来到山谷的尽头,那里是悬崖峭壁,有一小股水流从茂密的灌木丛下流出。那灌木丛长满了可怕的荆棘。它是有毒的。有什么东西把我推得更近了,我变得越来越小,但我仍然感到害怕。"

　　再重复一遍之后,这个梦成了:"这似乎与上一个梦的一部分有关。那是春天,原木都在河里,所有的伐木工人和所有的男人都在那里。每个人都拥有一根原木,我也是。他们所有人都有粗大的坚硬原木,但当我拿到的时候,只是一根小枯枝。我希望没有人注意到,我又要了一根,但当我得到它时,它又像第一根一样。"

　　梦又重复一次,这个梦变成了:"我是在一条划艇上钓鱼。每个人都在钓鱼。他们每个人都钓到了一条大鱼。我钓了又钓,钓到的只是一条病恹恹的小鱼。我不想要,但我必须留着它。我感到非常沮丧。"

再一次重复，这个梦又变成了："我又去钓鱼了。有很多大鱼在水里游来游去，但我只钓到了少得可怜的一些小鱼，它们会从鱼钩上挣脱，死在水面上。但是我必须要有一条鱼，所以我继续钓，并钓到了一条似乎还活着的鱼。于是我把它放在麻布袋里，因为我知道每个人都应该把他的鱼放在麻布袋里。其他人都这样做，他们的鱼总是把他们的麻布袋装得满满的。但是我的鱼刚丢到麻布袋里，我就发现我的麻布袋全烂了，上面有个洞，大量的黏液和污垢涌出来，我的鱼漂浮在那些让人恶心的黏液中，肚皮朝上，死了。我环顾四周，我站在（我告诉过你的）那片草地上，而麻布袋在长满了荆棘的灌木丛下，我的毫无价值的鱼正沿着我告诉过你的那条小溪漂流而下，看起来就像一根枯枝。"

一连串的重复最终导致大量遗忘和封阻（机制）的记忆被打开，他开始想起，在青春期，在极度贫困的情况下，他充当他母亲的护工，母亲从他婴儿时期就完全厌弃他，她后来死于一种被广泛忽视的生殖系统癌症。此外，他第一次讲述了由于他的生殖器发育不良而产生的强烈自卑感，讲述了他强烈的同性恋倾向，他觉得保护自己免于同性恋的唯一措施，只能是屈从于"社会常常把你推挤成异性恋的可怕压力和力量"。

个案史中的这个例子清晰地说明了这样一个潜意识过程：每个相继的梦都导致了一种更容易引导出，并更容易维持的催眠状态，同时也给了患者更大的自由去思考和更少使用那些复杂深奥的象征。

在将这类程序用于实验或示范催眠时，一个必要的注意事项是，如果可能的话，应该使用令人愉快的人物角色的梦。如果没有，可以人为植入某种情绪基调，从而限制不愉快情绪的程度。在任何情况下，只要出现催眠师无法处理的情况，都应该特别小心地停止工作。

否则，急性的情绪紊乱和激活的压抑可能会导致受试者对催眠师的好感丧失，并引发受试者的情绪痛苦。

排练法的另一种变式是，让受试者想象自己正在执行一些催眠任务，然后在这种想象中加入其他形式的意象，如听觉、动觉等。例如，一个正在接受神经失调治疗的患者，她在发展和保持深度催眠状态方面有很大的困难。作为一个引导程序，通过让她在心里排练每一次探索或治疗时段中可能发生事件的一般过程，然后尽可能充分地幻想每时每刻可能的体验，这样便可能引发和保持令人满意的深度催眠状态。通过让她"预演"，她就能发展并保持一种深度催眠状态。在探索了她问题的潜在原因之后，下一步治疗是在她的帮助下，极为详细地描绘出她必须遵循的确切活动过程，以摆脱她自己过去形成的僵化的习惯反应模式。然后,作者把她重新定向到未来 3 个月后的时间,从而可以让她"追忆性"地叙述她的治疗和康复过程。患者给提供了大量丰富的细节,这些大量的资源可以纳入最终治疗程序的新材料中。

一个类似的例子是一个女孩,她是一个非常有能力的受试者——除了在观众面前。这样一来,就不可能在公开场合引导她进入一种深度催眠状态,也不可能将私底下引导的催眠状态保持住。作者通过让她为未来排练一场幻想的公开演示,将她重新定向到未来几周后的某一个日子,这样她就能够将这次幻想看作是过去实际成功的表现,这让她非常满意。紧接着,作者让她在一个学生团体面前"重复"她的演示,她很乐意,并且成功地做到了。即使在她完全了解了自己是如何被操纵之后,这种困难(当众演示的困难)也没再出现。

作者将受试者从现在重新定向到实际的未来,并指示她把提议的催眠工作当已经完成的来进行回顾,通常可以通过他们的"追忆"来让催眠师知道,他们可以很容易地在深度催眠状态中去做更完善的工作。在治疗和实验里,作者发现这种方法非常有效,因为它使催眠工作的阐述更加符合受试者的总体个性和潜意识的需求和能力。它通常会让错误和疏忽在发生之前得到纠正,并且对于如何开发合适的技术,它提供了更好的理解。以这种方式使用的受试者,通常可以在制定用于实验和治疗的程序和技术方面提供极宝贵的服务。

作者在将受试者导入深度催眠状态或利用深度催眠状态进行大量复杂工作时,常用的另一种方法是将受试者导入多重视幻觉之中,让各不相同但彼此相关的事物被可视化(许多受试者都可以在浅度催眠状态下学会"水晶球凝视")。一名患者情绪极度沮丧,灰心丧气,她很乐意抓住机会来强化这种情绪,对此作者的做法是暗示她看见水晶球里正在发生一件意识头脑遗忘了的令她非常开心的童年往事,用来对比她不开心的情绪。接下去,作者利用了她对上一个暗示的受虐反应,暗示有第二个水晶球,她可以在看着第一个水晶球故事的同时看见在第二个水晶球里发生的属于另一个年龄段的故事。很快,她可以在幻觉中看到差不多有十几个水晶球,每个里面都有来自她过往经验的人物来讲述一个不同年龄层次的生活场景。这样一来,作者就把实验研究和治疗情境结合到了一起,使得她进入短暂催眠的临时和有限的意愿最终帮助她进行了长达数小时的全面发展,从治疗上满足了她的全部人格需要。

这个过程不限于引发幻觉反应。一位对直接催眠暗示没有反应的音乐家,被引导去回忆他"思想被一串音乐所萦绕"的经历。这引发了一种暗示,去寻找其他类似经历的搜索。很快,他变得如此专注于试图回忆起被遗忘的记忆,并且打着拍子(作为一种动觉辅助),以至于发展出了一种深度催眠状态。换句话说,解离现象,无论是自发的还是引发的,都可以以一种重复的方式来建立一种心理势头的确立,让受试者轻松爽快地屈从于这种心理势头。

催眠后技术

在与伊丽莎白·艾瑞克森合作的一篇论文中,注意力被引导到所发展出来的与执行催眠后任务有关的自发催眠性恍惚中。在引导催眠时,无论是浅度催眠还是深度催眠,催眠师都可以悄悄地引入一种催眠后暗示形式,允许随后发展一种自发的催眠状态。然后,这种催眠可被用作发展一种新催眠状态的起始点。尽管并非所有受试者都对这个程序有反应,但它经常被证明有非常巨大的价值。

有时催眠师可以给只是处于浅度催眠状态的受试者一个简单的催眠后暗示。当他们在执行催眠后任务表现过程中发展出一种自发催眠状态时,催眠师可以给出深化它的暗示。催眠师可以重复这个过程,并且可以引发更深的第三次催眠,直到足够多的重复带来另一个足够深的催眠状态。

关于并不引人注意的催眠后暗示,作者会采取这样的措施,比如他会说:"每次我抓住你的手腕,用这种方式轻轻地移动你的手臂(演示),这将是你做某事的信号——也许是移动你的另一只手,也许是点头,也许是睡得更香,但每次你收到这个信号,就要做好执行任务的准备。"作者在给出催眠后暗示的那次催眠中会重复好几次这样的暗示,在受试者当时看来,这个暗示只针对那次催眠。

然而,几周后,在适当的情境中,重复这个信号便会导致一种快速的催眠引导。这种方法,作为一种省时省力的引导程序,已被广泛用于教授专业学生成为催眠师和催眠受试者的过程中。

就受试者执行的催眠后任务表现而言,一种简单随意的活动比某些引人注目的、明显的动作要好得多:观察催眠师点着烟,注意扔向废纸篓的火柴是否会落入其中,或者观察桌上离边缘大约 2 英寸的书,这些都比让受试者在听到"铅笔"这个词时拍手要好得多。完成催眠任务越随意,受试者就越容易适应它。这种随意允许随时利用整个催眠情境的行为发展。

在介绍这些材料时,其目的并不是要概述催眠过程的特定或确切的技术;相反,它已经证明,催眠应该主要是一种情境的结果,在这个情境中,人际关系和个人与自我的关系得以建设性地发展,以服务于催眠师和受试者双方的目的。这不能通过遵循严格的程序和固定的方法来实现,也不能通过努力达成一个单一的特定目标来实现。人类行为及其潜在动机的复杂性,使我们必须要认识到,在参与共同活动的两个个体之间所发生的任何情况中都存在众多因素。无论催眠师扮演什么角色,受试者的角色都涉及更多的主动功能——来自个体的能力、学习和他们整个人格的经验。催眠师只能引导、指导、监督,并为受试者提供有效工作的机会。要做到这一点,催眠师必须了解当时的情况及其需求,充分保护受试者,并能够识别已完成的工作。他们必须接受和利用所发展的反应,并能够创造有利于受试者充分发挥其功能的机会和情境。

第八章

催眠的自然主义取向技术

米尔顿·艾瑞克森

引自 The American Journal of Clinical Hypnosis，July，1958，1，3 - 8。

催眠引导问题的自然主义取向——与正式的、仪式化的催眠引导程序相反，值得我们进行比迄今更多的调查、实验和研究。

自然主义取向是指接受和利用所遇到的情况，而非试图从心理上去改造它。在这样做时，患者呈现的反应并不会是一种障碍，反而成了一种确定的帮助，也成为引导催眠的一个实际部分。由于缺乏一个更明晰、更明确的术语，这种方法可被称为自然主义取向，其中利用了协同作用原理的一个方面。

这种自然主义取向的基础是作者（艾瑞克森）在 1943 年报告的并在此后经验中不断得到证实的相互关系和相互依赖。在这些研究中，重点放在利用一种反应模式作为引发另一种模式中的反应的一个组成部分的可取性，以及不同反应模式的相互依赖性，这有点类似于通过绷紧手臂肌肉来增强膝跳反射力度。

为了说明和澄清这些观点，我们在此将引用以下报告。

第 1 份报告

一位 30 多岁的男性对催眠产生了兴趣，并自愿成为某大学一些实验研究的受试者。在第一次催眠面谈中，他发现自己是一个出色的催眠受试者，但对任何进一步的实验研究都没了兴趣。

几年后，他决定让他的口腔科医生使用催眠术，因为他需要接受大量的口腔科手术，并且非常担心可能的疼痛。

他很容易进入他的口腔医生引导的催眠状态，在暗示引导下产生了很好的手部麻醉作用,但无法将这种麻醉甚至是一种感觉的缺失转移到他的口腔(嘴部)。相反,他的口腔似乎变得更加敏感,并且直接发展口腔麻醉或感觉缺失的努力也失败了。

这位口腔科医生想要教这个患者产生麻醉或感觉缺失,他和他一个同事煞有苦心地进行了更多尝试,但无一成功。他只能在除口腔以外的身体部位做出这种反应。于是,他被作为一个特殊难题带交来给了作者。

作者轻松地引导出催眠状态,并且不经意地提醒患者,他希望在舒适地坐在口腔科手术椅上的意愿。因此,作者指示他要注意所给他的指示,并完全彻底地执行。

然后,作者暗示他,他的左手会变得对所有刺激,实际上是痛苦刺激,都很敏感。这种感觉过分敏感的状态会一直持续下去,直到他收到相反的指令。所以,在整个过程中,他必须给予足够的小心,来保护他的手避免引发他疼痛的任何接触。

患者对这些暗示做出了充分彻底的反应。除了手部感觉超敏之外,完全没有其他关于麻醉效果的任何暗示,他便发展了一种自发的口腔麻醉,允许在没有其他麻醉措施的情况下进行完整的口腔科手术。

即使在随后的尝试中,麻醉或镇痛也不能直接或有意地引导出来,除非是作为该患者特有的感觉过敏-麻醉模式的一部分。但这并不是此类反应的孤例。作者会不时地遇到其他类似案例。

显然,患者固化的心理认知是,口腔科手术绝对与感觉高度灵敏联系在一起。当这种固化认知得到满足时,口腔麻醉就可以以一种类似于一侧肌肉放松允许另一侧肌肉收缩的方式来实现。

第 2 份报告

一位口腔科医生的妻子曾被她丈夫和他几个同事多次催眠,但都没成功。她说道,每一次,她都会吓得浑身僵硬,动弹不得,然后就开始哭泣。我就是无法做到他们所要求的事情。我无法放松,我不能做手臂漂浮,我无法闭上眼睛;我所能做的就是被吓傻了,哭个不停。

作者重新采用"协同作用"的自然主义方法。作者把她的情况进行了大体概括,提供给她,主要内容如下:

"你希望催眠能在你的口腔科治疗中发挥作用。你丈夫和他的同事也希望如此,但每次尝试催眠时,你都没能进入催眠状态。你吓得浑身僵硬,你哭了。其实,你只要变得足够僵硬就好了,用不着哭。现在你想让我在必要时对你进行精神治疗,但我认为没必要。其实,我只是会让你进入催眠状态,这样你就可以在催眠中接受你的口腔科手术。"

她回答说:"但我只会被吓得浑身僵硬,然后大哭。"

作者回应她说:"不,你会先变得僵硬。这是要做的第一件事,所以现在就做。就这样去变得越来越僵硬,你的胳膊、你的腿、你的身体、你的脖子,彻底完全的僵硬,甚至比你丈夫给你做(催眠)时还要僵硬。"

"现在闭上眼睛,让你的眼皮变僵硬,硬到你无法睁开。"她的反应非常充分。

"现在,你要做的下一件事,就是被吓傻,然后大哭。当然,你不想这样做,但你必须这样做,因为你已经学会了这么做,但现在先不要这样做。"

"这会很容易的,做个深呼吸,全身放松,这会很容易做到睡得更深。""你为什么不试试这样,而不是继续被吓傻和哭泣呢?"她对这种替代性暗示立即做出非常好的反应。

下一个暗示是,"当然,你可以在催眠状态下继续睡得越来越沉,并且非常放松和舒适。但是,任何时候,只要你愿意,你就可以让自己开始变得僵硬、吓傻并大哭,但也许现在你知道该怎么做,你将就这样继续在催眠中保持舒适,这样你所需要的任何口腔或医疗手术都可以为你做得很舒服。"

之后,给了她一个简单的催眠后暗示,以引导未来的催眠。

接着,作者问她是否有兴趣去发现自己是一个最有胜任力的受试者。经她同意,作者引导她发展了各种各样的深度梦游式催眠现象,她对此感到非常高兴和满足。

第 3 份报告

此后近 1 年的时间里,她一直是一个非常有能力的受试者。

另一种类型的案例,使用了同样的方法,主角是一个刚结婚 1 周的新娘子,她想要同房,却出现一种极其恐慌的状态,她的双腿始终呈现一种交叠的剪刀状的姿势。

她和丈夫一起走进治疗室,吞吞吐吐地讲述了她的故事,并解释说,她必须做点什么,因为她正面临婚姻破裂的威胁。她丈夫证实了她的说法,并补充了一些其他描述性的细节。

所采用的技术与在其他 6 个相似案例中使用的基本相同。

作者问她是否愿意让他采用某种合理程序来改善她的问题。她的回答是，"是的，什么都可以，但不能碰我，如果触碰到我，我就会发疯。"她丈夫证实了这一说法。

作者告诉她要使用催眠治疗。她犹豫后同意了，但再次要求不要试图触碰她。

作者告诉她，她丈夫会一直坐在治疗室另一边的椅子上，作者也会一直坐在她丈夫旁边。不过，她却要亲自把椅子挪到房间稍远的另一边，在那儿坐下来，一直看着自己的丈夫。如果丈夫或作者一旦离开他们的椅子，她必定要马上离开房间，因为她就坐在治疗室门旁边。

接着，作者让她在入座的椅子上伸展开四肢，仰面靠在椅背上，双腿伸直，两脚交叉，全身肌肉完全绷紧。然后，她要目不转睛地看着她丈夫，直到她所能看到的只有他，只是从眼角的余光中看到作者。她的双臂交叉在胸前，握紧拳头。

她顺从地开始了这项任务。当她这样做的时候，作者告诉她睡得越来越沉，除了她丈夫和作者，什么也看不见。随着她睡得越来越沉，她会变得害怕和恐慌，无法移动或做任何事，只能看着两人（作者和丈夫），并且在催眠中睡得越来越深，深度与她的恐慌状态成正比。

作者告诉她，这种恐慌状态会加深她的催眠，同时使她僵硬地待在椅子上不能动弹。

然后，作者告诉她，尽管她会继续在房间的另一边看着她丈夫，但她会开始逐渐感觉到他在亲密地、轻柔地抚摸她。作者问她是否愿意体验这种感觉，并且作者告诉她，她现有的身体僵硬会放松到刚好可以让她点头或摇头来进行回应，然后她可以缓慢而略带沉思地给出诚实的回答。

她慢慢地点了点头表示同意。于是，作者让她注意到，她的丈夫和作者正在转过头去不再看她，因为只有她最终感到完全彻底地满意、愉快和放松以后，她才会开始感受到她丈夫渐渐愈发亲密地爱抚她的身体。

大约5分钟后，她对作者说："请不要四处张望。我很尴尬。我们现在可以回家了吗？因为我没事了。"

作者让她离开治疗室，她丈夫负责带她回家，静候事态发展。

2小时后，作者接到了他们两人一起打的电话，电话里简单地说道："一切都好。"

1周后的回访电话显示一切都好。大约15个月后，他们非常骄傲地带来了他们的第一个孩子。

类似的技术，作者也将之用于婚姻生活中男性阳痿的案例。采用这类方法的案例有8个，其中只有一个详细说明的例子会被引用。

第 4 份报告

这位 24 岁的大学毕业生作为新郎度过 2 周的蜜月回来后,心情颇为沮丧。他的新娘子立即前往律师事务所,要求解除婚姻关系,而他则寻求精神治疗。作者说服他把妻子带到治疗室,没费劲她就被说服了,同意在丈夫的催眠治疗中合作。

这个过程是以下列方式进行的。作者告诉他,要看着妻子,体验一种全新的、完全的绝对羞耻感、屈辱感和绝望的无助感。

当他这样做的时候,他会觉得愿意做任何事情,只要这种事情能让他逃离这种非常糟糕的感觉。当这个过程继续的时候,他觉得自己除了妻子什么都看不见了,甚至连作者也看不见了,尽管他能听到作者的声音。当这些事情发生时,他会意识到自己进入了一种无法控制自己整个身体的深度催眠状态。然后他会开始幻想他的新娘裸露着,他自己也一丝不挂。

结果这让他发现,他无法移动自己的身体,也无法控制它。紧接着他惊讶地发现,他正感觉到与新娘的身体接触,变得越来越亲密,也让他越来越兴奋,并且他无法控制自己的身体反应。然而,只有在他的新娘提出结束他不受控制的反应要求时,他无法控制的反应才可以结束。

他的催眠状态非常容易就被快速地引发出来,并完全符合上述指令。在催眠状态结束时,作者告诉他:"你现在知道,你可以做到,你很自信。事实上,你已经成功了,没有什么能阻止你一次又一次的成功。"

当天晚上他们成功了。此后作者偶尔以家庭顾问的身份见到他们,他们的婚姻已经幸福地维持了 10 多年。

第 5 份报告

另一种案例涉及一个小孩,他是不情愿地被带到治疗室来的,是他的父母威逼利诱他来治疗室。

这个例子中,主角是一个尿床的 8 岁男孩,他父母半抱半拖地把他拽进治疗室。此前,他们还曾为他尿床的事情请邻居帮助,还曾在教堂公开为他祈祷。现在,他父母破釜沉舟地把他带到一位"疯狂医生"这儿,并承诺在见面之后提供一顿"酒店大餐"。这孩子对所有人的怨恨和敌意是显而易见的。

作者采用的方法就是,向他宣布,"你生气了,你会继续生气,你认为你对此无能为力,但实际上办法是有的。你不喜欢见这样一个'疯狂医生',但你现在就在这里,你会想做点什么,但你不知道做什么。你父母带你来这里,强迫你来这里。好吧,你可以让他们离开治疗室。事实上,我们两个都可以——来吧,让我们告诉他们——出去!"就在这时,作者悄悄给他父母一个信号,让他们离开,他们很快做出回应,这让这个男孩马上感到很满意的同时也很吃惊。

作者接着说:"但你还是很生气,我也是很生气,因为他们命令我为你治疗尿床。他们不能像对你那样对我发号施令。但在我们为此收拾他们之前"——用一个缓慢、复杂、引人注目的指引手势——"先看看那里的那些小狗。我最喜欢棕色的,但我想你会喜欢那只黑白的,因为它的前爪是白色的。如果你很小心,你也可以抚摸我的小狗。我喜欢小狗,你呢?"

这时,这个男孩完全沉浸在惊喜中,他很快就进入梦游式催眠状态,他走过去,做着抚摸两只小狗的动作,抚摸一只比另一只多。当他终于抬头看着作者的时候,作者跟他说:"我很高兴你不再生我的气了,我认为你我都不必告诉你父母任何事情。事实上,如果你等到学年快结束的时候,他们再这样带你来这里,也许就是他们自作自受了。但有一件事是肯定的,那就是你可以打赌,在你睡了 1 个月干爽的床之后,即使你对他们只字不提,他们也会给你弄一只跟那儿的那只斑点狗差不多的小狗。他们必定会这么做。现在闭上眼睛,深吸一口气,好好睡一觉,然后醒来饿得难受。"

男孩按照指示做了,作者让他出去,把他交给他父母,作者已经私下给他父母有过交代。2 周后,作者用他作为受试者,给一组医生进行演示。没做什么治疗。

在这个学年的最后 1 个月里,这个男孩每天早上都戏剧性地划掉当前日历上的一天。

这个月的最后几天,他神秘兮兮地对母亲说:"你最好先做好准备。"

这个月的 31 号,他妈妈告诉他有个惊喜要给他。他的回答是:"最好是黑白的。"就在这时,他父亲带着一只小狗走了进来。男孩兴高采烈,都忘了问问题。

18 个月过去了,男孩的床一直是干爽的。

第 6 份报告

最后一个案例关于一名 16 岁的高中女生,她吮吸拇指,这让她的父母、老师、同学、校车司机都很不快——事实上，每个与她接触的人都非常憎恶这点。

她父母做出过很多努力，寻求过整个社区的帮助，在教堂公开祈祷进行干预（如前例），强迫她戴上一个标牌，表明她是个拇指吸吮者，最终无奈之下父母决定让她看精神科医生，他们把这当作一种最后的也是丢人的求助。

女孩父母对作者的第一个声明是，希望他们女儿的治疗主要以宗教为基础。随着事态进展，作者从他们那里得到承诺，在女孩成为作者的患者后，整整 1 个月，无论发生什么事情，父母都不能干涉治疗，也不能给女孩任何有警告意味的语言或眼神。

对此，作者给女孩的回应说："我也不喜欢你父母命令我去治你吮拇指毛病时盛气凌人的那副样子。想指挥我吗，哼。这可是你的拇指和嘴巴，如果你想，为什么你不能吮吸它，命令我治好你。哼！我唯一想知道的是，为什么当你想对吮拇指这件事表现咄咄逼人的时候，那为什么不表现出真的气势汹汹，相反，你在一些琐碎的事情上打转，好像你不知道如何挑衅地像一个婴儿般吮拇指。"

"我想做的是，告诉你如何挑衅地吸吮你的拇指，让它足以激怒你那该死的老爸和老妈。如果你感兴趣，我就告诉你；如果你不感兴趣，我就会嘲笑你。"

"该死的"这个词的使用，完全吸引了她的注意——她知道一个专业人员不应该对一个经常去教堂的高中女生使用那种语言。而我对她自身攻击性不足的质疑，（学校心理老师教过的她两个术语）更加吸引她的注意。

作者非常主动无礼地提议，要教她如何惹恼她父母，这使得她更加全神贯注，以至于无论出于何种意图和目的，反正她进入了一种催眠性恍惚状态中。

于是，作者用一种郑重其事的口吻告诉她：

"每天晚饭后，你父亲就像时钟一样准时，走进客厅看报纸，从头版一直看到背面。每天晚上，当他这样做时，你就去那里，坐在他旁边，好好地、大声地用力地吸吮你的拇指，把他烦死，因为那会是他经历这最漫长的 20 分钟。"

"然后去缝纫间，你妈妈每天晚上洗碗之前要在那里做一个小时的针线活。你就坐到她身边，好好地，大声地吸吮你的拇指，烦死那个该死的老女人，因为那会是她所知道的最漫长的 20 分钟。"

"每天晚上都这样做，而且要做得很好。在去学校的路上，仔细找出你最不喜欢的那个混蛋，每次你遇到他的时候，你就突然把拇指放到嘴里，看着他转过头去。准备好，如果他再回头看你，你就再把拇指放进嘴里。"

"再想想你所有的老师,挑出你最不喜欢的老师,每次他或她看着你的时候,都要对他或她竖起拇指(译者注:艾瑞克森的方法非常有趣!对于父母、学校路上、学校里,行为逐渐不那么'糟糕':在父母面前,拇指在嘴里,且大声吮吸;在学校路上,拇指只是在嘴里,并没有'大声吮吸'或者'吮吸'的暗示;在学校里,拇指只是竖起来,并没有'放进嘴里'的暗示,这不同的暗示,也意味着女孩有能力在不同的场合和面对不同角色面前做出她适宜的动作,那就是拇指同样也可以不放进嘴里)。我只是希望你可以表现出真正的挑衅。"

说了几句漫无目的、无关紧要的话之后,作者让女孩离开,把她父母也叫进治疗室。作者提醒他们要绝对履行承诺,并声明,如果他们信守承诺,女孩吮吸拇指的行为将在 1 个月内停止。父母双方表示他们会全力合作。

在回家的路上,女孩没有吸吮拇指,全程都很沉默。父母很高兴,他们打电话报告了他们的喜悦。

然而,让他们震惊的是,那天晚上,女孩按作者的指令行事,父母也同样遵从指令,第二天,他们打电话很不愉快地报告了这一切。作者提醒他们所做的承诺和作者对女孩预后的声明。

在接下来 10 天的每个晚上,这个女孩都如实完成她需履行的任务。

然后,她就开始感到厌倦了。她开始缩短时间,紧接着,她会晚开始,早结束,最后她放弃了,最后,她忘记了!

不到 4 周的时间,这个女孩在家里和其他地方都不再吮拇指了。她对自己团体里那些更适合的青少年活动越来越感兴趣。她的调整在各方面都有所改善。

大约 1 年后,作者在一个社交场合再次看到了这个女孩。她认出了作者,若有所思地打量了他几分钟,然后说道:"我不知道我是否喜欢你,但我很感激你。"

讨论和总结

在引导催眠过程中,我们所要考虑的最重要的一点是,充分满足患者的个性和他们作为个体的需求。很多时候,人们都在努力让患者适应一种得到公认的形式化暗示技术,而不是根据患者的实际个性情况来调整暗示技术。在任何这样的适应中,都迫切需要接受和利用每个患者带入治疗情境中的心理状态、认知和态度。忽略这些因素而采用某种仪式化程序,便可能且经常会延迟、妨碍、限制甚至阻止想要的结果。另一方面,对这些因素的接受和利用,促发了更快速的催眠导入,更深催眠状态的发展,使患者更容易接受治疗,更容易处理整个治疗情境。

另一个重要考虑因素是:需要避免对显而易见的事进行重复的赘述。一旦患者和治疗师对要做的事情有了明确的理解,再重复只会让他们感到厌倦。把患者的愿望、需要和所要做的事情,作为一个不容置疑的结局来接受,然后满怀信心地等待患者的反应,这比为具体反应而重复指示更容易得到想要的结果。上述第二份案例报告清楚说明这种简单指令更容易产生满意结果。

简而言之,在上述每一个案例报告中,都试图努力说明了利用患者反应和患者需求是引导催眠性恍惚的一种自然技术。此外,还有已努力尝试得到了证明的一点,催眠技术对患者个体及其需求的适应,很容易产生有效的治疗结果。

▪ 扩展性阅读资料

1. Hypnotic Investigation of Psychosomatic Phenomena: Psychosomatic Interrelationships Studied by Experimental Hypnosis. *Psychosom. Med.*, January, 1943, 5, 51 - 58.

2. (With Richard M. Brickner.) The Development of Aphasia-Like Reactions from Hypnotically Induced Amnesias: Experimental Observations and a Detailed Case Report. *Psychosom. Med.*, January, 1943, 5, 59 - 66.

3. A Controlled Experimental Use of Hypnotic Regression in the Therapy of an Acquired Food Intolerance. *Psychosom. Med.*, January, 1943, 5, 67 - 70.

4. Experimentally Elicited Salivary and Related Responses to Hypnotic Visual Hallucinations Confirmed by Personality Reactions. *Psychosom. Med.*, April, 1943, 5, 185 - 187.

5. The Therapy of a Psychosomatic Headache. *J. Clin. and Exper. Hyp.*, October, 1953, I, 2 - 6.

6. The Development of an Acute Limited Obsessional Hysterical State in a Normal Hypnotic Subject. *J. Clin. and Exper. Hyp.*, January, 1954, 2, 27 - 41.

7. Special techniques of Brief Hypnotherapy. *J. Clin. and Exper. Hyp.*, April, 1954, 2, 109 - 129.

8. A Clinical Note on Indirect Hypnotic Therapy. *J. Clin. and Exper. Hyp.*, July, 1954, 2, 171 - 174.

第九章

催眠临床应用的进阶技术：利用技术

米尔顿·艾瑞克森

引自 The American Journal of Clinical Hypnosis，July，1959，2，3 – 21。

对于更常见的催眠导入技术而言,其程序主要基于改变受试者当前的活动,并且在受试者执行不同类型的行为时给予相应的多种指导。因此,催眠师可能会告知受试者:安静舒适地坐在椅子上,目光固定地凝视某处,逐步放松身体,当他们这样做时可进入催眠状态。或者,催眠师可能会要求受试者闭上眼睛,内心产生各种类型的图像,直到进入催眠状态。同样,当催眠师运用手臂悬浮的技巧时,作为将受试者导入催眠的措施,会暗示受试者产生一种乐于参与的态度,一种对于当下体验的兴趣,以及发展出一些意动行为,上述技巧都需要受试者愿意并配合地执行催眠师暗示或者推进的行为方式,不管这种行为方式是主动的,还是被动的。对于催眠师推进的行为,如果受试者产生了阻抗或予以拒绝,可能会要求催眠师采用另一种更容易为受试者接受或更令受试者愉悦的技术。也有可能在催眠师的坚持下,受试者会感觉疲惫并不得不默许地执行暗示,有时则需要催眠师推迟催眠努力的进度。通常,上述的措施中总有一个足以应付某个受试者的阻抗问题,然而这么做也有一定的风险,因为一旦催眠师改换不同的技术,过度拉长催眠过程,或者推迟催眠的努力进度,都可能对患者接受催眠作为个人潜在的经验式学习产生不利影响。

然而,还有另一种类型患者,他们实际上很容易接受催眠,但对平常的引导技术没有反应或有阻抗。这种情况,在心理治疗实践中经常遇到,但在一般医疗和口腔科实践中并不少见,并且经常被判定为不适合使用催眠。在他们的阻抗、矛盾或对立的反应被催眠师满足之前,这些患者不愿意接受所暗示的任何反应。由于他们的身体状况、紧张或焦虑的状态、对自己反应的强烈兴趣、关注或沉浸,他们无法主动或被动地给予必要的配合,来有效地合作改变自身的行为的反应。对于这些患者来说,往往正是我们所说的利用技术,可以充分满足他们的大多数特殊需求。同样的这些技术也很容易适用于普通患者,并经常有助于促进一般患者的催眠引导过程。

这些技术,在本质上只不过是对常用催眠程序的简单变换。通常,催眠引导是基于确保患者对催眠师某种形式的初步接纳和合作。在利用技术中常规的程序得以转换,患者现有的反应,无论在临床情境中看起来多么不利,催眠师都将之转换为开始接纳和准备合作。

为了阐述和说明这些不同的利用技术,作者将引用以下临床案例:

[案例 1]

患者精神抖擞地走进治疗室,立刻说道,他不知道自己是否可以被催眠,但如果有可能的话,他愿意进入催眠状态,前提是艾瑞克森以一种理智而非是神秘的、仪式化的方式处理整个问题。他接着说道,由于各种原因,他需要心理治疗,他曾广泛尝试过各种心理治疗流派,但都没什么疗效,也曾在各种场合尝试过催眠,但因其神秘性和催眠师不欣赏"理性"治疗方法而都遗憾地失败了。

经过询问得知,他所指的"理性"方式是不进行意念暗示,而是向他提问与现实问题有关的,他自己的想法和感觉。例如,他说,艾瑞克森应该意识到他正坐在椅子上,那把椅子位于桌子前面,并且这些构成了绝对的事实。因此,它们不能被忽略、被遗忘、被否认或无视。在进一步的说明中,他指出,他显然很紧张,很焦虑,很关心他放在椅子扶手上的手因为紧张而颤抖,他也很容易分心,注意着周围的一切。

艾瑞克森迅速抓住最后这句话,并把它作为与他初步合作的基础。告诉他:"请继续探究你的想法和理解,正好让我充分地歇息一会儿,以确保我能完全地理解并真正跟随你。例如,你提到了那把椅子,但很明显你已经看到了我的桌子,并一直被它上面的物件分散了注意力。请详细说明一下。"

他的反应是,啰里啰唆地长篇大论的评说,它们或多或少跟眼前有关的每件事。但在每个轻微的停顿时,艾瑞克森都会插入一个词或一个短语,来重新引导他的注意力。这种中断的频率越来越高,指令如下顺序:"还有那个镇纸、文件柜,你放在地毯上的脚,吸顶灯,窗帘,你放在椅子扶手上的右手,挂在墙上的画,当你环顾四周时你眼睛视焦的不断变化,有趣的书名,你肩膀的紧张度,对椅子的感觉,烦人的噪声,令人不安的想法,双手的重量,双脚的重量,问题的分量,桌子的重量,立着的文具夹,许多患者病理例的记录,生命、疾病、情感、身体和心理反应现象,放松的舒适,关注他人需要的必要性,注意一个人看着桌子、镇纸或文件柜时,所呈现出的紧张的需要,从环境中抽离的舒适感、疲倦及其发展,桌子不变的特征,千篇一律的文件柜,休息一下的需要,闭上眼睛的舒适,深呼吸的放松感觉,被动学习的乐趣,潜意识进行智力学习的能力。"他还提供了各种各样其他类似的简短插入,开始时慢一些,后来越来越频繁。

开始时,这些插入语仅仅是对患者自己的思路和话语的补充,最初的效果只是刺激他进一步努力。随着这种反应的产生,它便可以经由在插入完成过程中一个停顿和迟疑的步骤,充分利用他对这种反应刺激的接纳。这有助于在他内心产生一种期待,想要依靠作者来提供更进一步和更完整的刺激。

随着这个过程的继续,艾瑞克森渐渐不动声色地把患者的注意力逐步引导到内心主观体验上。这时,便有可能用一种几乎直接简单的渐进式放松的催眠引导技术来达成一种浅中度催眠状态。

患者治疗的整个过程中,尽管这个过程渐次缩短,但对这个患者更进一步的催眠引导也是类似的。

[案例2]

这个案例,案主是一位女性,与前一个案例相似,她也提出了相似问题。她说,在之前的所有尝试中,她四处寻求治疗都失败了,她强迫性关注当下环境细节来获得治疗,所以她总是觉得很难完成她病史的正常表述,也很难注意别人对她说的话,因为她有一个极为突出的特点:她需要关注和评论她所看到的所有事情(就连这一小段病史也被她询问或简单提及治疗室里的各种物品所打断)。她进一步解释说,她有一位朋友,是一位很了解她的精神科医生,这个医生朋友建议说催眠可能会让她配合治疗,就把她介绍给了艾瑞克森。

她本人给艾瑞克森留下了一种印象,即她可能是一名催眠治疗的候选人。由于此次面谈进展甚微,于是尝试利用她自身的反应(作为一种最适合使用的技术)来进行催眠。催眠是以如下方式来实现的:

当她询问桌上的镇纸时,艾瑞克森很快回答说:"它在桌子角落里,就在钟表后面。"随着她的目光盯着钟表,急切地问:"现在几点了?"艾瑞克森回答说:"分针指的数字和台历上的数字一样。"

紧接着,她提出了一连串的评论和询问,丝毫没有停顿来等待回应,并且迅速从一个物品或话题转移到另一个物品或话题上。她的整个反应就类似于一个不开心的小孩,只能通过询问方向强行转移到不相干的、分散注意力的途径上来阻止提问。

一旦她开始滔滔不绝地说话,就不可能在言语上打断她,这不仅仅是很困难的,还徒劳无功。然而,举起裁纸刀的动作迫使她不得不提到它。当她做出回应并继续她的长篇大论时,艾瑞克森擦了擦眼镜,再次迫使她用她的反应模式进行评论。接下来,她又被不断地打断,一会儿是因艾瑞克森把眼镜放在眼镜盒里,一会儿是因艾瑞克森移动了桌子上的记事簿,一会儿是因艾瑞克森看向书柜,一会儿是因艾瑞克森打开又合上日程表。这些动作中的每一个都被她纳入到她滔滔不绝的话语中。起初,这些不同的动作是由艾瑞克森间歇性地、相当迅速地做出的,但随着她发展出一种对艾瑞克森的无声打断期待的态度,艾瑞克森刻意把动作放慢,并且带着轻微的、犹豫的停顿,迫使她放慢自己的反应,等待艾瑞克森利用她的行为。然后,艾瑞克森在对受试者的无声指令中加上了一个有识别作用的词或评论短语。

随着治疗的推进,在她身上产生了一种越来越强烈的抑制作用,结果是,她开始越来越依赖艾瑞克森以口头上,手势指示下一个她将评论或说出名字的物品。大约 40 分钟后,她被指导闭上眼睛,凭记忆说出她曾看到的一切,她一直不停地说,直到她进入深度催眠状态。随着她越来越配合,艾瑞克森提示她,“现在,镇纸,睡得更深了;那么现在钟表,进入了更深地催眠。”诸如此类的,直到又一个 10 分钟过去,一种深沉的梦游式催眠状态才稳固下来。

此后,这种利用方式成了针对她自己阻抗反应模式的一种引导技术,通过这种方式,积极配合治疗,成了这位以前“不可能”的患者的临床表现的显著标志。每次治疗都从她的强迫性行为开始,而艾瑞克森马上把它用作另一种引导治疗性催眠的技术。后来一个简单的手势,示意她要坐到那把椅子上,这就足以引发催眠状态。

[案例 3]

对进入治疗室就开始在地板上踱步的一位 30 出头的男性患者,艾瑞克森基本上采用了相同的程序。这名患者反复解释道,他无法忍受安静地坐着或躺在沙发上讲述自己的问题,他曾多次被各种各样的精神科医生转诊过,因为他们“指责”他缺乏合作。他请求,如果可能的话,采用一下催眠疗法,因为他的焦虑令他几乎无法忍受,并且在精神科医生的治疗室里,他不断加剧的紧张使得他必须不停地在地板上踱步。

他还在进一步重复地解释他有必要在地板上踱步,最终被艾瑞克森这样一个问题成功地打断了,“你愿意通过继续在地板上踱步,就像你现在正在做的这样,来与我合作吗?”他的回答是一副大吃一惊的样子,“愿意? 天哪,伙计啊! 如果我能留在治疗室,我肯定会这么做。”于是,艾瑞克森请他允许自己参与到他的踱步中,并在一定程度上对其进行指导。对此,他相当困惑地同意了。

于是,艾瑞克森便要求他来回踱步,向右转,向左转,离开椅子,走向椅子。起初,艾瑞克森以与他的步伐相匹配的速度给出这些指令。渐渐地,指令的节奏放慢,措辞变为"现在,向右转,离开那把你可以坐的椅子,向左转,朝向你可以坐的那把椅子,离开那把你可以坐的椅子,走向你可以坐的那把椅子……"这些话语,为更具合作性的反应打下了基础。

然后,节奏变得更慢了,这时指令也再次改变了,包含了一句短语"那把,你很快将会走近,好像可以让你很舒服地坐下的椅子",接着,这次又变成了"那把,你很快将会发现,你自己在舒服地坐着的椅子"。他的步伐渐渐变得越来越慢,越来越依赖于艾瑞克森的口头指令,直到艾瑞克森可以给出直接暗示,让他使自己坐到那把椅子里,并且当他讲述他的病史时,越来越深地进入一种深沉的催眠状态中。

艾瑞克森用了大约 45 分钟,以这种方式,引导出一种中等深度的催眠状态,从而明显减轻患者的紧张和焦虑,使他可以在此后很容易地配合治疗。

这种类型的利用技术,其价值可能在于,它有效地向患者证实,他们是完全被接纳的,并且不管他们的行为反应如何,治疗师都可以有效地处理。它既满足了患者当前的需求,又将支配患者的行为反应当作引导程序的重要部分来使用。

另一种利用技术,是利用患者的内在行为,而不是外在行为,也就是说,利用受试者的内心想法和理解作为实际导入程序的基础。这项技术在实验中应用过,在治疗情境中也不止一次地使用过,即在处理患者针对治疗的某类阻抗方面颇有可取之处。尽管这种技术也可以有效地用在缺乏经验的受试者身上,但通常情况下还是需要这些受试者智力水平相当,有一定的成熟度,并且对达成目标的态度很认真。

这个程序比较简单。对于受试者,无论是实验性的还是治疗性的,艾瑞克森既要求也允许他们自由表达他们的想法、理解和观点。当他们这样做的时候,艾瑞克森鼓励他们越来越广泛地大胆推测,如果他们要发展出一种催眠状态,他们的思维和感觉过程可能会是什么。当患者这样做时,或者即使他们只是断言这种推测不可能,艾瑞克森也会跟着他们的话语,重复他们的话语。其主要目的是,催眠师既是在认真寻求进一步的理解,也是在确认他们的陈述。因此,催眠师以这种方式引出受试者进一步评论,同时催眠师又继续重复受试者的陈述,在更老练的受试者中往往有更多的自发性,但有时候,那些天真的甚至一无所知的受试者,可能被证明其反应异常敏感。

[案例 4]

下面是对这种技术的说明,原本有很多重复,在此已对篇幅做了大量删减。在使用这种技术的过程中,患者的话语可能会因实际案例的不同而有很大的差异,但下面的案例非常详细地说明了这种方法。

在寻求精神治疗帮助过程中,这位患者声称:"我在精神分析治疗的 3 年里毫无进展,我在催眠治疗上花费了 1 年的时间也完全失败了。我甚至都没有进入过催眠状态。但我已经尽力了。我就这样毫无进展。但我已经被转介给你了,我看不出这有多大意义,大概率是另外一次失败。我就是无法想象自己会进入催眠状态。我甚至不知道催眠是什么。"

这些话,连同先前从转诊医生那里得到的信息,表明了使用她自己的语言作为引导程序的可能性。

在下面的叙述中,艾瑞克森使用了(一种)谈话式引导:

艾瑞克森·你当真无法想象催眠是什么?

　　受试者·是的,我不能,它是什么?

艾瑞克森·是的,它是什么呢?

　　受试者·一种心理状态,我想。

艾瑞克森·你想(它是)一种心理状态,还有吗?

　　受试者·我不知道。

艾瑞克森·你当真不知道。

　　受试者·是的,我不知道。

艾瑞克森·你不知道,你想弄明白,你在思考。

　　受试者·思考什么?

艾瑞克森·是的,你在思考,感觉、感受到什么(停顿)?

　　受试者·我不知道。

艾瑞克森·但你想知道。

　　受试者·是会入睡吗?

艾瑞克森·不会,会疲惫,会放松,会打瞌睡。

　　受试者·确实累了。

艾瑞克森·是啊,很累,非常累,也很放松,还有呢?

　　受试者·我很困惑。

艾瑞克森·让你困惑,你想知道,你思考,你感受,现在你有什么感觉?

受试者·我的眼睛。

艾瑞克森·是的,你的眼睛,怎么了?

受试者·它们似乎模糊不清。

艾瑞克森·模糊不清,正在闭上(停顿)。

受试者·它们正在闭上。

艾瑞克森·正在闭上,呼吸更沉(停顿),累了,放松了,还有呢(停顿)? 困了,累了,放松了,想睡,呼吸更沉(停顿),还有呢?

受试者·我觉得很好笑,真的在学习(停顿)。学习,是的,学得越来越多(停顿)。眼睛闭上,深呼吸,放松,舒服,非常的舒服,还有什么(停顿)?

艾瑞克森·好笑的,很舒服,真的在学习(停顿)。在学习,是的,学得越来越多(停顿)。眼睛闭上了,深呼吸,放松了,舒……服,非常舒服,还有呢(停顿)?

受试者·我不知道。

艾瑞克森·你真的不知道,但真的在学习进入得越来越深(停顿)。

受试者·太累了,不想说话,困得要命。

艾瑞克森·(停顿)或许(说)一两个词。

受试者·我不知道(说得很费力)。

艾瑞克森·深呼吸,你确实不知道,就这样进得更深,睡得更香,越来越香甜,不要努力,只是学习,继续更加的深入,用你的无意识心理,学得越来越多。

从这个节点开始,艾瑞克森不需要什么特别详细的暗示,就可以简单而直接地与她工作。随后,通过使用催眠后暗示就可以让她进入催眠状态。

以上只是对说明性话语和利用方法的简单总结。一般来说,会有更多重复,通常只是针对某些特定想法,而这通常因患者而异。有时,这种技术被证明是非常快速的。通常对于焦虑、恐惧的患者,它有助于安慰他们,让他们确信他们是安全的,没有人对他们做什么或强加给他们什么,觉得他们可以轻松地了解这过程的每一步。因此,他们能够给予充分的合作,如果他们感到有人正在把某种反应模式强加给他们,这种合作就很难得到保证。

上述技术的一般原则可以很容易地调整为另一种不同的单独的利用技术,本质上有某种相似,但明显不同的是,对那些以前是好的催眠受试者,而后来由于这样或那样的原因,尽管表面上是合作的,实际上已经变得对催眠阻抗很强的受试者来说,这种方式的使用成了一种有效的催眠再引导手段。

这个步骤是让受试者从一开始就以一种合理有序、详细的方式,回忆上一次成功的催眠状态中发生的事情。当受试者这样做时,催眠师会重复他们的陈述(译者注:这种重复对某种意义而言,是一种语言暗示,艾瑞克森以受试者的陈述语言来强化他们的体验和感受),并且会重复他们陈述并提出的有用的问题。当受试者沉浸在这项任务中,他们会再现之前的催眠状态,通常会主观地退行到之前的情境,并发展建立起一种与催眠师之间的特殊融洽关系。

[案例 5]

下面的案例,以摘要的形式,演示了这种利用技术。在一个大学团体面前的一次讲座中,一名志愿受试者宣称:

受试者·几年前我曾被催眠过一次。那是一种浅催眠状态,不太令人满意,虽然我很想和你合作,但我很确信我不能被催眠。

艾瑞克森·你还记得那次催眠的具体场景吗?

受试者·哦,是的,是在我当时就读的大学的心理实验室。

艾瑞克森·当你坐这儿的时候,你能回忆一下,并向我描述那次催眠状态的具体场景吗?

他开始愉快地详细描述他被浅催眠所在的实验室,包括对他坐的椅子的描述,以及对引导催眠的教授的描述。随后,艾瑞克森要求他尽可能按顺序、尽可能全面地描述当时给他的实际暗示,以及他对这些暗示的反应。

受试者慢慢地、沉思地描述了一种闭眼引导技术,其中有放松、疲劳和睡眠的暗示。随着他回忆的冗长叙述,他的眼睛慢慢地闭上了,他的身体放松了,他说话越来越慢,越来越迟疑,他需要越来越多的提示,直到他明显进入了催眠状态。于是,艾瑞克森让他说出他在哪儿,以及现场有谁。他说出了以前的大学和以前的教授。艾瑞克森马上让他仔细听着自己要说的话,然后他被演示了深度催眠现象。

艾瑞克森已经把这种利用先前催眠学习的相同技术用于患者,特别是那些对进一步催眠产生莫名阻抗的患者,或者那些声称他们在其他地方接受过催眠治疗,因此严重怀疑自己是否有能力为新的催眠治疗师发展出催眠状态的患者。简单的方法是让患者舒服地坐好,并让他详细描述之前成功的催眠体验,这通常会导致一种催眠,通常会迅速地恢复之前的催眠状态,甚至是退行到那次的催眠状态。这种技术也可以用于对进一步催眠产生阻抗的自己的患者。在这种情况下，这通常会促进阻抗的解决，并大大加快治疗进度。

同上述技术相媲美的另一种利用技术，已在实验上和临床上，应用于缺乏经验的受试者和老练的受试者。它被用来作为一种绕开阻抗的手段，作为一种初始催眠引导的方法，以及作为一种催眠再引导的程序。它是一种基于立即、直接引发有意义的，但却是潜意识执行的反应技术，该反应是独立的，与有意识指导的活动是分开的，除了有兴趣的关注之外。流程如下。

[案例 6]

艾瑞克森根据受试者的教育背景，对意识和潜意识（无意识）的一般概念给出了适当的、非正式的解释。同样，艾瑞克森还引用一些熟悉的例子，包括手臂漂浮，对意念活动给出了一个非正式但有启发性的解释。

然后，艾瑞克森以极其简单的方式，告诉受试者安静地坐着，将双手手掌朝下放在大腿上，并仔细聆听将要提出的问题。艾瑞克森解释说，这个问题只能由他们的潜意识心理来回答，而不能由他们的意识心理来回答。艾瑞克森还补充说，他们可以提供一个意识的答案，但这样的答案只是一种意识上的陈述，而不是对问题的实际回答。至于问题本身，它可以是，被问到的几个问题的其中之一，对个体没什么特别意义。它的唯一目的是，给无意识心理一个机会，让它在给出的答案中显现它自己。艾瑞克森提供的进一步的解释是，答案将是一只手或另一只手向上抬起的意动反应，左手表示潜意识心理对提出的问题的回答为"否"，右手表示回答为"是"。

接下来的问题是："你的无意识认为你可以进入催眠状态吗？"艾瑞克森再次提供进一步的详细说明："你不可能有意识地知道你的无意识在想什么或知道什么。但你的无意识心理可以通过让导致右手或左手漂浮起来的简单过程，让你的意识心理发现它的想法或理解。这样，你的无意识便可以用一种可明显识别的方式与你的意识心理沟通。现在，看着你的手，看看答案是什么。你我都不知道你的无意识心理在想什么，但当你看到你的一只手抬起时，你就会知道。"

如果受试者的手迟迟未动，催眠师可以给出另外的暗示："你的一只手正在抬起。试着去注意最轻微的动作，试着去感受它，去观察它，享受它慢慢抬起的感觉，并开心地去了解你的无意识在想什么。"

无论哪只手漂浮起来，都会同时有一种催眠状态出现，经常是梦游式的。通常明智的做法是，立即对这种催眠状态加以利用，而不是去测试它，一旦测试受试者往往会迅速醒来。要利用它,最好的办法通常是简单而随意地评论,"很高兴发现你的无意识可以通过这种方式与你的意识进行沟通,并且还有很多其他事情你的无意识可以学着去做。例如,现在它已经知道它可以发展出一种催眠状态,并且做得非常好,它可以学习各种催眠现象。比如你可能对*** 感兴趣。"如此一来,就可以满足情境的需要。

从本质上讲,这种技术的核心是利用受试者对自己无意识活动的兴趣。这个"肯定"或"否定"的情境被概括为关于思维的概述,行动取决于该思维,并构成了一种外显的无意识沟通,这是催眠状态的一种基本表现,也是催眠的一个组成部分。换句话说,为了发现问题的答案,受试者必须进入催眠状态去找寻答案。

许多有经验的受试者,接触到这种技术后,立即认出了它,并对效果发表评验:"太有趣了! 无论你给出哪个答案,你都必须先进入催眠状态。"

对此,有意愿的受试者从一开始就表现出了他们自然真诚的兴趣,而阻抗的、不情愿的受试者,其态度可能表现为:难以理解对这一技术的初步解释,反复要求指示,然后通过自愿举起左手来表达一种对手臂漂浮的期待。那些反对以这种方式引导催眠的受试者,往往会在第一次试图测试或利用催眠时醒来。然而,若被告知"你可以像你的无意识回答那个问题一样,轻松且快速地进入催眠,只要继续观察你的无意识,它会继续把你的手移向你的脸。当你的手往上移动时,你的双眼将闭上,你将会进入一个深度催眠状态中",他们中的大多数会很容易回到催眠状态。几乎对于所有的例子,受试者都发展出了催眠现象。

然而,这种技术的一个必不可少考虑因素是催眠师方面的一种全然期望、不经意和简单的态度,这把所有发展催眠的责任完全放在受试者身上。

患者的误解、怀疑和不确定也可以被当作一种引导技术来加以利用。有两个患者的例子说明了这种方法,她们都是大学毕业的女性,一个接近 40 岁,另一个 40 岁出头。

[案例 7]

第一位患者表示她对催眠现象在她身上的有效性有着极度的怀疑和不确定,但她解释说,她迫切需要帮助,才万不得已尝试一下这种希望渺小的治疗手段。

另一名女性表示,她很肯定催眠和生理上的睡眠一定是同一件事情,或者至少是单一心理生理表现中两个平等互补的组成部分,她确信如果自己没有先睡着(生理睡眠),就不可能进入催眠状态。然而一旦睡着,她解释说,治疗就行不通了,不过她觉得催眠,无论有多可疑,是唯一可能帮到她的治疗手段,前提是做催眠治疗时要设法防止她先睡着(生理睡眠)。而她完全不信有这种可能性。

努力解释是徒劳的,只会增加两名患者的焦虑和紧张。因此,艾瑞克森采用了一种方法,充分利用她们的误解,而技术上,除了采用的重点有所不同之外,对两名患者来说基本相同。做到这一点的方式是:告诉她们每个人,这个过程将会用到深度催眠,而她们每个人都将通过估计、评估、衡量和检查每项现实和每项所提及的主观经验的有效性和真实性,在进入深度催眠过程中合作。这样做时,每个人都会感到有义务怀疑和拒绝任何似乎完全不确定或有疑问的东西。对于其中一名患者,重点主要放在主观感觉和生理反应上,并散缀着对现实物体的评论。对于另一名患者,催眠师通过散缀着一些对主观反应的暗示,强调对现实对象的关注,以此作为醒着的证据。通过这种方式,每位女患者的意识觉知范围都在逐渐缩小,对艾瑞克森的依赖和反应也相应增加。随着这种状态的发展,通过采用简单的闭眼技术、稍做调整的渐进式放松技术,以满足每个患者的特定需要,这样便可以在每个人身上引发一种梦游式催眠状态。

为了说明催眠时实际上的遣词造句,我们提供了以下的话术范例,并将重点大致平均分配到了主观层面和现实对象之上:

当你舒舒服服地坐在椅子上时,你可以感觉到,你放在椅子扶手上的胳膊的重量。你的眼睛睁开着;你能看到桌子,跟平常一样的眨眼,你可能会注意到,也可能不会注意到,就好像一个人可能会注意到鞋穿在脚上的感觉,然后又忘了。你确实知道你可以看到书柜,你可能想知道,你的潜意识是否注意到,某个特定的书名。但现在,当你的脚踩在地板上的时候,你可以注意到鞋穿在脚上的感觉;同时,当你凝视地板的时候,你可以意识到你的眼皮在下沉。

你的胳膊,仍然将它的重量,安放在椅子的扶手上,并且所有这些都是真实的,你可以关注它们,并感觉到它们。如果你看着你的手腕,然后看着房间的角落,或许你能感觉到,或感受到,你视觉焦点的变化,并且或许你可以想起来,你还记得小时候,作为一个孩子,你可能有曾经玩耍的经验,看着一个好像很远又好像很近的物体,当你童年的相关记忆在你的脑海中闪过时,它们可以从简单的回忆延伸到疲倦的感觉,因为记忆是真实的。尽管抽象,但它们是如同椅子和桌子一样真实的东西,就像坐着不动也会带来疲倦感一样,对此你可以通过放松肌肉和感受身体的重量来进行补偿,就像随着疲乏和放松,发展得越来越深,你可以如此真切地感觉到,眼皮的疲劳。我所说的一切都是真实的,你对它的关注也是真实的,当你把注意力放在你的手、你的脚上、桌子上、你的呼吸上，或有时当你闭上眼睛停下你的目光，把注意力放在对舒服感觉的回忆上时，你可以越来越多地感受和感觉到。你知道梦是真实的，人们看到椅子、树木和人；在他们的梦中听到和感觉到各种各样的事物，视觉和听觉图像如同变成视觉图像的椅子、桌子和书柜一样真实。

以这种方式，随着频率的增加，艾瑞克森的话语变为简单直接的暗示，以引发受试者主观反应。

这种利用怀疑和误解的技术，已被用于其他患者和实验受试者，并且它也很好地适用于最终发展的手臂漂浮的使用，因为视觉范围内的意念活动为出色的客观和主观现实提供了机会。

还有一种利用技术主要用来满足一些潜在的优秀受试者的某种心理需求，即他们一定要全面彻底地阻抗和拒绝以个人体验的方式进入催眠状态，直到催眠适得其反地成为发生在他们身上的一个既成事实（自相矛盾的）。

有时，这样的人，因为单纯阻抗或误导性抗拒，甚至可能发展出一种梦游式催眠状态，但此后可能要么彻底排斥催眠，要么莫名其妙地不适当地限制了他的催眠反应能力。更常见的情况是，这些人尽管有明显的反应能力，但似乎处于无法被催眠的状态，直到他们某些人出现个人需求，他们以一种令他们自己满意的方式得到满足。例如，那些让自己限制催眠反应的人，可能会发展出出色的产科麻醉（译者注：无痛分娩），但仍然无法产生口腔麻醉，反之亦然。但是，如果有机会确保呈现出第二种表现形式，第一种表现形式的能力就可能丧失，或者可能丧失所有催眠反应的能力。另一个例子是心理治疗中相似类型的患者，他们只对特定类型的、有局限的治疗问题做出催眠反应。

总体来说，这些个体被视为看似不可能或不可预测和不可靠的催眠受试者，直到他们的特定需求得到满足，他们才会成为能力出色的受试者。

以下是对在实验和临床工作中遇到的这类受试者的描述。

[案例 8]

一名 20 岁的女性（X 小姐），她是某心理学学生团体中的一员，这个团体作为受试者和催眠师，积极参与实验性催眠，尽管她经过数小时的努力试图进入催眠状态，但完全没有出现任何催眠现象。她最初表达了一种信念，即作为一种个人体验，催眠是不可能的，但她希望以不同方式学点什么。最后，她的两个既可胜任催眠师又可作为梦游式受试者的伙伴（A 和 B），建议她来拜访作者，作为最后的一招。X 小姐详细说明了她的情况，并重申她的信念和希望，请求艾瑞克森尽一切努力让她进入催眠状态。她的整个表现和行为表明，她本质上是一种极敏感的性格类型。

艾瑞克森发现，她是一位表面上非常合作，实际上却完全阻抗，在催眠过程中毫无反应，甚至在艾瑞克森用各种各样的直接和间接方法进行了 3 小时的密集训练之后也是如此。这足以证实 X 小姐对她无法被催眠的信念（译者注：坚持信念），这也给艾瑞克森提示了一种实验可能性，即充分利用她阻抗和拒绝催眠的特殊需要，将其作为一种手段来为她实现一种相互矛盾的催眠现象。

为了做到这一点，艾瑞克森提醒 X 小姐，她的两个同伴 A 和 B，都是出色的梦游式催眠受试者，可以随时进入深度催眠状态。然后，艾瑞克森堂而皇之地给 A 和 B 指令，让她们继续保持自己在那个时刻心理上的觉知状态，无论她们（A 和 B）是否因艾瑞克森对 X 小姐的催眠努力产生反应而自发进入催眠状态，都不要以任何方式透露给 X 小姐（他们没有发展出催眠状态，这对艾瑞克森来说是显而易见的，但对 X 小姐来说不是）。

然后，艾瑞克森强烈建议她，仔细端详 A 和 B，并明确说明她是否知道她们在不在催眠中，而对于 A 和 B，艾瑞克森则要求他们，只需用简单点头或摇头，诚实地回答艾瑞克森提出的任何问题。

X 小姐承认她无法辨别 A 或 B 的意识状态。艾瑞克森提醒她，她是清醒的，她不能进入催眠状态，因此不能表现出催眠现象，但 A 和 B 作为有经验的受试者，他们可以轻而易举地进入催眠。她表示同意了，然后艾瑞克森说，如果 A 和 B 处于催眠状态，便可引发负性视幻觉。她又同意了。艾瑞克森转身离开他们三人，并面对治疗室的墙壁，给出了以下指令："X 小姐，我要你仔细观察 A 和 B 的反应，因为我不能看着他们，在我讲话结束时，我将问他们一个特别的问题，正如我之前说过的那样，他们将通过点头或摇头来回答。鱼塘（校园地标）你们都知道，你们不知道吗，你们都可以点头回答。你们已经见过它很多次了，你们很了解它，而且只要你想看，什么时候都可以看到。现在，X 小姐，你仔细观察 A 和 B，并准备报告他们的答案；A 和 B，当 X 小姐在继续等待你们的反应时，看……不……见（轻声强调地说，专心地看着，并缓慢从容地指着 X 小姐视线范围内的治疗室墙壁），看不见就在那儿的鱼塘。你看不到鱼塘，是吗？"A 和 B 都否定地摇头（表示看不到），X 小姐兴奋地说："他们都在催眠状态中。他们正表现出负性幻觉。"

艾瑞克森没有对 X 小姐做任何回应，而是问 A 和 B，是否看到学生在走过鱼塘，或看到水中的鱼和植物。他们再次否定地摇头（表示看不到）。

于是，艾瑞克森建议Ｘ小姐，在她和他讨论催眠的时候，让Ａ和Ｂ各干各的事。她同意了，并且几乎立即声明，Ａ和Ｂ的负性幻觉展示，已经在某种程度上说服了她，她可以被催眠，并且她很乐意随时自愿进入催眠状态，她确信她可以进入深度催眠状态。

艾瑞克森并没有直接回应她的声明，而是问她是否愿意与Ａ和Ｂ交谈。在她同意之后，艾瑞克森告诉他们向Ｘ小姐询问艾瑞克森刚刚交给他们的问题。他们问她是否能看到鱼塘和路过的学生。在得到她肯定的答复后，他们要求她说明她的确切位置。她说自己与他们和艾瑞克森站在一起，距离校园鱼塘大约10英尺（1英尺≈30.48厘米）。

然后，艾瑞克森告诉她，他会把Ａ和Ｂ从他们的催眠状态中唤醒，采用的方法很简单，她也同时照做：闭上眼睛，然后在数到3的时候，就会带着一种持续的能力，从所有催眠状态中完全醒来，未来只要有正当理由，他们可以在任何想要的时间进入催眠状态。按照指令，她从催眠中醒来，同时伴随对催眠事件完全自发的遗忘，并且仍然有一种明显坚持她原来认为自己不可催眠的信念。艾瑞克森随后把三人打发走，并私下告诉Ａ和Ｂ不要提到催眠。

第二天，Ｘ小姐再次自愿到心理实验室做受试者，并迅速发展出一种深度梦游式催眠状态。她非常开心，当天晚上就去拜访作者，要求他再尝试给她催眠一次。她几乎立即做出反应，进入一种深度催眠状态，此后，她作为实验受试者做了大量的工作。

［案例9］

一个临床案例使用了相同技术，是一个桀骜不驯的25岁患者，该患者没有呈现出进行催眠治疗的可能性。尽管如此，他一再要求催眠治疗，同时又声明自己无法被催眠。有一次，他迫不得已地要求："即使我不能被催眠，也要催眠我。"

艾瑞克森接受了这一要求，他采用温和的口头暗示，暗示一种缓慢的渐进式放松、疲倦和沉睡。这个过程持续了整整1小时，患者坐在椅子边上，打着手势，痛斥整个催眠过程是愚蠢的和无能的。在治疗结束时，患者声称他的时间和金钱都被浪费了，他说因为他可以"记住所提供的每一个无效、愚蠢的暗示"，并且他可以"记住整个过程中所发生的一切"。

艾瑞克森立即抓住这些话语，略带重复地宣布引导："你当然记得。你在这里，在治疗室里。当然在治疗室里，你可以记住一切。这一切就发生在治疗室这里，而你在这里，在这里你可以记住一切。"他不耐烦地要求再约诊一次，然后愤怒地离开了。下次就诊时，艾瑞克森故意与他在接待室见面。他立刻询问他是否之前曾经就过诊。艾瑞克森含糊地回答说,如果他来过,他肯定会记得。他解释说,那天他突然发现,自己坐在自家的车里,不记得自己是刚参加治疗回来还是正要出门就诊。

他对这个问题仔细思考了很久,才想到要看表,然后他发现时间早已过了实际时间。但他仍然无法确定这个问题,因为他不知道在这个问题上,他已经思考多久了。他又一次问他是否之前就就诊,而艾瑞克森含糊地告诉他说,如果他来过,他肯定会记得。

当他走进治疗室时,他突然停下来,宣称:"我确实来就诊过。你用那愚蠢的、隐晦的、温吞的、无效的催眠技术浪费了我的时间,你彻底失败了。"

他又说了几句更加贬损的话之后,艾瑞克森把他哄回了接待室,在那儿,他再次遗忘了上一次的预约以及他一开始的询问。他的问题再次被巧妙回避,他被带回到办公室,在那里,他第二次完全回忆起了前一次的预约。

艾瑞克森再次引导他回到接待室,结果他缺失的记忆又恢复了,但当他一旦重新进入治疗室时,他在对之前就诊的回忆中,又增添了对他每次进入接待室和伴随记忆缺失状态的完整回忆。这让他感到困惑和好奇,以至于他花了大半个小时的时间,往返于治疗室和接待室之间,体验一种在接待室的完全记忆缺失和治疗室的完全回忆,包括接待室的表现,也包括在治疗室的完整体验。

这种催眠体验的治疗效果是,即使没有进一步使用催眠,也是几乎立即改善了患者的大部分敌意、对抗、过度挑剔、苛刻的态度,建立了良好的融洽关系并加快了治疗进程。

在这两个例子中所使用的技术,与艾瑞克森在《深度催眠及其引导》(Erickson,1954)中所报告的程序有些类似,这一技术艾瑞克森已经边改边用很多次。要求使用这种技术的患者,通常是那些急切需要在治疗师的能力上可以让他获得一种完全的十足的安全感的患者。作为一种治疗技术,它的优势在于,它让患者实现这种安全感的手段,是通过作为一个单独过程的体验式学习,而不是通过长期的能力展示来实现(这种方式总是遭到患者的批评与拒绝)。

从本质上讲,这种技术不过是对一个非常简单的基本程序的修改,比如手握紧和姿势晃动,有时被有效地用于纠正轻微的怀疑态度和对催眠引导的阻抗。它的优点在于其有效性,正是因为这种有效性,它既可以引发深度催眠现象,又可以纠正对催眠和治疗的各种阻抗问题。

在一次面向医学学生团体的演讲与演示中,艾瑞克森采用了另一种利用技术。讲座一开始,有个学生就开始质问艾瑞克森,痛斥催眠是欺诈,艾瑞克森是江湖骗子。他还宣称,任何利用他的同学进行的演示都是事先安排好的欺骗观众的骗局。艾瑞克森采取的措施如下。

[**案例** 10]

由于艾瑞克森的讲座进行过程中,他持续大声地发表喧嚣和负面的评论,因此艾瑞克森有必要扭转局面。于是,讲座不得不中断,艾瑞克森与质问者展开了一场激烈的交锋,艾瑞克森精心谨慎地设计着自己的措辞,为的是无论从口头上还是行动上激起质问者强烈的逆反心理。

因此,艾瑞克森告诉他,他必须保持沉默。他不能再说话;他不敢再站起来;他敢再指控欺骗;他不敢走到过道或礼堂前面;他必须按艾瑞克森要求去做;他必须坐下;他必须回到原来的座位上;他害怕作者;他不敢冒险被催眠;他是个叽叽歪歪的胆小鬼;他不敢看着坐在讲台上的志愿者;他必须坐在礼堂后排的座位;他不敢走上讲台;他害怕与艾瑞克森友好地握手;他不敢保持沉默;他害怕走向讲台上,为志愿受试者准备的那把椅子;他害怕面对观众并向他们微笑;他不敢看作者,也不敢听作者说话;他不敢坐到其中的一把椅子上;他必须把手放在身后,而不是放在大腿上;他不敢体验手臂漂浮;他害怕闭上眼睛;他必须保持清醒;他害怕进入催眠;他必须快速离开讲台;他不能留下并进入催眠状态;他甚至无法发展出浅度催眠状态;他更不能胆敢进入深度催眠状态;等等。

这位学生无论在言语上还是在行动上,都对这个过程的每一步提出了质询,直到他被迫沉默。由于他的质疑仅局限在行动上,并且陷入自身的、与艾瑞克森对立的模式之中。因此,引导出一个梦游式催眠状态就变得相当轻松。之后,他被用作演讲的示范受试者,非常有效。

第二个周末,他找到了艾瑞克森,讲述了他自己各种不幸和不招人待见的往事,要求进行心理治疗。经过治疗,他进步神速,效果惊人。

这项技术艾瑞克森一直在反复地使用,有时只用一部分,有时则全盘照搬,但每次都会有所变动,尤其是针对那些挑衅,阻抗的患者,以及"屡教不改"的少年犯们。这项技术的意义在于利用患者的矛盾心理和这一方法向患者提供机会来让他们成功,以此实现他的逆反心理,虽然都源于意外事件,但充分施展了能力。治疗一定要迎合患者的心理需求,这一点不管如何体现,也永远都不可以掉以轻心。

另一种利用技术的核心是将利用、注意力分散与参与性活动组合起来,下面的叙述中说明了这点。

[**案例** 11]

7岁的艾伦跌倒在一个碎了的瓶子上,他的腿被划破,伤得挺重。由于疼痛和恐惧,他急忙跑进厨房，大声叫喊着，"流血了，流血了!"进了厨房，他抓起一条毛巾，开始使劲地擦，想要擦掉腿上的血。当他在喊叫中停下来喘口气时，作者急忙告诉他，"把血擦干净;把血擦干净;用浴巾，用浴巾，用浴巾，用浴巾，不是毛巾，用浴巾。"艾瑞克森递给他一条浴巾。他扔下他已经用过的毛巾。艾瑞克森当即急切并一再重复地告诉他，"现在把它缠在你的腿上，缠紧些，缠紧些。"他笨拙地照着做了，但效果还是很明显。随即，作者继续急切地催促他，"抓紧它，抓紧它，赶紧上车，去医生的诊所，抓紧它。"

在去外科诊所的路上，艾瑞克森仔细地向他解释，他的伤真的并像姐姐手受伤时需要缝那么多针。另一方面，艾瑞克森也给他强烈的建议和劝诫道:要确保让外科医生尽可能多缝几针，这完全是他的责任。而且，一路上，艾瑞克森从头至尾都在指导他怎样坚决主张他自己的绝对权利(译者注:这个过程是在加强小男孩注意力。因为小男孩此刻的恐惧都集中在如何面对外科医生的创伤手术上，艾瑞克森再进一步推波助澜，让这种恐惧变得更加细化)。

在外科医生的诊所里，艾伦没等任何人的询问，就坚定地告诉护士他要缝 100 针。护士没有回答，只是说:"先生，请这边走，到手术室去。"艾伦跟着走时，艾瑞克森告诉艾伦，"那只是个护士。医生在隔壁房间。现在，别忘了把你想要的一切都告诉他。"

当艾伦走进手术室，他向医生宣称，"我想要缝 100 针。看!"他突然猛地一下拉开毛巾，指着他的腿说，"就在这儿，缝 100 针。比贝蒂·艾丽丝缝得还要多得多，并且不要把它们缝得太疏了。不要挡着我，我要能看见，我得好好数着。我要用黑线，这样就能看见它。嘿，我不想要绷带，我要缝线。"

艾瑞克森向医生解释，艾伦知道他自己的情况，他不需要麻醉。对艾伦，艾瑞克森解释说，他的腿必须先清洗干净。然后，他要仔细地观察，并注意他手术缝合线的排列，确保它们不能太疏，他必须仔细地去数每一条缝合线，在数的过程中不能有任何差错。

当医生在茫然的默默地实施手术，艾伦开始数缝合的针数，并检查他的计数。他要求缝合线要更密一些，并抱怨地惋惜实际上他缝合的线数没有他姐姐的多。他临别时对医生说，只要医生再稍微努力一点儿，其实是可以给他多缝几针的。

在回家的路上，关于缝合线一事，艾瑞克森安慰了艾伦，并充分赞扬他非常好地监督了整个手术过程。艾瑞克森还建议他晚上吃顿大餐，然后美美地睡上一觉。这样，他的腿就能快点好起来，这样他就不用像姐姐那样再去医院了。艾伦满怀热情地依照建议去做。

整个过程中，没有任何人向艾伦提到疼痛或麻醉，也没有"安慰性的保证"，也没有任何正式的努力来引导催眠。相反,整个情境的各个不同方面都被利用来转移艾伦的注意力,使之从对疼痛的注意中转移开,并把它聚焦到对一个 7 岁男孩来说更具有重要意义的事情上,确保在充分处理这整个问题的过程中,他能够完全积极地合作和强烈地参与。

类似这样的情境,患者会从自己的人格体验出发,非常迫不及待地需要采取某种措施。治疗师最好认识到这种需求,并随时加以利用,做法是针对患者需求的源头,做一些直接与之相关的事情,这样一来,治疗师就找到了一种最有效的暗示方式,能确保患者对于适当的措施予以充分的配合。

[案例 12]

再举一个类似的例子,当小罗克丝安娜哭着进到屋里时,她因一种并无大碍(不是对她而言)的膝盖擦伤而感到痛苦,恰当的治疗并不是安慰她说伤势很轻不需要治疗,也不是说她是妈妈勇敢的小宝贝,妈妈会亲亲她,这样疼痛就会停止,擦伤就会愈合。相反,有效的治疗是基于对她个性化需要的利用,她需要有人做点与擦伤有直接相关的事情。于是,右边亲一下,左边亲一下,擦伤之处再亲一下,对罗克丝来说,这产生了一种对伤口的瞬间治疗效果,而这整个事件变成了她非常兴奋的往事的一部分。

这种技术基于对强烈个性化需要的利用,它对儿童和成人都有效,它可以很容易地适合于需要患者以某种坚决、积极、强烈的方式做出反应和参与的情境。

这类暗示治疗的技巧是每一位经验丰富的母亲的看家本领,尽管手法不一,这些手法和母亲的身份本身一样古老。每一位富有经验的全科医生也常常使用这类技术,但不一定意识到这是基于暗示的疗法。然而,随着临床催眠的发展,我们有必要检视并承认这些心理学的原理,这些原理使得治疗师可以在患者情绪紧张的状况下将患者需要获得的领悟传达给他。

另一种类型的利用技术是基于条件反射性的行为表现过程,然后在其中插入新的和矫正的反应形式。

[案例 13]

这方面的一个例子,是艾瑞克森对 7 岁的罗伯特的治疗,用来纠正他在康复期间的噩梦,他是一次交通事故受害者,遭受头骨骨折、脑震荡、大腿骨折和其他各种各样的损伤。

当他从医院打着石膏回到家后,几乎每晚都做噩梦,这些噩梦每次都遵循大体相同的模式。这些噩梦都是先从呻吟开始,接着是惊恐的哭泣,然后是颤抖的抽泣,最后是惊恐的哭喊,"哦,哦,它要撞上我了……它撞上我了。"随后颤抖着瘫倒,陷入无声,缓慢而浅的呼吸,好像昏过去了一样。

有时一个晚上会做好几次噩梦,有时只做一次,有时他会跳过一晚不做。他醒着的时候对这些噩梦没有任何记忆,他不承认做过这些梦。

一开始注意到这些噩梦,艾瑞克森就试图把他从噩梦中唤醒,但最初的几次尝试都是失败了。当艾瑞克森打开他卧室的灯时,发现他的眼睛睁得大大的,瞳孔放大,因惊恐面容表情扭曲,无法集中注意力。然而,当他重复他那句"它要撞上我了"时,他的眼睛就会闭上,他的整个身体都会放松下来,他就会保持几分钟没有反应,就像昏厥一样。然后,他似乎进入了生理性睡眠,他可以被唤醒,但对噩梦没有任何记忆。

当艾瑞克森反复证实所有这些发现后,就设计出一种技术,来吸引他的注意力,并纠正噩梦。解决这个问题的方法是相对简单和全面的,而且是基于这样一个假设,即噩梦本质上是对事故的一种扭曲的和混乱的甚至是支离破碎的再现。因此,它们不可能被扭曲或推翻,而是必须被接受,然后加以修改和纠正。

艾瑞克森所用技术程序是这样的:在罗伯特的噩梦开始时,当他开始呻吟时,艾瑞克森用一种与他的哭喊相匹配的节奏和语气告诉他,"有事将要发生……它会严重伤到你……那是一辆卡车……它正直接开向你……它会伤到你……它会撞向你……撞到你……伤害你……撞到你……伤你伤得很厉害。"这些话语与他的哭喊同步,随着他的倒下而结束。换句话说,艾瑞克森所做的是:试图在时间上和特征上(艾瑞克森所说的话)与他的内在主观刺激平行(同步发生)。艾瑞克森希望通过这种方式,在两种类型的刺激之间建立一种联系,并可能使这两者之间形成一种条件反射(可能让一种刺激影响另一种刺激)。

这个技术过程开始的第一个晚上,罗伯特做了两次噩梦。第二天晚上他又做了两次。经过长时间的等待,当他安然入睡时,再次使用这个技术程序时,第三次噩梦几乎立刻出现了。

第三天晚上,在他平静入睡一段时间后,在还没来得及做噩梦的时候,艾瑞克森故意做了两次干预。两次都引发一种显然是对干预进行反应的噩梦。那天晚上,艾瑞克森用同样的程序引发第三次噩梦,但新增加了一句话,它可以在不歪曲所涉现实的情况下利用愿望和感受。这句话是这样说的,"街道的另一边还有另一辆卡车,它不会撞到你。它只会与你擦肩而过。"这种改写的原因是运用一种意念,它完全可以被接受,还不会改变历史的现实。然后,如果该想法被接受,就为那些更为相关的插入创造了条件(译者注:对于已发生的事情而言,或许我们需要改变的是萌生一个新的念头来替代这个原有的念头)。

第四天晚上,他自发地做了次噩梦,然后艾瑞克森又用修正程序对其进行了干预。那天晚上晚些时候,艾瑞克森有意引发了第二次噩梦,并对程序做了进一步的修改,相应的变化是增加了"但你会好起来的,一切都会好起来的,一切都好……"

从那以后,每天晚上,只有在他突然做噩梦的时候,作者才会进行这种例行干预。但每一次,他的话语和哭喊都与艾瑞克森话语的逐步修改相匹配,直到最后,内容无外乎"有辆卡车开过来了,太糟糕了,它要撞上你了。你将不得不去医院,但这没关系,因为你会回家的,你会好起来的。你会看到街上所有其他的汽车和卡车,你都会躲开它们"。

随着作者话语逐渐发生变化,罗伯特噩梦的性质在慢慢改变,严重程度在慢慢减轻,直到他似乎只是稍微醒来一下,就能听到父亲(父亲陪伴在身边时)提供的抚慰的话语。

对罗伯特噩梦的治疗从头到尾持续了 1 个月左右,最后三次几乎只是从睡梦中轻微醒来,仿佛是在朦朦胧胧地确认艾瑞克森的存在。此后,直到他现在 14 岁,他一直睡得很好,没有再做噩梦。

接下来要讨论的利用技巧,只参照了看起来微不足道、无关紧要的考虑因素的应用,并且显然对所涉及的主要问题不予理会或疏忽。以下两个例子说明了这点。

[案例 14]

一位 70 岁的妇女,她出生在农村,父母没有让她上学,因为他们不主张女人接受教育。14 岁那年,她嫁给了一个 16 岁的年轻人,而年轻人的正规教育仅限于签支票和"手指数数"。她对丈夫高于自己的教育水平很开心,并决定让他教自己,因为她抱怨自己没有受过教育。但这个希望没有实现。在接下来的 6 年里,她一直忙于农活和怀孕,但她确实很好地学会了"手指数数",但只是在心里数数,因为她显然不可能学会写数字。她也没能学会签名。

20 岁那年,她萌生了:为当地乡村教师提供食宿的想法,目的是以较低的学费(译者注:她以提供食宿的方式来交换较低的学费)获得非常渴望的阅读和书写方面的指导。

在接下去的 50 年里,她每一个学年都信守约定地提供食宿,而老师也满怀希望地试着教她。最后,一些老师很快放弃了,一些老师坚持许久也不得不偃旗息鼓,大家都觉得教会她是没指望的。随着社区的发展,教师人数也逐年增加,直到她能同时给 4 个老师提供食宿,并年复一年地坚持。但还是没有一个老师能教会她,但她衷心地盼望着,老师们也诚挚地努力着。她的孩子们都已经上完了小学、高中和大学,他们试着教过母亲,但也都徒劳无功。

每次给她上课，她总是像一个受了严重惊吓的小孩一样，头脑一片空白，或者是一种手忙脚乱的努力取悦别人的状态，最后陷入完全的僵局。

并不是她"脑瓜子"不聪明。她记忆力极好，有很好的批判性思维能力，善于倾听，而且见多识广。尽管她的语法有问题，但她的交谈总是给陌生人留下她受过大学教育的印象。

当艾瑞克森见到她的时候，她和丈夫都已经退休几年了，但她仍然在给教师们提供食宿，当时有三位。这三个人把这件事当作一个教学项目，花了好几个月齐心协力地教她一些阅读和写作的基本要素，但最终他们不得不放弃。他们是这么形容她的：

"事情总是这样。她开始上课时充满热情和希望，这也是你能感受到的。但不到 1 分钟，你就会发现，你一定是在用外语跟她说话，因为她根本听不懂你在说什么或做什么。不管你说什么或做什么，她都只是坐在那里，用渴望的、困惑的眼神看着你，试图努力弄明白你似乎在对她说的鬼话。我们什么都尝试过了。"

我们已经和一些尝试过的朋友谈了。她就像一个吓坏了的孩子，脑子完全空白，只是她似乎并不真的害怕，只是大脑空白。因为她那么聪明，我们简直不敢相信她无法轻松学习。

患者自己解释说："我那些儿子们都是工程专业毕业，他们告诉我，我有用于阅读和书写的正确'装置'，只是它们的尺寸不对，这就是它们不相匹配的原因。现在你可以把它们锉或修成合适的尺寸，因为我要学会阅读和书写。就算是给三个老师提供食宿，给他们烤面包，做饭，洗衣，熨衣，对我来说工作还不够，成天无所事事，我烦透了。你能教我吗？"

这些历史和更多可供比较的相似资料表明，患者有着一种长期、顽固和自我设限的心理屏蔽机制，对此催眠暗示也许可以化解。因此，艾瑞克森收下了她，并轻率地承诺她，将在 3 周内学会阅读和写作，而且艾瑞克森不会教她任何她还不懂的东西，因为这些东西其实她很久以来一直就知道。

尽管作者的上述说法把她搞糊涂了，但她对学习的渴望实在太强烈了，因此很容易地听从了艾瑞克森的建议，不管艾瑞克森做什么她都会全力配合，即使艾瑞克森很可能不会教她任何东西，除了如何让她读和写，对此她已经知道了。

艾瑞克森的下一步是通过简单、直接的暗示，将她导入浅度至中度催眠状态中，这种做法基于：针对她独特的神经症需求所做的预测，与此同时，艾瑞克森让她充分地理解到：接下来要做的事与她的学习问题是分开的，完全无关的事情，艾瑞克森不会教她任何她还不知道的东西；催眠只会让她做她早就知道的怎么做的事情；而且任何要她做的也都是她很久以前就已经学会了的事情。由于她对催眠的反应取决于这些理解，因此艾瑞克森可以将她导入催眠状态，并指示她一直保持催眠状态中，直到另有指示为止，她要完全遵从作者给出的每一条指示，不可以争辩，前提是艾瑞克森的这些指示总是与她很久以前就已经学会的东西有关。

于是，艾瑞克森将纸和铅笔推到她面前，告诉她"不要写字，随意地拿起笔，随意地把它握在手里。"你我都知道你能做到。哪怕是婴儿都会随意地拿起一支铅笔。

很好，现在在纸上画一个记号，像一个不会写字的婴儿那样，随意地涂鸦出来的记号。任何一种随随便便，歪歪扭扭的记号！这些是你甚至不用学就会的东西。

很好，现在在纸上画一个笔直的记号，就像你想把木板锯得笔直时用钉子标出来的记号，或者你想在花园里耕作笔直的一行时用棍子标出来的记号，你画的记号可长可短，可以从上往下立着（竖着画），也可以躺着（横着画）。

很好，现在画一个像甜甜圈上的洞一样的记号，然后再画两个类似半个甜甜圈的记号，就像你把刚才的甜甜圈分成了两半。

很好。现在划两道斜杠，一道像谷仓"人"字形屋顶的一边，另一道像另一边。

很好，现在在画一个像马的牵鞍兜带的记号，让兜带的末端朝下。现在把铅笔戳在纸上，戳个小点。

很好，你刚才画过的所有记号，你可以用不同的大小，画在纸上的不同位置，你也可以将它们以不同顺序来排列，甚至一个记号在另一个记号上面或一个紧挨着另一个，可以吗？

现在，那些你画过的、在任何时候你都可以再划一次的（直线、竖线、横线和斜线；圆圈、半圆等），这些都是书写，但你却不知道那是书写。你不必相信这就是在书写——你所要做的，就是知道你可以画这些记号，这不难明白，因为你已经知道了。现在我要唤醒你，并且再做一遍同样的事情，我希望你在家练习这些记号。可以吗？

艾瑞克森在她处于催眠状态下时又重复了这个程序，只不过没用在清醒状态下的额外的详细说明，但使用了相同的指令。艾瑞克森打发她回去，她不是很高兴，但有点好奇，艾瑞克森让她第二天再来。

她很容易进入中度到深度催眠状态，据悉她花了大约 2 小时来"画记号！"然后，艾瑞克森向她解释说，一堆建造房子的木材和完工的房子之间的唯一区别是，后者是前者"仅仅组装在一起"（的结果）。对此，她有些疑惑地接受了。然后，艾瑞克森向她展示了一个长方形，并告诉她："这是一个 40 英尺高的谷仓侧面大致的平面图。"然后，艾瑞克森把这个长方形垂直一分为二，告诉她，"现在，这是 2 个 20 英尺长的谷仓首尾相连的大致的平面图。"她仍然有些疑惑，但她认同了。

然后，艾瑞克森向她展示了一份她前一天所划"记号"的整齐副本，并要求她选择出一些记号，准备用于制作一个 40 英尺谷仓侧面的小型"设计草图"，并"制定出"这样一个计划。然后作者要求她"把它从中间分开"，然后"紧接着另一个谷仓的 20 英尺的一面再划出同样尺寸的一个面。"尽管有些莫名其妙，她还是照做了。

然后，艾瑞克森要求她使用斜线"画出"屋顶山墙的顶边，然后其中一条直线"从一条边的中点向上延伸到另一条边的中点，与用来支撑屋顶端点的尺寸差不多"。她顺从地照做了，艾瑞克森慎重向她保证，她现在知道如何把记号拼凑到一起了，但她应该取半个甜甜圈洞，反复地用它"把谷仓边的拐角弄圆"。这个她也做到了。

然后，艾瑞克森把它当作一条无可辩驳的信息着重告诉她，那就是，她会写字，而且这早已是确凿的事实。这种武断的说法让她极为困惑，但并不影响她的合作。她还没来得及整理这件事的思路，艾瑞克森就强令她检查这些"记号"，并"用不同方式把它们三三两两地拼凑起来"。

经过艾瑞克森稍加点拨和间接的指导，她能做到在各种记号组合中，画出完整的字母来，并让字母并列或者让字母围成一个圆圈。她把这些画出来的字母小心翼翼地誊写到一张单独的纸上。接着，艾瑞克森拿出了一则报纸广告、一些杂志广告和一本儿童课本，有条不紊地指出其实她根本无需誊写，就已经画出了字母表中的每一个字母。然后，艾瑞克森进一步引导她来训练自己更好地认得字母，不是通过将她画出来的字母和书上的字母相比较，而是通过比较书上的字母和自己画的字母结构的相似性来确认书上的字母。艾瑞克森花了很多心思防止她忘记学会的这一切。她表现得极大的兴奋、快乐和兴致勃勃。艾瑞克森又在她清醒状态下重复了这整个过程。下一个任务是稳妥地吸引她对于"搭建字母""搭建单词"和"说出单词名"的兴趣，而不是让她阅读每个新的文字结构。对于每个步骤，艾瑞克森都首先让她在催眠状态下完成，然后再让她在清醒状态下重复这个过程。艾瑞克森一次也没有提到过书写或阅读，但一直在迂回曲折。例如，艾瑞克森会告诉她说，"从这些直线和弯线里面挑几根来搭建另外一个字母。现在给我搭建出几个字母，并将它们排成一排，然后说出这个单词。"

然后艾瑞克森教她"字典不是一本用来读的书；字典是用来查单词的，就好比图册不是用来读的，是用来看图片的。"对照着字典，她发现自己可以用竖线、横线、斜线或曲线"搭建"出字典里的任何单词，接着艾瑞克森又非常小心地强调了"叫对每个单词名字的"重要性，"就像你永远也不会忘记耙子、盘子或耕耘机该叫什么一样"。

下一步，艾瑞克森教会了她玩字谜游戏，艾瑞克森形容字谜游戏就好比拆掉"后门廊，然后用拆下来的旧木材搭建一个带厨房水槽的新房间"。而将单词"叫对名字"则成了最吸引她的游戏。

最后一步是让她发现"依次叫出单词的名字和说话其实是一回事"，实现这一步相当轻松，艾瑞克森给了她一些字典上的词，让她把这些词给"搭建"起来，这些词看似随意，其实是艾瑞克森精心挑选的，艾瑞克森要求她把不同的词"摆到一根直线上，放在这儿或那儿"。鉴于艾瑞克森没有帮她把单词按正确语序进行排列，而仅仅按正确间距排列，因此当艾瑞克森要求她"叫出这些单词的名字"时，最终结果让她大吃一惊。她念出来的话是："赶紧的，去找你妈，快把吃的端出来放桌上。"当她完整地"叫出"这些单词的名字时，她说，"哎呀，这可是老爸常说的话啊，这跟说话也没两样啊。"

结果是，从"说出单词"到"读懂单词"的转变就是小事一桩了。在 3 周的时间里，她把每一分钟的空闲时间都花在字典和《读者文摘》上了。她死于脑出血，享年 80 岁。她是一位阅读量极大的读者，经常给子女和孙辈写信。

[案例 15]

这个案例的案主是一名 9 岁的女孩，开始时她的所有功课都不及格，并远离社交活动。当艾瑞克森问她时，她要么生气，要么泪流满面地为自己辩护："我就啥都不能做。"

经询问得知，她前几年学业成绩不错，但在运动场上适应能力差，笨手笨脚，犹豫不决，局促不安。然而，她父母只关心她的学业成绩，来找艾瑞克森为他们的女儿做精神治疗。

由于女孩不来治疗室，艾瑞克森每天晚上都会到她家去看她。艾瑞克森得到的第一组信息是她不喜欢某几个女孩，因为她们总是在玩抓子游戏、轮滑或跳绳。"她们从不做什么有趣的事情。"艾瑞克森了解到，她有一套抛接子游戏和一个球，但她"玩得很烂"。艾瑞克森向她提出挑战，由于小儿麻痹症使他的右臂致残，所以他可以玩得比她"更烂"。她接受了挑战，而在最初的几个晚上之后，一种友好竞争的精神和良好的融洽关系发展起来，引发一种浅到中度的催眠状态就相对容易了。不到 3 周，她就成为一名优秀的游戏玩家，她父母非常不高兴，因为艾瑞克森显然没关注她学习的困难。

在玩了3周的抛接子游戏之后,艾瑞克森宣称,他在轮滑方面可能比她还差,因为他的腿有残疾。接下来的发展过程与抛接子游戏相同,只不过这次她只用了2周的时间就掌握了合适的技能。

接下来,向她挑战跳绳,并看看她是否有可能教会艾瑞克森这一技能。1周的时间里,她就熟练地掌握了。然后,艾瑞克森向她挑战自行车比赛,并指出,实际上他的自行车骑得很好,她自己也知道这点。艾瑞克森做了个大胆的表态,即他可以在比赛中打败她,只有他会打败她的这个信念有可能让她接受这一挑战。不管怎样,她确实在催眠状态下保证她会努力尝试。她拥有一辆自行车已经6个多月了,但她还不曾骑着它超过一个街区。

到了约定的时间,她带着自行车出现了,但她强烈要求:"你必须诚实,不能让着我。你一定要努力,我知道你可以骑得很快,能打败我,所以我会看着你,这样你就不能作弊了。"

艾瑞克森骑上他的自行车,她骑车跟着。她不知道的是,用双腿蹬车对作者骑自行车来说是严重的障碍,而且通常他只能用左腿。但当女孩怀疑地看着时,她看到艾瑞克森尽了最大努力来用双脚踩踏板,而速度却没提高多少。终于她确信艾瑞克森尽力了,她骑过去,赢得了比赛,她非常满意。那是最后一次治疗性面谈。她很快就成为抛接子游戏和跳绳的小学冠军。她的学业也有类似的进步。

多年后,女孩找到艾瑞克森,询问他是怎样设法让她在骑自行车方面胜过他的。她解释说,学习玩抛接子游戏、跳绳和溜冰对提升她的自我意识起到了极大的作用,但由于艾瑞克森的身体缺陷,她不得不大大地怀疑这些成就。但她知道,骑自行车则是另一回事。

她解释说,当时她就知道艾瑞克森骑自行车是一把好手,她确信他可以打败她,而且她已经不抱能赢得比赛的希望了。事实上,艾瑞克森真的很努力了,而她还是打败了他,这一事实使她相信她"可以做任何事情"。她因这个信念而欢欣鼓舞,她发现学校及其提供的一切都是一种最令人愉快的挑战。

这是一种截然不同的利用技术,是将现实中发生的情景用作催眠导入程序的基本组成部分。这项技术的一个基本考虑因素是,催眠师进行看似偶然或无意的干扰受试者对现实情景的自发反应。这会导致受试者处在不确定、沮丧和困惑的状态中,这反而让受试者更容易接受催眠作为一种解决他们主观困境的可能手段。这项技术组合了利用技术和困惑技术,既可以用于实验,也可以用于临床,对儿童和成人都适用。对于害羞、胆小的孩子和怕难为情的成年人而言,这通常是一种首选技术,可以非常简单且迅速地完成。案例如下。

［案例 16］

虽然她确实感兴趣，但当她犹豫地走上前去时，表现出了明显的怨恨。使用利用技术，让它发挥作用，艾瑞克森在这里是利用她的情绪状态，首先是一种混乱状态，用于消除阻抗；其次，是一种催眠引导的准备状态。

在一次面向医院专业人士的演讲中，一位从来没有体验过催眠也从来没有见过催眠的实习护士被她的领导勒令"自愿"报名成为作者的受试者。尽管她其实很感兴趣，但当她很不情愿地走上前来的时候，还是表现出一种强烈的抱怨。艾瑞克森趁着她的情绪状态，采用了一种利用技巧，先引发她陷入困惑中，以此消除阻抗，最后，实现一种催眠引导的准备状态。

当她从一侧的过道走近讲台前面时，艾瑞克森有些夸张地把一把椅子挪到一个对她来说合适的位置。当她离椅子不到 6 英尺时，艾瑞克森问她："你要坐在这儿的这把椅子上吗？"当艾瑞克森就"这把"二字说出口时，艾瑞克森的左手小心翼翼地放在了那把椅子的靠背上，似乎要指出来。当说到"这儿"一词的时候，艾瑞克森用右手做了个手势，好像在指着实际椅子旁边的另一把椅子。她的反应暂时停顿了下来，但当她继续走近时，艾瑞克森把椅子轻轻推向她，在地板上擦过时发出了轻微但肯定能听到的声音。当她离椅子越来越近时，艾瑞克森把椅子稍稍拉向一边，稍离开她一点，然后，当她似乎注意到这一点时，艾瑞克森又马上把椅子向后推了 1 英寸（1 英寸 ≈ 2.54 厘米）左右，然后再向前，朝她这边推了 1 英寸左右。她注意到了这一切，是因为艾瑞克森放在椅背上的左手是她凝视的焦点。

这时候，她已经走到椅子边，转过身来，开始把身体放低。膝盖刚一弯曲，椅子就被移动了 1 英寸左右，声音特别大，当她又停顿片刻，转头看椅子时，艾瑞克森握住了她的右胳膊肘，将其从她身体轻轻移开，然后再向前移动了一些。当她对此做出反应转头去看的时候，艾瑞克森松开了她的胳膊肘，轻轻握住她的右手和手腕间，稍微向上抬一下，然后下移。当她将视线从肘部转移到手上时，艾瑞克森悄悄地告诉她："就这样一直坐在椅子上，然后，当你这样做的时候，就这样闭上眼睛，深深地进入催眠状态，当你继续坐在那里，就这样在这种催眠性恍惚中睡得更深。"当她在椅子上坐定时，艾瑞克森又补充了一句："现在你可以做一个舒服的深呼吸，而我要继续我的讲座。"于是，没有任何进一步的耽搁，没有进一步的训练，艾瑞克森用她来演示梦游式催眠和深度催眠的许多其他现象。大约 1 小时后，艾瑞克森将她从催眠中唤醒。

在唤醒她的那一刻，像催眠引导的那一刻一样，艾瑞克森再次握住她的右手和手腕，艾瑞克森重建了构成利用技术一个部分的原来现实情境的一个方面。因此，她醒来时，立刻恢复到被深度催眠快速发展所打断的原本困惑的意识状态。她证明了这一点，也证明了对前1小时所发生事情的完全遗忘，因为她说："可是你把我弄糊涂了，我不知道怎么办才好。这样坐可以吗？您想用我的手做什么？"艾瑞克森回答说："你想进入催眠状态吗？"她回答说："我真的不知道。我不太确定。我甚至都不知道自己能不能被催眠。我想也许我可以。如果你想让我做的话，我愿意试一试。"

她仍然没意识到自己曾处于催眠中，也没有觉察已经过去了1小时。这种遗忘持续存在。艾瑞克森问她，她所说的她被弄糊涂了是什么意思。"嗯，当我开始出现在这儿，你让我坐在这把椅子上，然后，你开始移动它，先向一个方向，然后另一个方向，然后不知为什么，你开始移动我的胳膊，在我知道你想要干什么之前，你开始移动我的手，而我仍在困惑中。你想让我做什么？"

在最后一个问题中，受试者充分说明了困惑技术的目标，无论这种困惑技术是基于直接暗示，从受试者引出不同定向的相互矛盾的反应，还是在基于运用现实情况各个方面的利用技术。这个目标对于受试者来说是一种迫切需要，她会急切地想要让这种困惑的情况得到澄清，因此将催眠状态的暗示作为一种明确的想法呈现出来，便很容易让受试者接受并付诸行动。在这种情况下，她立即接受了"坐下""闭上眼睛""深睡"的指令。这些指令为她驱散了她一直在经历的所有困惑。

在这个案例中，和这项技术的其他应用案例一样，艾瑞克森对于现实环境的利用方式：让受试者在主观上无法做出充分的反应。这反而会让她更加急于做出某种反应。随着她这方面的愿望越来越强烈，作者给她去做出反应的机会，这个机会的呈现方式从她所面对的整体环境来判断的话，显得既非常地贴合，又特别地有效。因此，整个情境的本质就在利用技术中得到了应用的。

总而言之，艾瑞克森通过临床和实验案例，本文报告和说明了许多引导催眠性恍惚的特殊技术。这些方法是基于对受试者自己的态度、想法、感觉和行为的利用，基于对现实情况各个方面的利用，基于各种不同的用法，这些都是催眠引导程序的基本组成部分。在这方面，它们不同于更常用的技术，后者所做暗示的基础是要产生催眠师选定的某种行为反应方式。这些特殊技术适用于一般受试者，但它们特别证明了催眠在各种压力条件下的适应性，也证明了在那些似乎对使用催眠不顺从的受试者的适用性。它们也有助于在一定程度上说明催眠及其引导背后的一些基本心理学原理。

第三篇
治疗性催眠中的最小线索、
镜像神经元和融洽关系

本部分论文,首先从易于理解的利用受试者的呼吸节律来引导治疗性催眠开始。到目前为止,初学者认为这一切都很顺利,初学者认为催眠只不过是一种微妙或隐蔽的条件反射,利用最小线索,或者最多是应用一种古老的瑜伽冥想呼吸技术来引导催眠。令人惊奇的是,在艾瑞克森小学时,他就凭借异常敏锐的观察力自己学会了这些技巧!到上大学时,他已经发展出了他的高度观察和充分利用呼吸时最小线索的技能。利用这个技能,他训练出一种隐蔽的条件反射的方式与大学教授之间建立一种微妙的融洽关系来搞点恶作剧。聪明的读者可能会认为,这一切都是基于早已创立的隐蔽的条件反射原理,那么除此之外还有什么新鲜东西呢?

好吧,其他新的东西很快就会在艾瑞克森的第十一章中呈现出来。那篇文章是关于他通过间接暗示和最小线索,在一对不知何故相互纠缠陷入一种心理上的双重束缚的受试者中,间接引导了一种深度梦游式催眠。所有这一切都发生在格雷戈里·贝特森和后一代人使用"双重束缚"术语之前(译者注:现象一直存在,后人将其命名为"双重束缚")。艾瑞克森一步一步地详细描述了他如何引发出这些难以置信的催眠体验,从其本身来说,这似乎是合理的,但有些读者在阅读和试图理解这篇文章的过程中,其整个体验可能会引发一种神秘的眩晕感。这是真的吗?这一切是怎么发生的?又是怎么做到的?这个案例中的梦游式行为是一种偶然的成功吗?还是艾瑞克森的思维模式和催眠技巧可以被其他人以可靠的方式学会呢?直到今天,在此文章的片段写下大约50年后,也在米尔顿·艾瑞克森基金会赞助的面向专业人士的教学培训研讨会进行了一代人之后,这些问题仍然没有答案。这些社论撰写者从未见过任何人复制艾瑞克森在促进深度梦游式催眠现象方面的技能。很明显,要理解和模仿艾瑞克森的精湛技艺,我们还有很长的路要走。

在第十二章中,艾瑞克森展示了如何利用在他所称《出其不意和"我的朋友约翰"催眠技术》的最小线索和间接暗示(内隐性加工启发),在梦游状态的受试者中诱发深度的视幻觉,上述技术只涉及"对潜意识和自动化(内隐性)反应过程的利用"。艾瑞克森在催眠引导和治疗暗示中对震惊(心理冲击)、出其不意和出乎意料的创新性使用,似乎有先见之明地体现了在引言中概述的许多神经科学原理(这些神经学原理请参见引言"治疗性催眠、心理治疗与康复的神经科学")(例如,原理1、2、4、5、6、7、8、9和11)。总之,艾瑞克森对手臂漂浮、震惊(心理冲击)、惊奇(出其不意)和出乎意料的使用,开启了一种心理生物学上的高度唤醒状态,激活了活动依赖性基因表达和大脑可塑性,以达成创造性地重演和重建神经网络和分子信号系统(激素、生长因子等),这是治疗性催眠、心理治疗和康复的新记忆痕迹和重建理论的基础。

　　虽然这个全新的神经科学理论很复杂，而艾瑞克森在描述治疗性催眠的实际语言和行为过程时，它们似乎非常简单和实用。然而，当我们试图复制这些深度催眠和梦游式催眠演示时，似乎很明显，我们可能在他的描述中遗漏了一些东西。即使在历经一代人在专业催眠工作坊中的教学和培训之后，艾瑞克森的学生模仿他技能的有据可查的视频演示也极其罕见。显然，我们需要更深入地理解、训练和掌握技巧，来学习怎样以一种有效的方式利用受试者自己的心理动力促进催眠体验，而这些方式对艾瑞克森来说是从他早年学生时代起就感觉到的。因此，我整理了第 5 卷中介绍的《内隐性加工启发式量表》（implicit processing heuristics scale，IPHS，参见本系列丛书第 5 卷），将它作为一种可能的测量、学习和培训工具，以便在使用艾瑞克森所称的"间接暗示"时取得更好的观察技能和社会心理学技能。

第十章

催眠引导中的呼吸节律：最小线索在正常和催眠反应中的作用

米尔顿·艾瑞克森

未发表的片段，大约写于 20 世纪 60 年代。

为了读者适应本文阅读，我（艾瑞克森）初步考虑，有必要不按顺序地引用五项事实。这篇文章描述了一项相当独特的探索性调查研究，它几乎贯穿终身，这开始于一个孩子对无法理解之事的好奇探究，然后逐渐演变为把催眠作为一种语言和非语言层面的人际沟通方法进行的系统探究。

第一事实：进入威斯康星大学不久，我找到心理学教授约瑟夫·贾斯特罗，并向他表达了我的愿望。他爽快地让我用各种各样的方式进行测试，最后他和其他人向我透露了一个事实，即在欣赏或理解音乐和节奏的人中，我低于平均水平。他还透露，我的听力范围在高音和低音方面都超过了平均水平。

第二事实：在 20 世纪 30 年代早期，我在伍斯特州立医院做了一场关于催眠的讲座。已故的语言学家爱德华·萨皮尔，是耶鲁大学斯特林的教授，他和他的同事约翰·多拉德博士在场。后者向萨皮尔博士简要介绍我说，我在威斯康星州的一个农场长大，从未离开过美国。讲座结束后，萨皮尔博士自我介绍说，他既是语言学家，又是小提琴演奏家，他的爱好是收集世界各地的音乐唱片。他问我是否知道自己五音不全，而且没有节奏感。我告诉他我很清楚。他说他非常入迷地听我的演讲，想要发现我有什么独特的说话节奏，想确定我是否掌握了西方音乐节奏的什么窍门，但他没有注意到我演讲的内容。后来他告诉我，在播放他收集的唱片时，他发现一个中非部落的人，他的节奏和我的很相似。在这方面，自 1950 年以来，我的两位患者（他们是人类学家）分别询问我，是否曾亲自与某个巴西丛林印第安部落和某个秘鲁丛林印第安部落打过交道。他们两人都认为，我的声音节奏很容易让他们联想到，他们曾各自合作过的部落。

第三件事实：是一个 5 岁的患者针对我催眠治疗他的严重遗尿给我的简单的启发性

评论，他原本用 2 年半的时间已经取得了如厕训练的成功，但后来突然完全崩溃了，他被父母带到我这儿来接受为期 1 年的催眠治疗。他说过一句话，一句常常从孩子，特别是 8 岁以下孩子口中，以各种方式说出的话是，"艾比，每天晚上妈妈唱歌哄我睡觉，但你的呼吸让我睡觉。"。他说的完全正确。我用我特殊的呼吸节律技术对他进行引导催眠。

第四件事实：是我的女儿贝蒂·爱丽丝说过的话，她总结了自己的观点："从我还是个小女孩的时候开始，我就以某种方式感觉到，你的呼吸本身就是一种催眠技术，你可以在不用其他任何招术的情况下使用它。然后，当你拿我的大学室友做例子，为那个伯明翰-密歇根医学协会演示阻抗型催眠受试者的时候，我真正理解了你在做什么。她和观众都以为你是随便讨论各种开始接近阻抗型患者的方法。但突然间我看到你坐在凯利身边，以那种奇特的节奏呼吸，凯利的眼睛慢慢地，不由自主地闭上，然后你深深地叹一口气，凯利进入梦游式催眠状态中。我不得不挣扎着不让自己进入催眠状态，但我真的可以看到她是如何跟随着你呼吸，在不知不觉中就同你一样呼吸。我看到你通过演示胳膊木僵来对观众掩盖和隐藏你所做的事情，让观众认为这种（胳膊木僵）才是你的引导技术。如果你试图解释呼吸，他们永远也不会明白。"

第五件事实：与我的两个医学生向我报告的经历有关，他们各自用磁带录制了在一个内行观众面前针对一个受试者的特定催眠引导和我对深度催眠现象的演示。两位医师的经历基本相同，唯一不同的是，一个医师的女儿 9 岁，另一个医师的女儿 10 岁。

两人都一遍又一遍地回放他们的录音，每个人都苦恼地发现，在录音的某个时刻，他们从受试者的声音和各自的视觉记忆中清楚地意识到受试者"在深度梦游式催眠状态中睡着了"，下一刻，受试者突然回到了完全清醒的状态，而作者并没给出任何具体要求，也没给出任何暗示。两人都注意到，当作者讨论他所展示的各种现象，并将其与清醒状态进行对比时，这个受试者（他们两人都知道他是第一次作受试者，作者也不认识）会以一种似乎自发、自动的方式醒来或再进入催眠状态。于是，他们似乎是有意地，在没有得到提示的情况下，自动从催眠中醒来或发展出一种催眠状态，来回应作者对观众所说的话。

两名医生一遍又一遍地回放他们的录音，认为作者一定说了一些录音带上没有录下来的东西，并大声表达了这种看法，两个小女孩都争辩说，"但他什么也没说。他只是稍微改变了一下自己的声音，这样他呼吸的方式就会不一样，这样她就会醒过来。"两位医生都对这种幼稚的分析表示怀疑，并重新回放录音带，让他们的女儿指出这种情况。两个女孩都会屡次反复提出："现在他的声音开始变慢了，他几乎停下来了，就像他在吸气（或呼气），她就会醒来（或睡着去）。"

令两位医生满意的是,他们都测试了女孩对录音的即时和随后播放的听觉感知,直到确信女孩们报告的是真实的听觉体验。1年后,他们其中一个人在一次研讨会上找到了作者,并恳切地要求他使用与以前(确认那次的场合,但未提供更多信息)使用的完全相同的引导技术。他让作者给出一些临时约定的信号,以便他知道在哪个志愿者身上使用了同样的技术。这个医生直到很久以后,才向作者透露提出这一要求的原因。而且,碰巧在那些志愿者中,他认出了有一个受试者有能力对"呼吸技巧"做出反应。这两名医生都参加了后来的研讨会,其中一人还带着女儿。当使用"呼吸技术"时,在场的女儿惊讶地说:"现在,他正在对他催眠的那位女士做同样的事情。"在研讨会结束时,两位医生分别找到作者,透露了他们女儿对作者技术的分析。

起初观察的背景

读者对上述的少量信息有了适应后,现在我想从多年的探索、调查、研究、实验和观察开始。

作为一个上小学的孩子,我无法理解同学们的那些古怪行为。这对我来说是无法解释的,也带来我无尽的好奇,为什么当老师坐在风琴前敲击琴键并发出很大声音时,我的同学们要开始摆动他们的脚和手。我不想挥动双手,不想上下抬脚,也不想左右摇摆。我也不明白管风琴发出的声音与行进有什么关系,那时你所要做的只是观察前面人的脚步,而带头行进的孩子显然会掌握好行进速度。但最让我困惑的是同学们呼吸方式的一种奇特变化,从《老营地的帐篷》(Tenting on the Old Campground)到《约翰·布朗的身体在衰退》(John Brown's Body Lies a Mouldering)再到《噢,你这个漂亮洋娃娃》(Oh, You Beautiful Doll),他们的呼吸方式大不相同。

我为此好奇地提问,回答总是不太令人满意:"每个人都在呼吸。别傻了。歌曲不一样。"

在教堂里,雪诺夫人(大概40岁出头)作为婚礼、葬礼和每周的礼拜中都是很受欢迎的独唱者。她还是社区演唱会的常客。我一直搞不懂为什么雪诺夫人要在单词里加上额外的音节,为什么她要这样奇怪地呼吸,因为当她开始这样呼吸时,其他人即使不唱歌也会这样。当我问她这件事的时候,她给了我一些并不相干的答案,关于胸式、腹式呼吸(膈式呼吸),但我想知道的是,为什么听的人会收紧喉咙,改变呼吸方式。我经常注意到人们会改变他们的呼吸,然后开始哼唱,或者唱歌。我还注意到,当人们哼唱的时候,其他人也会跟着哼唱，甚至还会舞动他们的手脚——我却没有这种冲动。然后我注意到人们有时会变得沉默和沉思，并改变了他们的呼吸，然后突然开始哼唱或唱歌。此外，我还多次注意到一个人会改变他的呼吸，很快他旁边的人也会以同样的方式呼吸，然后他们会在之前没有提到或唱这首歌的情况下，开始唱同一首歌。我注意到行进的人也有同样的情况。我无法理解呼吸和脚步的运动之间有什么关系，也不明白为什么一个人的呼吸会引导其他人跟上另一个人的特殊呼吸节奏，并趋于一致。它只是自然地发生了，或者，正如我越来越能确定的那样，是由于呼吸引起的。我所有的询问都遭到生硬的拒绝。似乎没有人理解我关于呼吸的问题。不久，我开始把我的问题藏在心里，因为每个人都对它们不屑一提，认为我的问题是愚蠢的。

这只会增强我的好奇心。我开始学习"以不同的方式呼吸"，我会安静地坐在姐姐或同学旁边，貌似是在专心读书，并以我现在知道的阈下听觉水平安静地呼吸。我试着复制不同歌曲的呼吸模式（我永远也做不到准确），来看看坐在我旁边的其他人是否会开始哼唱，或唱歌。更多的时候，他们开始急躁，却没意识到我在以某种特殊的方式呼吸。在我看来，如果人们能听到一种低沉而无意义的哼唱声，并以突然唱歌和打拍子来回应，那么一种柔和、低沉、无意义的呼吸也能产生同样效果，我一次又一次地发现，呼吸和哼唱可以分别引发相同的反应，但当我用呼吸的时候，另一个人会认为是他先开始唱歌的。人们总爱把哼唱归到合适的人头上。由于我的好奇心只会导致他人的生硬的拒绝和反对，我把我的问题藏在了心底，但这激发了我做进一步探索观察的想法。

没过多久，我就发现打哈欠会传染，通过刻苦练习，我终于学会了如何主动地在耳朵里启动某种感觉过程，我至今都说不出这个感觉过程到底是什么，但每次它都会让我随之不由自主地连打哈欠。

特别是在高中的时候，当我的同学在背诵的时候，我就用这个方法来"摇晃"他们，使他们不平稳。我不明白为什么打哈欠，作为一种呼吸形式，它会像哼唱一首流行歌曲一样具有传染性，为什么它会导致某种身体反应，就像哼唱会导致用脚和手打拍子一样。此外，它还为我提供了一种自娱自乐。

一旦开始打哈欠，我总是坚定地与无法控制的连串哈欠做斗争，结果全班都被我传染了，连老师也不例外。有一个同学很有音乐天赋，我会坐在她后面，悄悄地以一种合适的方式呼吸，引起她打呵欠。她从来没有意识到我在她打哈欠中所起的作用，但她是一个最敏感的对象，我现在将其原因称为阈下听觉刺激。

我这样做的次数不是太多，只是正好可以让我发现，原来一个人竟然可以小心地、不引人注目地、不被人察觉地引导别人哼歌或打哈欠。我非常小心，从未暴露自己。

我不明白为什么像呼吸这样微小的声音会对一个人产生如此大的影响，而且实际上，这成了我引发预先设定好的反应的一种方法。每个人都在呼吸；若非生病，没有人注意他们的呼吸；然而，呼吸与哼唱、歌唱和任何一种发声是一样的。此外，呼吸是任何一种发声的基础。呼吸是发声反应的基础，但似乎从来没有人意识到这一点。

当我第一次遇到口吃的人，我完全被他费劲说话时和说话时的呼吸模式弄糊涂了。这让我感到不安也令人不舒服，在我复制了几遍这种口吃模式并且让一个同学在朗诵时感到不确定和犹豫之后，我便停下了。这让我感到害怕，又使我进一步相信，人与人之间的相互交流，是在对"呼吸"无觉知的意识水平上进行的。那时我没有足够多的词汇，也没有清晰的概念来达到一种很好的理解，甚至对我自己来说也是如此。但我确实知道，与他人的交流可以通过一种非语言的、实际上不被认出的方式来实现，但必须有明确的刺激才能实现这一目的，而且最好是在不被对方察觉的情况下完成。

进入大学后，我有幸被分配上一门英语演讲课程，主讲这门课的教授既讨厌这门课，也讨厌学生。我个人的态度是，你要么喜欢你的工作，要么找你喜欢的工作。无论如何，我认为他是我进行个人探索的一个可以捉弄的对象。对他来说，这是一个悲惨的学期。我通过轻轻地点头或摇头，来加强和扩大了我的非语言交流，以符合他所说的话，但让我的头部动作与他的呼吸同步（我总是坐在他能看到我的地方，并且我知道，任何一个学生，只要他看起来无意识地点头，赞同老师意见，都会被老师当作一种坚定的支持而注意到）。很快，他在呼吸，我就正好点头，两者同步。然后，通过我头部运动的滞后或加速，我就可以影响他不由自主地改变他的呼吸频率，从而导致他语言表达困难。这些反过来又成为刺激，他进一步语言表达困难。或者，我会通过打哈欠开始时呼吸运动，在他身上建立一种传染性的打哈欠状态，而他对这种状态的情绪反应又加剧了这种状态。但我小心翼翼地从不让它成为一种规律而被预估到。因此，我总是以一种随机的方式，可能会在课程的前半段、后半段、中段或四分之一的时间段来"影响他"。

在 20 世纪初，威斯康星州漫长而寒冷的冬夜里，最受欢迎的习俗是聚集在有管风琴的家里唱歌。我姐姐是常客，我是她的陪伴；但我从未被允许参与这项"大喊大叫"的活动，我姐姐气愤地坚称这不是大喊大叫，而是唱歌。

第十一章

催眠的间接引导：假装（模拟）与间接暗示和最小线索的作用

米尔顿·艾瑞克森

未发表的文章，写于 20 世纪 60 年代。

一个主修实验心理学专业的学生（H 先生）对催眠产生了浓厚的兴趣，1923 年秋，H 先生邀请作者（艾瑞克森）与他合作进行一项特殊研究。这个项目旨在对照和比较不同受试者在表现不同类型的催眠现象时的梦游式反应。在准备过程中，H 先生一直在训练一些志愿者发展梦游式催眠状态。H 先生建议作者和他一起参与，选用其中一个更好的受试者，引导一种深度梦游式催眠；然后，他们一起合作，利用这个受试者，来制定一个系统的程序，以一种有序和相关的方式引发催眠现象。作者欣然接受了这个提议。

在约定时间，H 先生把作者介绍给志愿受试者，一个文学专业的大学三年级学生，显然这个学生是一个非常聪明和有领悟力的人。在 H 先生介绍作者的时候，随手递给作者一个密封的信封，上面写着"稍后再读"。

这个受试者非常有能力，他完成了一系列任务。在最后一项任务中，他被要求，是在 H 先生的要求下，写出三个关于他童年的简短的句子。写的内容不能马上看，相反，这张纸要折叠起来，放在一本随手可取的书里妥善保管，目的是测试催眠遗忘，并确定在恢复被催眠压抑的记忆时重新联结的过程。

然后，当唤醒受试者后，（H 先生与作者）对一般催眠现象和催眠受试者的具体反应展开广泛讨论，在讨论中，受试者试图参与，但由于催眠遗忘而未能参与。最后，H 先生提出了一个普遍的问题，即关于成功假装进入催眠状态的可能性，以及志愿受试者的催眠反应中，有什么东西是让其他人很难通过假装进入催眠状态来复制的？作者完全没有怀疑，提出了许多武断的认定，但他最终被无情地打脸，原因是，H 先生让他检查他刚进房间时递给他的那个信封的内容。作者仔细阅读内容，发现了一条由志愿受试者签名的信息，"今晚我要假装你向我暗示的每一个催眠动作，我要假装自动书写出三个关于我童年的简短句子,你将会读到的是……"并有三句话附在上面。检查那张折叠的"自动书写"的纸,证实了作者难堪的窘境。对这个受试者提出的几个问题收到了大量证据,证明作者那时被彻底欺骗了。

随后,H先生完整讲述了他对这个受试者系统的吩咐和指导,这个受试者是一位经验丰富的戏剧专业演员;通过让他学习催眠受试者的梦游式行为,然后来模仿它。事实证明,这位演员是一个合格的学生,他个人对这个项目很感兴趣,因为这为他提供了一个在表演方面接受特殊训练的机会。当演员认为自己可以表演得无懈可击时,H先生提出通过欺骗作者来进行模仿的实验测试。如果成功,那么接下来将由这位心理学专业学生,也希望有作者参与,来对实际的和假装的催眠进行实验研究。他声明,作者现在非常敏感,在甄别假装和真实方面,他将是一个火眼金睛和最挑剔的判断者。

H先生建议,现在可以拟定一项联合研究,照理说,下一步可能是与当前所做的相反。也就是说,既然已经证明了催眠师会被欺骗,那么受试者会被欺骗吗?

经过讨论,他们出台一项再找一个有经验的演员的实验计划。H先生和第一个演员都会以声称要欺骗作者的名义来指导他。然而,完全了解这一情况的作者,将能够在不向受试者泄露事实的情况下,用计策让受试者摆脱他的欺骗角色。怎么能够做到这一点将是作者的任务;而训练下一个演员将是他们两人的任务。

第二个演员,另一个戏剧专业的学生,他显然很能胜任。他可以不停地打喷嚏、咳嗽、吞咽反射、干呕,甚至呕吐、流泪、牙齿打颤,还有一些其他想来就来的反应。他们(设计计划的人)告诉他,作者在催眠方面非常有经验,而要达到的目的不仅仅是一个骗局,而是一个严肃的事情,要对照和比较在清醒与催眠状态下的行为表现。他认可这个提议的正当性,也认识到自己有机会学习更多关于表演的知识。

H先生和两个演员,连同6个不知道这两个演员目的的良好梦游式受试者,他们努力训练这个受试者,直到这个心理学专业的学生和第一个演员确信了第二个演员的能力。

当这项任务最终完成时,这个学生把作者介绍给两位演员,从而进一步增加了骗局的假象。作者假装通过抛接硬币来选择A先生和B先生这两个演员作为可能的志愿受试者,并宣布他抛硬币的结果,表明第二个演员B先生被碰巧选中为第一个要接受催眠的受试者。

为了进一步让B先生确信,正在对作者进行行骗,作为一种初步措施,作者非常详细地指示A先生,要最注意作者对B先生的催眠引导和B先生的催眠反应,"也许你可以更快、更有效地学习如何进入催眠，甚至可能最让人出乎意料地进入催眠。"最后的这句话是用令人印象深刻而又温和的强调语气说的，目光从两个演员中的一个看向另一个。这个学生和 A 先生都因为了解情况而倾向于忽略这句话的含义。B 先生对这种强调语气印象深刻，但认为它只对 A 先生有所指。因此，他按个人判断忽略了它。因此，A 先生和 B 先生都听到了一个重要暗示，但两个人都认为它对自己没有意义，而只是为了给另一个人传达一个特殊信息。

然后，作者采用一种眼睛固着和眼皮闭上的引导技术，从他的"受试者"身上引出一种对梦游式现象极为可信的模拟。然而，对作者来说，毫无疑问，催眠反应是不真实的，但对他来说，很明显，通过描述来区分真实和假装将是极为困难的。

作为貌似的最后一项活动，作者暗示要完成自动书写的任务。他对这项任务进行了详尽而细致的描述。然后，让 A 先生和 H 先生感到惊讶的是，作者邀请 A 先生加入 B 先生的活动。作者告诉他们要慢慢地走过实验室地板，并直直地坐在实验室桌子边的两把相对的椅子上。在他们面前，他们会看到铅笔和可以写字的记事本。他们坐下时，要拿起一支铅笔，将手摆出书写的姿势，并且牢牢地、持续地只盯着对方的眼睛。他们要步调一致地各自走到桌子的两边，动作一致地拿起铅笔——一切都要慢慢地、从容不迫地、协调一致地完成。作者完全没有提到 A 先生正在发展催眠，甚至也没有给他或 H 先生一个解释性的眼神。两人慢慢地坐下来，拿起铅笔，把手放好姿势，作者在每人面前放了一块隔板，向他们解释说，隔板可以让他们只能看到对方的眼睛，而看不到自己的手和对方的手。然后，当他们继续注视着彼此的眼睛时，他们以完全一样的速度书写，每 3～5 秒不超过一个字母，直到写完一个简短的句子，非常简短，关于 1917 年 10 月某个被遗忘的事件。当他们按照指令写完后，他们会默不作声地将手从记事本上移开，但仍握着铅笔，并且他们将继续牢牢地注视着彼此的眼睛。

作者站在一个有利的位置，作者仔细地观察着这两人，并保持沉默，以一种极其期待的方式等待着。15 分钟后，任务才完成，首先是 A 先生，他在 5 分钟内完成了。然后 B 先生也完成了他的书写，开始时他写得很犹豫，后来比 A 先生慢了很多，但似乎处于一种有所改进的舒适状态。然后，作者让他们俩慢慢地站起来，仍然面对着对方，然后转身，步调一致地走到房间的北端，在那里，他们会注意到地板上有一个用粉笔画的圆圈。他们要从圆圈的两边面对面安静地立正站着。他们一就位，作者就指示他们："现在，A 先生和 B 先生，继续看着对方，但当你们这样做的时候，你们每个人都要装出对方的身份和气质。这要正好在我给出这些指令时做出，并且要在我说完这句话时完成（停顿）。现在维持现状。我要离开这房间 5 分钟,在我离开期间,你们要继续维持现状,在我回来之后,你们要一直这样,直到我发出其他指令,并且你们要严格遵守所有指令。"作者离开房间,悄悄地把自动书写的东西装进口袋。

根据 H 先生后来的叙述,作者一离开房间,H 先生就说:"不知道他现在在干什么!"并满怀期待地看着两位演员。令他惊讶的是,他发现两人都处于一种深度催眠状态,完全与他失去融洽关系而脱离了。接下来的几分钟,他拼命地试图建立融洽关系,并解决这一局面所造成的问题。

当作者重新进入房间时(离开是为了给 H 先生一个发现情况的机会,他的面部表情表明他已经发现了),他对受试者说:"我的同事现在想让你们中的一个像现在这样醒来。在你注意到他在和另一个人说话之前,你不会觉察到他,那时只有那个人才会觉察到他。"作者递给那位同学一张纸条,上面写着:"对他们说'我现在正在和你说话,B 先生,我希望你现在就醒过来。"H 先生很惊讶地发现 A 先生醒来了,他既诧异又迷糊地看着他的演员同伴、H 先生及作者,然后又似乎迷惑不解地注意到了自己所处的位置,并将不确定的眼神望向实验桌那头的椅子。他显然不知道如何理解自己的处境。作者问他:"你想说点什么或问点什么吗?""我当然想! 杰克是怎么穿上我的衣服的(他一脸震惊,低头看着自己),我又怎么穿上他的衣服的? 还挺合身,但我不想要!"他开始脱下夹克衫,把它放在椅子上。作者让他把这件事放到一边,先解释他的感受。他的回答很简单,因为他太困惑了,以至于无法思考,他的目光不断地转向他的同事、椅子上的夹克和他穿的裤子。他似乎无法自发地思考其他任何事。

接着作者唤醒了第二位受试者,唤醒的方式是先触碰他的胳膊,然后说:"我很快会让你醒来。让我重复一遍,唯有我一个人,会把你唤醒。现在就醒来吧!"这位假的 A 先生立刻醒了过来,并满怀期待地看着作者。他的演员同事(先醒来的那位)问:"杰克,你为什么穿我的衣服?"但没有得到任何回答。很快,情况就很明显了,假的 A 先生这时只和作者有着融洽关系,因此他只是在被动地等着作者的指示。当在场的其他人也对情况非常清楚时,作者瞥了一眼椅子上的夹克。受试者也瞥了一眼,脸上露出困惑的表情,他看了看自己身上的夹克,又回头看了看椅子上的夹克,然后好像有了新想法似的看了看自己的裤子。作者并没有给出任何会引他说话的鼓励信号。在令人不安的沉默中,受试者环顾四周,注意到了桌子旁的椅子和粉笔画的圆圈,但仍然没有看到在场的其他人。

接下来是作者进行了各种各样的操作:他从一个人身上移除遗忘,然后再重建,暗示这个人恢复他正确的身份,但另一个人不变,然后再反过来,直到两名演员和那个心理专业学生都对他们催眠反应的真实性及其与非催眠反应的明显差异不再有任何怀疑。但令A先生和B先生尤为困惑的是,他们各自都有处于催眠状态的记忆,都有非个人的(被去个性化的)记忆,都有回忆起自己似乎穿着对方衣服时的困惑,各自都记得自己无法知道何时或如何进入催眠状态,并注意到作者可以轻而易举地根据要求在对方身上引发遗忘。

最后,作者分别询问两人(在询问一个人时,让另一个人离开房间)他们何时开始进入催眠状态的。两人在仔细审视了他们的回忆后,都自发地说,他们最后一次清醒状态的记忆是"一起走过去,坐在椅子上,看着(对方)"。在此之后,什么也不记得了。通过间接询问,作者很快发现,两人都不记得自动书写,当提到自动书写时,两人都表示愿意尝试。作者将椅子重新复位,让他们坐下,并要求他们作为一种书写练习,"随便捕捉不知从哪儿冒出来的3个你不记得的单词,并把它们写下来。"作者用仔细强调的语气说出这句话。两人都带着困惑的表情照做,作者注意到其中一人写的是"我游泳冷",而另一个人写的是"警察逮捕我"。作者和跟随他的那个心理学专业学生进行了大量的提问,但未能确定所写文字的意义。一个说他从来没被逮捕过,另一个说他天冷的时候确实经常游泳,但除此之外,他写的东西没什么意义。当他们不理解的地方明显得到解释之后,作者把他们此前做过自动书写的东西各自递给他们,并轻声强调说:"想起来!"

两人的表现都令人惊讶。首先,他们回忆起了实际发生过的经历,一个曾从船上掉下去后自己游上岸,另一个曾因万圣节恶作剧而被捕。然后他们回到大约1917年10月的时间,然后他们注意到,自动书写的字体确实是一种圆形的、幼稚的、与他们自己平常的笔迹完全不同。

他们对那天晚上发生的事情进行了诸多的回顾和推测,其中一个方面是,他们是如何陷入催眠状态的。B先生懊恼地发现作者在某种程度上是用谋略赢了他,并很诧异地知道A先生竟然曾经欺骗过作者。A先生则只能表达他对自己被间接催眠的惊讶,但这是如何发生的,他甚至无法提供一个大致的猜测。

他们被告知,作者会描述他来实验室之前曾经详细制定过的计划,详细描述各个步骤。如果这大概有错误的话,他们可以说出来。如果作者描述的步骤正确或大致如此,他们将感知到所描述步骤的正确程度。

作者对此的解释是:"虽然B先生在一般人印象中假装得恰如其分,好像他在欺骗我,但B先生很可能正在疑惑我是否会使用A先生"。毫无疑问,他希望我这样做,因为抛硬币只是个幌子，假装以此来决定选谁作受试者。其实只有作者知道这一点。与此同时，A 先生肯定也在想同样的事情。此外，B 先生非常关心如何尽可能地发挥自己的最佳表现。当然，A 先生知道我已经知道了情况，并且知道，尽管 B 先生认为他正在骗我，但我可能正在计划一些特殊工作，来应对实际受骗的 B 先生。这项特殊计划可能会涉及催眠。A 先生不知道催眠涉及的是他自己还是 B 先生，或者是他们两人，但他会琢磨这事。然而，除了参与自动书写之外，我对 A 先生没有任何要求。我要求他们步调一致地走，一起地坐，一起地拿起铅笔，等等，全都步调一致。这不是在寻求欺骗性行为，而是在寻求与 A 先生或 B 先生先前已经展示的反应有所不同的另外一种类型反应。在回应这个要求时，A 先生已经在心里想到了对自己对 B 先生催眠的可能性，而这项任务的特殊性，是让 B 先生完全彻底脱离了他要表现欺骗的角色。他必须采取不同的行动，但该怎么做呢？他们只能看到对方的眼睛，而公开地限制他们的视野又强化了这一点。他们被无可奈何地操纵着。作者给他们的书写指令，是有意为他们创造一种全新的书写情景，在这个情景下让他们缓慢而吃力地书写，就像他们在久远的过往曾经做过的那样。正是这个情境迫使他们合作，但他们无法自己决定如何合作。关于书写的指令旨在唤起童年的笔迹模式，转而引发实际年龄的退行。作者选择 1917 年作为一个适宜的年份，并选择 10 月，是因为二人在这个时间可能会有成年人不会意识到的，关于万圣节的特殊的童年记忆。在桌子旁的等待只是给他俩有更多机会，对催眠情境做出更具非欺骗可能性的反应，因为 A 先生和 B 先生都不能完全把握自己或对方。他们都见过梦游式催眠状态，他们发现自己处于既无法伪装也无法控制的境地。完全在作者掌控之中。A 先生和 B 先生都处于一种心理束缚之中，因为一个人必须做得跟另一个人一样，而且两人都不能承担自己的责任。两人都可能怀疑对方被催眠了。两人都看不到有什么机会可以实施欺骗性行为。然后，作者把他们定位到他们之前没有注意到的粉笔圈上，步调一致地走着，只盯着彼此。"保持现状"当然不是一个预期的催眠命令，但作为一个命令催眠状态持续下去的命令，它肯定是很明确的，如果催眠已经存在的话。

这个命令本身有助于消除他们对催眠的任何怀疑或挥之不去的不确定。此后，这将是一个催眠后暗示线索，因为这个命令肯定与精神状态（而不仅仅是一个在粉笔圈上的物理位置）有关联。在确保获得自动书写材料方面，作者非常谨慎地让他们处于清醒状态，让他们非常警觉地保持动作一致，从而防止任何催眠记忆的恢复，作者并没告诉他们去书写，而是告诉他们"从你不记得的某处捕捉突然冒出来的 3 个单词"，并把它们写下来，没有强调自动书写。作者在"随意捕捉"中传达了一种隐含式暗示（言外之意），即那些词已经在那儿了,"不知从哪儿冒出来的,你不记得的。"那么,那个"那儿(某处)"就是催眠性遗忘和被遗忘的自动书写该去的地方。他们的记忆只浮现到自己坐过的椅子的地方。其余的一切都变成了'一个你不记得的某处',这在清醒状态下是无法理解的,但在催眠状态下却很容易理解。

第十二章

惊奇（出其不意）和"我的朋友约翰"催眠技术：最小线索和自然现场试验

米尔顿·艾瑞克森

引自 The American Journal of Clinical Hypnosis，April，1964，6，293 - 307。

在一次医学会的会议上，关于催眠及其医学应用的讨论进行了很长时间。会议结束时，有人要求作者（艾瑞克森）演示催眠，有两名年轻女孩和一名 45 岁左右的医生走上讲台。其中一名年轻女孩说："我从来没被催眠过，也从来没见过做催眠，但我不认为我能被催眠。事实上我确信我不能被催眠。"另一个女孩说："我从来没见过催眠，也没被催眠过，但我不认为催眠能在我身上出现。事实上我确信催眠会发生在我身上。"那位医生说："我是一个不可能被催眠的受试者。我和其他几位医生（有口腔科医生）花了很多时间试图进入催眠状态，但我似乎把它拒之门外。我愿意让你试一试，不管效果怎样。我想进入催眠状态，尽管我知道我做不到。我可以对我的患者使用催眠，而且我也确实用过，但我总是不能确定他们反应的有效性。所以我想参与一下，来讲台上以便更好地观察。"

作者问他（医生），是否绝对肯定自己不会进入催眠状态。他的回答是，他完全相信自己无法被催眠。这时，一位观众说道，他自己在一段时间内总共花了大约 30 小时试图催眠这位医生，但没有任何结果。

作者要求女孩 A 小姐（那个认为她会进入催眠状态的人）坐在作者右边的椅子上，另一个女孩 B 小姐坐在 A 小姐的右边，C 医生坐在 B 小姐的右边，椅子稍微有个角度，这样他就可以很容易地看到作者和两个女孩的面孔。作者的椅子也有一个小角度，使他（作者）在观察 B 小姐、A 小姐和 C 医生时有个很好的视角。作者对 B 小姐和 C 医生说，要求他们仔细观察 A 小姐，因为他打算用她作示范受试者（对 A 小姐来说，这实质上是一个有力的暗示，是很间接的且未被意识到的暗示）。作者对 C 医生详细地解释说，他（C 医生）要运用他最挑剔的判断力，来让自己确定 A 小姐所表现出的各种催眠现象在他眼里是否有效（这对 A 小姐来说也是一个有力的暗示，也定义了 C 医生的角色，让他不必感到阻抗）。作者对 B 小姐说，即使她无法理解所见到的全部（特别强调这些词语气强烈）她将看到的催眠现象，她也肯定会喜欢观察催眠现象的表现（这里再次暗示 A 小姐，尽管我看似并没有做什么，并且告诉 C 医生，会有更多超出理解的现象，可能来自 B 小姐）。这也在间接暗示，即她，三个人中也只有她，能看到"所有"。这三个人都不会在意识心理层面理解这种强调（暗示），但是三个人都能听到，并且会在他们所有人的脑海中留下一个悬而未决的问题，这个问题虽然还未被认识到，但可以稍后加以利用。

然后，作者告诉 A 小姐：催眠恍惚状态完全是基于受试者内在的学习过程；它涉及对潜意识和自动反应过程的利用。因此，A 小姐、B 小姐和 C 医生听到的是公开的、间接的想让他们"自动反应"的指令。也就是说，有很多技术可以运用，并且其中一些会向她简要描述，以便观众从对各种技术的回顾中受益，同时，这里有个未被觉察到的言外之意：把 B 小姐和 C 医生排除在外的隐含式暗示。

接下来是一个看似随意但相当完整的技术概述，包括手臂悬浮技术、凝视墙上的点和闭眼技术、硬币技术的两种变式，然后是针对我之前发展出的一项特定技术的解释，它在 20 世纪 50 年代中期被戏称为"我的朋友约翰"技术。我详细地解释道，在使用这种技术时，催眠师会假装有一个叫约翰的人正坐在椅子上，他对着这个想象中的约翰用充满感情和高度强调的语气给出手臂悬浮的暗示，与此同时催眠师自己也要去感觉和体会自己的指令，并对自己的暗示做出自动反应，就像一个人正试着对另一个人说话，并一直在寻找恰当的词语。这样一来，催眠师就能学会如何去体会自己给出的暗示"感受"，并把握给出暗示的"时机"。在一个典型案例中，催眠师会让"我的朋友约翰"舒适地坐在一把空椅子上，将手掌轻轻放在大腿上，催眠师在给出上述指令的时候自己也亲自演示出来，然后催眠师会慢慢地、仔细地、带着意味深长和充满张力的语气给出手指、手掌和手腕悬浮、肘部弯曲等细节的一系列的暗示。对于其中的每一步，催眠师都要用缓慢和持续的动作演示来加以说明。然后催眠师会补充说，当你的手快要靠近你的面孔时，你的眼睛会闭上；当你的手指触碰到你的脸时，你的眼睛将保持闭着，你会做个深呼吸，当你做完这个深呼吸的时候，你就会进入一种深度催眠状态，你会一直呆在这种深度催眠状态中，直到完成你想要达成的目标。这是作者出于某种正当目的，在教别人催眠和自我催眠时使用的一种技术。

所有这三个受试者和观众都全神贯注地听着这个相当宽泛的解释。然后作者又说："现在，A 小姐，既然你是示范受试者，我想对你使用一种相当简单的技术，它通常非常简单和快速，我称之为惊奇技术。这真的很简单。我想让你做的（用轻声而强调的重音）就是告诉我，那只狗是什么种类、什么品种、多大年龄（他用伸出的手指，指着讲台上一个空的地，并且带着极大的兴趣用眼睛看着那个地方）。"

A 小姐慢慢地转过头去，瞳孔放大，脸上表情僵硬。她仔细地看着指定的地方，头也不回地回答说："这是一只斯科蒂犬（苏格兰当地的一种狗），它是黑色的，它看起来几乎和我家里的那只一模一样。"她慢慢地转回头，面向着我，问道："这是你的吗？它差不多是成年狗的四分之三，和我的一样。"我问她："它是站着、坐着还是躺着？"她回答说："它只是坐在那儿。"

B 小姐先是看向 A 小姐，然后又看向地板上那个空地，脸上流露出明显的惊讶。并说道说，"但那里没有——"她一脸懵圈地转向 C 医生，并听到他对作者说，"这不是有效的催眠反应。这只狗是柯利犬，而不是斯科蒂犬，它正在站着摇尾巴。我自己是柯利犬饲养迷，我应该知道。既然你没有暗示，你怎么就料想到她会想到斯科蒂犬？"这时，B 小姐的表情变成了满脸困惑。

作者安慰性地解释说，A 小姐可能不比作者更了解狗的品种，作者指着 C 医生（从而确保他们二人之间建立一种融洽关系），让 A 小姐向 C 医生解释这是一只什么样的狗。A 小姐慢慢转向 C 医生，与此同时，C 医生说："她的面部表情，她的头部动作是催眠性的，但那看起来是一只斯科蒂犬而不是柯利犬——哦，她把柯利犬幻觉为一只斯科蒂犬了。"当他在进行这些观察时，作者在 A 小姐的左胳膊上演示了木僵，而她似乎没有注意到这一点。C 医生注意到了，并确认它是真正的木僵，完全有效。就在他说这句话的时候，作者悄悄地从椅子站起来，站在 B 小姐身后，小声对她说，她应该试着用力压 A 小姐的胳膊。她照样做了，但没有得到 A 小姐任何的回应，只是僵硬程度增加了，C 医生说，"她胳膊的变得越来越僵硬了。"他跟作者说这话时，仿佛作者仍坐在 A 小姐旁边的椅子上。不仅他没有提供任何证据表明他看到 B 小姐和她在做的事，而且 A 小姐似乎也没有看到或注意到 B 小姐的举动。

A 小姐似乎既没有注意到 C 医生对作者说了些什么，也没有留意到作者离开了椅子。

A 小姐慢慢地向 C 医生解释说，这只狗是斯科蒂犬，并充分地解释了为什么它是斯科蒂犬——她显然对这个品种知道得很多。

C 医生很有礼貌地反驳了她的说法，并指出这条狗是只柯利犬——事实上，它在很大程度上与他曾经养过的一只柯利犬相似。C 医生对作者说了几句旁白（好像作者还坐在原来的椅子上），他评论 A 小姐的催眠是有效的，但 A 小姐没任何迹象表明她听到了这些话，因为这些话不是对她说的。C 医生跟 A 小姐的交流在继续进行，他对作者的旁白也在继续，好像作者还坐在原来的椅子上。这时，作者已经走到了 C 医生的右侧，向上抬起了他的右臂，让它处于一种有些别扭的木僵姿势。然后，作者伸出左臂（这样观众可以看到，而 B 小姐却看不到），他猛地拉了一下 B 小姐的一缕头发；过了一会儿，他又用右手猛地拉了一下 C 医生的一缕头发，动作也一样突然，甚至更用力。B 小姐惊讶地抬头看着作者，吓得说不出话来，但她脸上却是一副痛苦的表情。她抬头看时，看到 C 医生的头发被拽了一下。B 小姐立刻看向 C 医生的面孔，却看不出什么迹象表明 C 医生感觉到了有人在扯他的头发，而是继续和 A 小姐争论那只狗的品种（B 小姐认为，她正在开始看到所有的催眠现象）。观众现在很清楚 C 医生莫名其妙地发展了一种深度的梦游式催眠状态。他仍然完全意识不到观众和 B 小姐，似乎他还能看见作者，并跟他说话，好像作者并没有变换位置。A 小姐的反应一如既往，仿佛作者就在她身边。

作者从后面伸出手，握住 B 小姐的左手，并将其向后向上移动，然后朝着 A 小姐的头点了点头。B 小姐小心翼翼地拽起 A 小姐的一缕头发，试着拉了一下，然后更用力地扯了几下，A 小姐没有任何反应，也没有打断 A 小姐和 C 医生关于柯利犬和斯科蒂犬很有趣的讨论。C 医生也没注意到这一点。事实上，不管是 A 小姐还是 C 医生，两人似乎都没意识到 B 小姐，这则事实的确让她困惑的，但对观众来说是再明显不过的了。

此时，作者开始向 C 医生身后的观众解释所发生的事情。包括 B 小姐在内的所有人都注意到，尽管作者在 C 医生身后对观众讲话，但这并不干扰到 C 医生如同看见作者还在原来的椅子上一样跟作者交谈。C 医生继续讨论 A 小姐和她的行为反应，继续跟作者说话，就好像作者还在原来的椅子上，并且显然对作者跟观众讲话的声音没有反应。作者向观众解释说，虽然他们完整目睹了一次全面有序的系统的催眠引导。其实他们并不知道自己正在这样做，他们忽略了正在做的事情，并等待着作者做一些更符合他们常规期望的事情（B 小姐也听到了，但并没有把这些话当作是对自己说的）。

作者解释说，对各种催眠引导看似随意的附带解释，只是一种有效吸引受试者注意力，并缩小他们的意识觉察领域的简单方法。但是，由于观众在那里是听到、看到作者和受试者正在做的事情，至少当时对他们的催眠引导有一种对立的心理定势。说到这里，一位观众举起了手，当艾瑞克森点头同意他发言时，他对艾瑞克森表达如下：

观众：对立定势这个说法对我来说是不够的，因为我在那里儿看到的是我的小船，而不是一只狗，这让我感到非常惊讶，以至于我又回到了观众身份。但我想，我确实有你所说的"对立定势"，否则我就不会回来了(随后，另有几个人走近作者，报告说他们也出现过幻觉，但只是暂时的，然后又重新"回来"观看演示过程)。

艾瑞克森：然后，当我解释"我的朋友约翰技术"时，我小心地强调了在引导催眠过程中一种说话方式的重要性，那就是，说话的语速要缓慢、令人印象深刻、意味深长、更容易让受试者照字面意义理解，并在自己内心"感受"当下正在表达的话语的全部意义。例如，在我自己使用手臂悬浮技术时，我在威斯康星大学上学时，在开发这个技术的过程中很快就学会了，我几乎总是会发现我的手抬起而眼皮闭上。于是，我知道了在给我的受试者进行暗示时，用一种能完全表现出意味深长和期待的语气的重要性，以及在我内心作为一个独立个体去"感受"我的话语及其意义的重要性。当 C 医生主动提到自己对被给予的催眠引导感到失望的经历，接着又谈到他对他的受试者表现的催眠现象的有效性表示怀疑时，我意识到他的这句话对他来说是真正的兴趣和有意义的，我也意识到它给我提供了一个机会，去开展所谓的"自然而然的现场试验"，在这种试验中，任何人，尤其是受试者和观众，都无法预见到会发生什么，更不用说对我来说陌生的受试者，他们无法设想会有人做这样一个实验，当然也无法设想这个实验会是什么，或者可能会发展出什么样的行为。就此而言，我也无法预测。我所知道的只是我希望演示催眠现象，我会尝试在实验中利用我能引发的任何催眠现象，并且我的经验让我知道受试者对我的用词、重音和句型可能做出的反应，我会依靠这种经验来"当场"构想我的实验。如果实验失败，没人会知道，我可以尝试其他变化，因为我可以有理由确信，我至少获得一个催眠受试者和某些催眠现象，即使我不确切知道它们会被证明是什么。

"我的朋友约翰技术"是一种极好的方法，可以教有阻抗的受试者进入催眠状态。我向有阻抗的患者展示了这种方法，他们前来寻求治疗但又有阻抗，我展示得如此彻底和小心，以至于当他看着我，在一个我完全想象出来的朋友约翰身上引导催眠时，他非常讨厌在浪费他的时间和金钱，并且当我在催眠"约翰"时，他开始完全不知不觉地做出反应,以至于他跟随"约翰"这个榜样,在不需要阻抗出现的情况下发展出一种催眠状态。从治疗的角度来说,这是一个很好的开始,因为他来这里是为了治疗,而不是为了阻抗。我也用它来教自我催眠,用在有异性催眠的情况下,也用于那些要在家里练习来处理学习、偏头痛、肥胖等方面问题的受试者。

因此,当 C 医生谈到他对催眠现象有效性的怀疑时,我让他对 A 小姐催眠表现的有效性做出判断。这话对他来说虽然是可以理解的,但它同时也是一种纯粹的、直接的、简单的、有力的声明,那就是,A 小姐要进入催眠了,并且对她来说,这是无法抗拒、无法争辩甚至无法置疑的,因为我并没有对她说,而是和 C 医生说话。但这也是一个声明,给他一份责任,让他去充分评估 A 小姐的反应。至于这暗示着什么,他和观众都没有时间去分析。我依靠的是我过去的经验。一个人如何去验证另一个人的主观体验? 如果可能的话,参与其中吧! 例如,游泳者说水是凉的。人们可以跳入水中去确认,或者至少可以放进去一个手指或脚趾! 但这里的情况有所不同。你无法像验证游泳者对水温的主观反应一样,去证实某种催眠幻觉。C 医生对施于自己的催眠感到"受阻",并对他自己在自己的实践中引发的某些催眠现象的"有效性"表示怀疑。当我让他去"验证"A 小姐催眠反应的真实性时,在催眠现象可能的有效性上,他没有受到"阻碍",在使用他自己的话语上,他也没受到"阻碍"。他期待从 A 小姐那里看到催眠现象,并通过他乐于配合的挑剔来验证它们。他和观众都没意识到,让他努力去证实 A 小姐的催眠行为的暗示,所需要的不仅仅是对狗的年龄、种类和品种的试探性询问,狗的现实性不是问题,它的特征才是。做这样的验证需要一只狗的存在,因为 A 小姐有了一只幻觉中的狗,所以 C 医生对验证 A 小姐的反应没有任何心理上的阻碍或对立定势,他发现他要"验证"她关于狗的种类、品种和年龄的判断,唯一的方法是要有一只狗,这样才能拿来进行相应的比较。于是,他在无意中被置于与 A 小姐相同的境地,无论是她、他还是观众都没时间意识到这一点,或者都没有时间去分析那个看似简单要求(要求 C 医生用"最佳"的判断去评估 A 小姐的反应)的言外之意的隐含式暗示。"最佳"的判断需要发挥他的全部潜力。

然后，在 A 小姐满怀期待中，只等着我决定给她某种暗示时，我提到了"惊奇（出其不意）技术"。我并没有让她去看见一只狗。我只是让她告诉我那里的那只狗的种类、品种和年龄。是不是有狗在那儿，这不是问题。问题是狗的种类、品种和年龄，既然她准备接受我的暗示，那么她能做的唯一方法就是，"抵达"她的潜意识心理，从而生动地投射出一条狗的视觉记忆。为此，她必须进入催眠状态。发展催眠状态需要多长时间？进入一种生理睡眠需要多长时间？如果你的身体足够疲惫，你可以头一碰到枕头就睡着。当你有充足的心理准备时，你可以同样快速地进入催眠状态。

至于 C 医生，发生了什么？他对 A 小姐催眠现象的发展做好了充分准备。他实际上非常期望作者能展示催眠。他曾表示自己无法被催眠，而且似乎作者表面上接受了他的说法，所以他就不再有必要表现阻抗。但他确实有个任务要做，那就是与作者合作，去判断他期望 A 小姐会发展的催眠现象的有效性。他也对催眠现象有着强烈的期待，不过他只是假设它们会来自 A 小姐，或者来自 B 小姐。

他甚至没有意识到他自己也可以是一个来源。所以他没有必要表现阻抗。相反，努力达成催眠，现在对他来言，已是一个长久的强烈需要，而现在却有了一个他未意识到的实现催眠的机会。他的整个心理状况正好符合作者的期望。

然后，当 A 小姐幻觉到一只狗时，C 医生发现自己处于验证那种幻觉的境地。他如何去验证呢？当然是通过将正在讨论的事物与已知可比较的事物进行对比。你不会将一只狗，即使是想象中的狗，与一罐罐头、一块地板或一把椅子进行比较，而是将另一只狗，或对另一只狗的心理意象或记忆进行比较。因此，C 医生在没明确意识到的情况下，被迫进入了这样一种情境，自发地将 A 小姐投射的视觉形象与自己内心的理解进行比较，而最好的方法是把他自己记忆中狗的意象投射出来。为了做到这一点（他已经准备好等待去做，但他未曾分析过他要经历一个什么样的过程才能完成），他马上发展出一种催眠状态，这样他就可以把他自己的催眠视幻觉，与 A 小姐口头描述的她的主观催眠体验进行比较。将一只斯柯蒂犬与一只柯利犬进行比较，这种意外情况引起了当时当地他们之间对情况的细化说明，这是由作者的附带评论促成的，不是计划中的，是由这一情景本身所引发的(催眠结果)。

为什么是狗？因为综合信息表明,狗比猫更受人欢迎,养狗的人也相对更多些。但是,如果 A 小姐用的是一只猫,那么,C 医生如果更喜欢狗,他仍然可以用他的柯利犬,正如这个特定实验的多次重复所揭示的那样。要验证的是主观体验,而不是一个现实对象,而 C 医生迎合了 A 小姐促成的任务,也发展出一种主观体验,并且非常充分,但当然是从他自己的视觉、心理意象和记忆出发的。

我喜欢在没人知道是在做实验,而且我自己也不知道会在什么的情况下做这种实验。因此,在过去,我曾仔细谨慎地给出想要引发视幻觉和产生听幻觉的暗示,例如"我看不到有人在那儿,但我可以听到有人在说话"(其实没有人在那里,也没有人在说话);我还暗示他们听,听那边的那架钢琴,他们还解释说:"那是一架电子琴。"让他们对我的无知感到迷惑不解,受试者看到(了这一幕),即我为了纠正自己明显的错误而仔细地看了一眼。

在我所设计的大多数这种实验的情境中,我希望知道的,只是那些我想要引出的各种可能的一般心理过程和反应,但我不知道我是否能成功,也不知道将以何种方式发生。然后,当受试者以他们自己的方式做出回应时,我会马上利用这种反应。举例来说,在另一次医科-牙科讲座演示的情境中,在讨论意念感觉现象时,我问了一个我打算催眠的受试者,一个大学毕业生,问她最喜欢的娱乐活动。她回答说:"嗯,我就喜欢开车在乡村里兜兜风,看看风景。"(她住在科罗拉多州)于是,我赫然指着一堵空荡荡的墙,暗示她,可以"从那边的侧窗向外看,看看那边的山脉,看看那座山,那里有两条深深的峡谷,一边一条,V 形的松树林沿两条峡谷两边向上延伸"。让我和在场所有人吃惊的是,她回答说:"那不是车窗。那是我厨房的窗户,那是我在洗碗,听着高保真音响。那是在播放我最喜欢的曲子,让我想起滑雪的曲子。"她开始轻轻哼唱,中断一会儿,向我解释,"难道那音乐没让你想起滑着雪下山,沿着那些长长的、优美的曲线,就像高保真音响中悠长而优美起伏的音乐一样。哇,天哪,真不可思议,但如果你向窗外看,你可以看到我们经常去滑雪的那座山。而且,它离得太近了,我能看清一切,看那块让滑雪道拐弯的巨石。请给我一些纸和铅笔好吗？我要把那景色勾勒出来。"她在速描,不时地从纸上抬起头来,核对她对那个"场景"的"视觉印象"。

这个受试者是观众中一位口腔科医生的妻子。他曾多次试图为她催眠,以(顺利开展)牙齿工作,但都没成功,他的同事们也曾在她身上有过类似失败的尝试。在他保证她不会被用作受试者之后,才答应来参加他团队的会议的。在寻找用于示范的志愿者的过程中,作者请"后排那个戴着白色帽子的漂亮女孩"到讲台上来。她来到讲台,但马上解释说,她不想被催眠。作者诚恳地向她保证,除非她愿意,否则她不需要进入催眠状态,但作者喜欢在他示范催眠时有若干志愿者,一部分展示平常的清醒状态,一部分展示浅度催眠状态、中度催眠状态和深度催眠状态,以及各种不同类型的催眠反应。她乐意自愿充当一名"清醒的示范者"。作者接受了她的这个提议,并告诉她,由于她丈夫使用催眠术,所以她可能想看看其他已经毛遂自荐的受试者,并观察一下观众在观看演示时的反应,了解一下他们该如何与患者交谈,去有效地传达自己的意思。当她警觉地观察那些受试者和观众,听着作者强调要讲一些有意义的事情时,作者解释说,X女士像进入治疗室的未接受过催眠的所有新患者一样,是清醒的、警觉的、没有被催眠的。在口腔科诊所里,医生说的话要切合实际情况,要说得极为真诚,就像作者在讨论意念感觉现象时所做的那样,他会转向X女士,进行一番看似随意的评论,或提出一个看似随意的问题,以产生一种惊奇技术引导的效果,正如他现在将要展示的那样。就在这个时候,作者提出了关于她最喜欢什么娱乐活动的问题,由此在梦游式催眠中引发了一连串意念感觉层面的催眠现象。

X女士的反应意味着什么?她对催眠很感兴趣,她(对作者)对观众所说的话很感兴趣,她对他们在理解的东西很感兴趣。作者认识到,这就是事实,在他认为合适的时刻,他解释了他要做的事情,而她如果做了,完全出于自己的意愿去合作,但纯粹是根据她自己的经验。她没有接受作者给她的暗示,她只接受了作者提供的机会,以她自己的方式去达成理解,顺便利用作者的暗示作为一种手段,仅此而已。

作者给她时间完成她的素描,然后她很配合地展示了梦游式催眠状态的其他各种现象。她的素描被传递给观众;她丈夫和另外几个人认出了这个场景(她曾做过很多素描和绘画),然后,作者把她领到她上来时曾走过的讲台边缘上,用这个简单的过程唤醒了她,对她说:"现在,那个戴着漂亮白帽子的你,你叫什么名字?"这产生的效果是,把她重新定向到了她刚才从后排走到讲台的那一刻,并由此引起对所有催眠事件的遗忘(根据作者的经验,在引导催眠后遗忘,相比较直接、有力地暗示产生遗忘,这种通过重新唤起催眠引导前的思维和联结,来进行时间重新定向的方法更为有效。人们只会让先前的思维模式和意念联结占据主导地位)。作者让她坐到一个不同于她此前刚坐过的座位上,从而避免任何可能的重新联结。

观众间接地问了她一些问题。她不认识的人问她关于她的高保真音响的事，其他人问她关于她滑雪的事，关于避让滑雪弯道的大圆石的事，最后，有人给她看了她的素描，而作者只是被动地坐着。她被这些问题弄得晕头转向的，但没有任何迹象表明她还记得催眠中发生的事，当她看到展示的素描时，她说出了那个地方的名字，称赞了素描的出色之处，并突然吃惊地看到上面签着自己的名字。起初，她的面部表情完全是一种困惑和茫然的惊讶；然后她看了看手表，又放到耳边听了听，拿它和旁边女孩的手表比较了一下时间，然后转向作者，简单地问道："我是不是被催眠过？"她的问题得到了简单的肯定回答。

她若有所思地停了一下，然后带着喜悦的笑容看着她丈夫说："大家很快就会知道的，所以我想现在就告诉大家。我有身孕了，我想在催眠的状态下生下我的孩子，但我绝对相信我不能被催眠。我一直很努力想进入催眠状态，但总是失败。我今天不想来，因为我害怕我丈夫会让我做志愿者，我不想再失败了。所以我紧挨着他，甚至让他迟到，这样他就没机会让你催眠我了。我不能再忍受失败了。但是，当你叫我走上前来，并提到我的帽子时，我知道这只是一个巧合，当你告诉我，我可以展示我是清醒的时候，我松了一口气。我知道我可以做到。但是刚才发生了什么？你能不能让我再进入催眠状态？这样我就能在催眠状态下生下我的孩子了。"

作者简单地告诉她，她不需要让任何人"让"她进入催眠状态，这是一个她自己的内在学习过程，要进入催眠状态，她所需要做的就是看她的素描，并且，通过阅读她的签名再醒来。另一种方法是听她的高保真音响，即使它在 100 英里（约 160 公里）之外，然后进入催眠状态，并在适当的时间醒来。她连忙拿起她的素描，显然是进入了催眠状态，缓缓低下头看着签名，醒了过来，显然她意识到自己刚刚从一种催眠状态中醒来。然后，她竖起一只耳朵，好像在听，她的眼睛闭着；她开始用脚打拍子，她丈夫说："她正合着她最喜欢的曲子打拍子呢。"不一会儿，打拍子的动作停止后，她醒了过来，非常礼貌地感谢作者，然后拿起她的素描，离开讲台，回到她丈夫旁边的座位上，好像她没有更多的贡献可做了。

2 年后，作者再次给同一个团体讲课时，她也在场。她向作者介绍了她的孩子，并解释说她是一位表现完美的产科和口腔科患者，这一点也得到了她丈夫的证实。

现在，回到 B 小姐的话题上：在与观众进行了详细的演示和讨论之后，还有一项必须进行的讨论，B 小姐在听 A 小姐和 C 医生还在讨论斯科蒂犬与柯利犬的是非曲直的同时,试图想要听一听讨论。

> "B 小姐,当你上来时,你说你不认为你能被催眠。现在我感到好奇的是(注意,'感到好奇的'跟她要进入的催眠状态没什么明显关系)你想看到什么,一只狗?""狗"用上升的语调说,好像对看到一只狗有所怀疑,因为如果有什么怀疑的话,那也应该是我,而不是受试者。"不,我是个爱猫的人,我有只猫叫斯努基。"
>
> (B 小姐笑着)
>
> "斯努基有什么可爱之处?"
>
> "哦,你应该看看斯努基在客厅里玩的样子。"
>
> "哦,那是斯努基吗,正在玩着那个用猫薄荷叶做的老鼠?"(作者又指着并专注地看着空荡荡的地板,好像我真的看到了用猫薄荷叶做的玩具老鼠。我再次以这种方式给出暗示,致使 B 小姐要理解的问题不是"这里有猫吗?"而是"正在玩用猫薄荷叶做的玩具老鼠吗?"要回答这个问题,她必须先看到一只猫,前面的谈话已经做好了铺垫,勾起了她强烈的个人回忆)。
>
> 她回答说那不是用猫薄荷叶做的玩具老鼠,而是一个毛线球。

我再次使用惊奇技术(出其不意的技术),在合适的情境下突然提出问题,而要回答这个问题,需要对被假定的或隐含的催眠现象进行绝对的肯定才行。你可以对一个陌生人说:"这里有一块黑板和一支粉笔,如果你不介意,我想知道你是右利手还是左利手。"即使对方只给出口头回答,而没有用惯用手接受粉笔和书写,也肯定会有一些无意识的动作反应,如低头看向惯用手,或者会做出轻微的被认出的动作。即使这个陌生人只给出一个冷漠、茫然的凝视,这种情况也会出现。

在使用这三个受试者对催眠现象进行了各种进一步的演示之后,所有三个受试者都与作者处于融洽关系中:B 小姐是直接的,而 A 小姐和 C 医生则带着幻觉色彩;C 医生和 A 小姐只是彼此间有直接融洽关系,B 小姐只与作者处于融洽关系,接下来的问题是如何唤醒他们。

作者回到他原来的座位上,向观众提出了这样的任务:"现在的问题是唤醒他们。你们都会注意到,我显然不会这样做,因此我敦促你们仔细观察这些受试者,仔细听我所说的话,并揣测其中的言外之意。"

作者转向受试者,漫不经心地却又含蓄地强调说:"好吧,A 小姐、B 小姐和 C 医生,*既然我们都在这儿,而且观众都在等着,难道你们不认为我应该开始给他们演示一下吗?*"

三人马上醒了过来,同时巧妙地重新定向到他们最初来到讲台的时间。A 小姐笑着说:"好吧,我想既然只有我一个人想进入催眠状态,你最好先从我开始"当我看向 B 小姐时,她说:"我愿意试试。"C 医生则回答:"我希望我能。"

很明显,这三个人都对所有催眠事件都完全遗忘了。我对他们的评论中那三句斜体字印刷的话,都明确暗示了唤醒,时间重新定位,以及遗忘。

观众中的一个陌生人问 C 医生,"你养过最喜欢的柯利犬吗?"C 医生回答说,他养过很多,但他最喜欢的是几年前死去的一只。然后有人对 A 小姐说:"那么你最喜欢的狗是斯科蒂犬!"她吃惊的回答是:"你怎么知道的?"另一位不认识 B 小姐的观众,问她为什么从来没有给斯努基买过猫薄荷草扎的老鼠。B 小姐马上回答说买过,但是斯努基已经把它撕坏了。随后,她带着震惊样的迷惑,询问那个提问的人是如何知道斯努基的。

C 医生对柯利犬的问题看起来迷惑不解,又疑惑地听着观众向 A 小姐和 B 小姐提出的问题,他突然看了看表,迷惑不解地望着作者说:"我到这儿来已经一个多小时了?每个人似乎都知道我们的私事;我们似乎都不知道他们是怎么知道的。这是否意味着我们都已经被催眠过,并对此产生了遗忘?"

作者没有回答他,而是对观众说:"当然,这个问题的最佳答案是一次*右手手臂悬浮*。"这三个受试者似乎被这个离题的回答弄得不知所措。

C 医生第一个注意到他对右手悬浮的做出反应,然后很惊讶地看着 B 小姐和 A 小姐,因为她们也正表现出同样的现象。当他们也看到正在发生的事情时,脸上的表情也都是惊讶的。然后,作者在看着房间后面时,问他们:"你们能停止手臂悬浮吗?"三个人都注意到他们的手在继续悬浮(上升)。然后有几个观众注意到他们自己身上也发生了同样的事情。作者漫不经心地说:"这样你就可以以各种方式得到自己不知道的答案。"让大家惊讶的是,所有的悬浮都停止了,抬起的手也落了下来。作者话语的言外之意是,(既然他们)已经得到了充分的回答,也就没必要给进一步的指令了。有几个发现自己右手悬浮的观众,发表了令人惊讶的评论。

作者以某种类似的方式,在访问医生、州立医院工作人员、医科学生及注册护士和实习护士面前,曾邀请一名实习护士自愿作为受试者。她先是提出过异议,说她很想(做受试者），但她太难为情，无法在这么多观众面前走上台。对此，作者回答说："所以很想（真的），你太难为情了，不能来到*观众面前*（没有人意识到这些斜体字印刷的话语的含义，这句话也是真的），但是，*那没关系，我想让你做的就是，看看墙上的那张照片，我不知道那是谁的，也不知道它挂在哪个房间*（作者指着并专注地看着空荡荡的礼堂墙壁）。"女孩呈现出一种被深度催眠的受试者的样子，慢慢地转过头，看着礼堂的墙壁，回答道："那是莉莉的照片，挂在她客厅的电视机上方。"我让这个护士过来坐在我旁边，告诉我关于莉莉的事。她沿着过道走了过来，说了几句话后，我让她闭上眼睛，帮我做一些我必须做的工作。在示范了各种其他现象和对惊奇技术的讨论之后，我唤醒了她。

她吃惊的反应让人看着很开心，她问道："我是怎么上到这儿来的？"作者给出的回答是："你是一个非常好的催眠受试者，你可以教这里的医生和护士很多东西。"后来，在与她的信件来往中得知，她从她同学那里打听到了事情的整个经过，她发现这太难以置信了，于是她写信给作者，要求他给个小结。她对自己的经历感到非常满意。在解释她成为受试者的真实意愿时，尽管"当面走下去"这一要求意味着这会是一个障碍，并且莫名其妙地强加给她一个负担，即在一个实际毫无意义的暗示身上放上一个有意义的价值，迫使她通过进入催眠，经由一个向外的投射，对真实记忆的一个视觉投射来构建一个有意义的反应。

关于惊奇技术（出其不意的技术），作者引用的另一个例子，具有稍微不同的特点，因为它完全取决于对最小线索的利用。这个例子是一个完全即兴的实验，在一个大学礼堂里，面对的是医学和心理学团体，他们中的大多数人在催眠方面很有经验，少数人对此一无所知。作者用观众和受试者无法识别的最小线索，来引发一种深度催眠状态和某些特定反应，对于这些反应，作者没给观众明显的可识别线索，受试者必须对此做出一种非常不寻常的反应，在最后被揭示之前，让观众和受试者都无法理解。

情况是这样的：作者从礼堂前面的门进入礼堂时，偶然发现一些彩色粉笔，就在发言席后面，位于演讲者可以站于其后的桌子后面，而黑板位于桌子后面的墙上。当时作者没太考虑这些。取而代之的是，作者按照他的习惯做法，在仔细地打量和品评观众，从而记住所有他感兴趣的事情。在靠近礼堂后面的地方，他看到了两个年轻女孩，一个比另一个稍微靠后一点，一个在礼堂的一边，另一个在相对的另一边。两个女孩全神贯注的表情，使他从临床角度判断她们是"很好的催眠受试者"。

作者没有被安排发言，但他确实坐在前排的座位上，以便观察这个场合发言的人，讲者将讨论催眠并用受过训练的受试者演示催眠引导。

在演讲结束时,作者被问及是否愿意发表点评论。由于即使从演讲者的角度来看,演示显然也不令人满意,作者便接受了邀请。在他的评论中,他表达了对演讲者所采用的直接、强调、权威的暗示的反对意见,并表示,这种方式没有真正努力解决受试者在观众面前表现出的不安、难为情,也没有解决他们因被人用专制方式对待可能产生的不满或阻抗。作者强调了温和的、许可的间接暗示的重要性,强调直接暗示可能会引起阻抗。

作者的评论在某种程度上引起了演讲者的不满,也许是因为他对迄今挺配合的受试者感到被"辜负"。无论如何,那位演讲者非常坚持地建议,让作者来示范"一种温和的、许可的方式来间接暗示",并从观众中选择一个人作为他的受试者。作者很不情愿地接受了这个挑战,然后他意识到,也许正好有一种可能,尝试采用一种实验程序,只有作者自己才知道他所希望实现的大体目标。这是一个很好场合,用只有作者自己才知道的意图,来进行顺势而为的现场实验,并且是在整个观众的观察之下,而且其中有些人并不太友好。

随即,作者让人把三把椅子排成一排,放在桌子前。他着重强调的是,中间的椅子是他的,因为他喜欢坐着讲课,因为他有小儿麻痹后遗症的残疾。作者没做解释,他从口袋里掏出两条手帕,绕到桌子后面。在那儿(全场的人都看不到他的双手和双手的活动),他挑了两支彩色粉笔,分别卷在手帕里,然后,将其中的一条手帕放在了左手椅子左边的地板上,另一条放在右手椅子右边的地板上。即使有人知道彩色粉笔的事,也没人知道他挑选了哪些粉笔包在手帕里。作者坐在中间椅子上,他用左手握住他的右手腕,抬起了他的右胳膊(这只显然更虚弱,但没有那么虚弱,正如后来所证明的那样),用右手示意"这把椅子是给一个受试者的。"他把右手放在膝盖上,左手碰了碰右手边的椅子说:"这把椅子是给另一个受试者的。"至于手帕的特殊摆放和这种交叉胳膊指示椅子的动作,他没做任何形式的解释。

如此一来,每个人都看到了作者所做的那些能引起惊讶、震惊和让人眼花缭乱的事情。作者在那里摆放了三把椅子,并特别指定中间那把是他自己的,以一种令人费解的方式,将另外两把椅子指定为,供两个待定受试者使用。再就是两张非常奇怪的卷起来的手帕,就好像里面装着什么不知道的神秘物体,作者在众目睽睽之下包好的(只是观众看不到他的手做了什么),以非常古怪的方式把它们放在两个地方,也不做任何解释。

艾瑞克森·我开始尽可能清晰、充分地讨论轻柔、温和、间接、许可式技术的本质和价值,并讨论着(对一些项目的)利用,包括:语音、语调、迟疑、停顿、似乎在选择恰当的用词以引出(他人)努力替我说出(该词),以及如何给出最小线索与暗示,这样受试者可以主动地进行阐述并据此行动。(在讨论这些时)我尽可能地清晰、完整。我说到我已经指定了,有两把椅子是给受试者的,并且我还说过"一个受试者将坐在这里",再用我的右手指着左手椅子来示意,以及"另一个受试者(用我的左手碰了碰右手边的椅子)将坐在这里。"所以,我用右手触碰了左手椅子两下,左手触碰了右手椅子两下。正如后来的提问所揭示的那样,尽管观众非常专注,却没有人从这两次胳膊交叉指定受试者椅子的方式中看到(赋予)太不平常的意义。然而,每个人都看到了它,正如后来许多人所说的那样,每个人都看见了这点,然而,当(作者)突然提到这点时,观众将这种行为与作者自身身体障碍(残疾)关联起来。

在我评论的过程中,我非常小心地,用一种看似完全随意的方式,不停地打量着房间,瞥一眼边上的过道,我的眼睛沿着过道,从礼堂后面一直到前面,(再)看一下我面前的地板,沿着中间过道向上看向更远的地方,扫视着墙壁、天花板、右手边墙上的"禁止吸烟"标志、我身旁的椅子、左边墙上的窗户,透过窗户,我可以看到一棵树。没有人能意识到,当我停下来找词的时候,我环顾四周我看向这儿,看向那儿,我小心翼翼地不去直视任何观众的脸,只有两个人例外(那就是我最初注意到的两个年轻女孩)。而当我说话时给人留下的印象是:我在随意地看着每一个人和每一件事。

我的行为和意味深长的话语看上去具有随机性,所以没有人意识到这种扫视,它包含了两个独立的严格秩序。这些秩序之一就是,从左边墙壁的窗户向外看去,(然后)我转移目光直视礼堂左手边那个女孩的脸和眼睛,同时精心选择我的用词,这样我会说些像是"一个有意给你的微小暗示线索……"或者,"如果给出你许可式暗示,你……"由此,伴随着这样的话语,总是有一些可以被个人接收或理解的东西,接着将视线从左边过道扫向房间的前面,扫过右边的椅子,而表面看起来我是在对所有的观众说这些。同样的程序,我也用在右手边的女孩身上。每次看到"禁止吸烟"标志,我都会瞥一下她的脸和眼睛,对她给出了与另一个女孩相似的暗示;例如,"无论暗示是怎样给出的,在你收到它时,你就会照此行事"或者"最不显眼的许可式暗示,也会让你感觉极为明显"。跟随其后的将是仔细的打量,从右手边过道扫到礼堂前面,再扫过左边的椅子。看起来,这些话,我是对全体观众说的,通过重复,努力向两名女孩给出足够数量的、完全类似的暗示。因此,观众会有种感觉,觉得我看着他们,跟他们说话,在把他们当作一个整体,但直视那两个女孩和使用代词"你",却产生了一种无法识别的、不易察觉的却不断累积的效果,并且事件的序列尽管间隔不规则,但对每个女孩始终都是相同的。

最后,从她们僵硬的面部表情和眨眼反射的缺失中,我感觉一切都准备好了。我站起身,沿着中间过道走到第二排座位,瞥了一眼"禁止吸烟"的标志,又瞥了一眼右边的女孩,慢慢地说:"既然你准备好了……"停顿一下,深吸一口气,慢慢地,我把目光转向后面的墙,然后看向礼堂左边的窗外,然后再看向左边的那个女孩,又说,"既然你准备好了……(停顿)……现在慢慢地,站起来,走过来,走到你认为合适的座位上坐下来。"

观众四处张望,惊讶地发现左边的女孩和右边的女孩都站了起来,慢慢沿着侧边的过道走下去,而作者则故意牢牢地盯着后面的墙。两个女孩在作者的背后彼此擦肩而过,从右边来的女孩坐在左手边的椅子上,左边来的坐在右手边的椅子上。艾瑞克森通过他们停下的脚步声判断她们已经到了座位上,他非常平缓地说:"你们坐下时,闭上眼睛,沉沉地睡去,在深度催眠中一直睡到,我告诉你们其他事情为止。"

稍等了一会儿之后,艾瑞克森转过身来,坐在她们中间,对观众说,他已经请两个女孩坐在合适的椅子上了。为了表明她们已经做出的反应是正确的,艾瑞克森请那位演讲者(那个要求他演示间接催眠引导和间接暗示的人)证明她们已经坐在了合适的椅子上。当这位演讲者茫然地看着艾瑞克森时,艾瑞克森让他检查每把椅子旁边的手帕。他打开左边椅子旁边的手帕,发现了一支黄色的粉笔;这个椅子上的女孩正好穿着一件黄色的连衣裙。右边椅子旁边手帕里的粉笔是红色的,而坐在这把椅子上的那个女孩的裙子也是红色的。为了坐到合适的椅子上,两个女孩不得不各自交叉走到更远的那把椅子上,这样才在作者牢牢地盯着后面的墙的时候,正好从作者背后彼此擦肩而过。

作者在每个女孩身上都引发了深度催眠状态的各种现象,然后通过简单的暗示将她们从催眠状态唤醒。当她们发现自己出现在观众面前时,都表现出了惊讶和讶异的反应,而观众的提问可以发现,她们每个人都对所有催眠事件表现出了完全的遗忘(包括从座位上站起来,来到礼堂前面,在椅子上坐下)全部都遗忘了。

她们接受了观众专业系统的提问,两人都解释说,她们不知道是什么让她们觉得作者是在单独对她们讲话,而且她们还莫名其妙地发现,她们自己对当前所坐着的椅子产生了莫名的兴趣。

她们无法对这些陈述给出任何解释。甚至当作者在她们身上引发另一次催眠时,她们也只是说作者以某种方式给了她们一种她们将进入催眠状态的确切感觉,但她们无法说这是什么让她们产生了这种感觉。她们确实表示,作者在手帕上所做的这种复杂且令人费解的动作已经吸引并固定了她们的注意力。当被问及为什么这样做以及出于什么目的时,她们看了看椅子旁边,想知道手帕是否还在(当她们还处于深度催眠状态时,X医生已将粉笔归还了原处,将手帕还给作者)。然后X医生重新取出粉笔,说:"这是包在手帕里的。"两个女孩都语带娇羞地说:"我穿着红色(黄色)连衣裙,所以红色(黄色)粉笔在我的椅子旁! 但我不知道,我甚至不知道有粉笔。有人知道吗?"

当然只有作者知道。随后大量的讨论接踵而来,但直到他们反复播放录音带,这两个心理学专业毕业的女孩,才被重复的某些话语的序列,回想起作者的视线反应序列所提醒。很快,团体其他成员也能识别出他们之前忽略的那些缜密的序列。

遗憾的是,作者没有对这两个女孩进行单独测试,但她们首先识别出了直接适用于自己的序列,然后识别出了指向另一个人的序列。

突然,其中一个女孩说:"当你用力抬起右手,把它放在左侧的椅子上,然后精心探过身子把左手放在右侧的椅子上时,其实你可以比你当时所做的更随意地移动你的右手。那个交叉主要是一种暗示。"

他们一项一项地复听录音带,注意到大量重复的内容(它们本应使讲座让人感到无聊),他们得出的结论是,丰富意义的手帕这一未解之谜,它起到的作用是让每个人的注意力都保持在较高水平上,所有的观众都认为基本上应该是这样。还有人注意到,在表达同样观点时,有许多不同的语言表达方式。毫无疑问,作者自身的紧张程度也起到了一定的作用。

那天晚些时候,两个女孩都要求作者对自己进行直接催眠,同时,由另一位进行观察、推测和讨论观察到的现象。

实际上,虽然这个实验采用的是一种惊讶(出其不意)技术,这种惊讶(出其不意)不仅对受试者而言,对观众本身也是如此,但它只是系统地结合了受试者在听觉上、视觉上和智力上的条件反射,从而引发某些只有作者才知道的特定的预设反应。他们播放演示录音,以确定作者是否用过"红色""黄色""走下来"或"女孩们""女孩"等词。但它们在录音带中却都没有出现,甚至"粉笔"和"颜色"这两个词也没听到。

还需要补充说明一点,作者和他的大儿子已经多次练习过这种看似随意却含有微小暗示线索的对话,作为一种彼此享受考察智慧的智力游戏或娱乐手段,作者有时用在他们两人之间,更多的是用在他人身上。

最后再补充一点。有些单纯的涉世未深的旁观者,他们会轻易相信所谓的读心术、心灵感应、意念移物,以及对于他人"意志的支配",如果他们看到这个案例,就可能有人会故意欺骗性将其歪曲为支持他们迷信观念的证据,有时候甚至那些不具有批判精神的讲师或实验者也会做出这种无知的解读,因为他们没有察觉到那些缺乏经验但又很诚实的实验对象会在不知不觉中给出很多的微小线索。

如果仔细检查,敏锐的评论者可以观察到全部细节,他们所要做的,无非是利用实验中学到的知识经验和个人先天能力,去获得和接受那些刺激信息并据此采取行动,那些刺激信息,对其他人来说,原本是可以识别和理解的,但通常即使被他们感觉到,也被忽视了,未被重视。

即使这些线索和最小刺激也可能达不到意识觉知的水平,然而,它们在日常生活的行动和不断做出的调适中,同样构成了重要的、往往是决定性的因素。

总　　结

本章描述了作者在一个全科医生团体、一个医学-口腔学团体、一个大学的医学-心理学团体和一个州立医院的受邀嘉宾团体面前进行的关于催眠的讲座和演示。每一次讲座都给了作者机会去进行自然而然的现场实验(译者注:又称自然场试验)。

在第一个案例中,作者使用了一个"不可能的受试者"(不相信催眠会发生在自己身上的志愿受试者)和一个很想被催眠的志愿受试者。

对这三个受试者所采用的都是惊讶技术,为此,作者通过一种极为详细的阐述,做了非常充分的准备,这种阐述,表面上是说给观众听的,其实主要是说给受试者听的,它是基于对"我的朋友约翰技术"的一种广义解释。

在第二个例子中,作者让这个"不可能的受试者"来配合演示一种清醒状态,去表现平常的警觉反应,然后通过"惊讶技术"(出其不意技术)将她的合作行为转化为催眠,从而发现了一种"期盼且自认无望"的催眠能力。

第三个例子是一次完全没人怀疑的催眠引导,是在一个有意愿但犹豫不决的受试者身上进行的,因为他不敢指望催眠。这位受试者是对作者意味深长给出的暗示的反应(虽然这个暗示在这种情况下是没什么意义的),但受试者不得不通过作者用特殊措辞为她提出的问题，从她自己的体验中为暗示提供意义，催眠发生了。

第四个例子是一个顺势而为的自然场试验，实验中作者采用了一种基于最小线索的惊讶技术（出其不意技术），因为观众和非特定受试者对这种最小线索无法识别，致使两名进入梦游式催眠状态的受试者，在清醒状态和催眠状态都无法解释他们进入催眠状态的原因，观众也无法解释。录音的反复回放首先让受试者发现了最小线索，然后才是观众，尽管他们在整个引导过程中都非常专注。

在所有的案例中，作者都力图指出在引发催眠反应时会涉及哪些可能的心理因素，并举例说明了他所称之为的"顺其自然的现场试验"。

简而言之，在任何催眠实验中，都应该充分注意言外之意心理的隐含式暗示和最小线索。

这件事过去很久之后，这盘录音带被逐字稿整理了出来，当读到这份逐字稿的时候，有人认为里面有好多令人厌烦的重复，而与这个两个女孩相关的行为序列很容易识别出来。

通过给人一种思虑充分、从容不迫的形象来大声朗读这份（录音）逐字稿，这份逐字稿听起来让人觉得极富意义，但是这种阅读实际上会让它显得遗漏百出。现场的整个形式情境的最小线索、作者行为的细微线索、椅子、手帕，手势等这些对于任何有效的理解而言都是至关重要的。

过了几个月，作者的一位同事（他尽量不模仿作者）尝试将录音带中未经编辑的转录文本尽可能完整地分别大声朗读给最初的两个女孩听。她们对他的要求感到不解，但尽管疑惑，还是欣然同意了。两个人都宣称她们体验到了一种要进入催眠状态的强烈倾向，但都克制住了这一倾向。后来，他把同样的磁带（文本）尽可能富有表现力地分别读给一个对催眠单纯毫无经验的和一组受过训练的受试者听，没有向他们描述最初的场景，而是在一个预先安排好的房间里努力复制作者的行为模式。经过训练那个单纯毫无经验的受试者只是感到迷惑。而另一组受试者，他们确实感受到了，觉得他们必定"错失了某些东西"的感觉。

6 名接受过训练的受试者都宣称，体验过程在他们身上产生了"非常明确的催眠感觉，就好像我想进入一种催眠状态"。有几个人说"有好几次我想换座位"。还有，把手帕放在你身边椅子旁的地板上，其效果是让我听得特别专心"。其他人给出了不太全面但相似的陈述。

对第三组来说，阅读经过精心编辑过的抄本（其结果）没多大意义，其他两组认为这是"删减版","你之前读过的是毫无意义的版本"。然而,实际的阅读环境本身是相同的。整体的初始背景和交流的原始特征所产生的最小线索都已被编辑给破坏了。

因最小线索的累积而引发特定的反应,为阐明这种现象,或许我们可以给出一个非常简单且易于理解的例子。

一天晚上,家里其他人都因晚间活动出去了,我生病了,但在椅子上舒服地坐着。17岁的伯特,自愿留在家里陪我,尽管这没有必要。伯特开始和我闲聊,他提到那次去密歇根州北部度假时的匆忙与混乱(当时我们住在密歇根州),忙乱地让每个人都穿戴好、填饱肚子,然后把所有东西都打包好。接下来,他提到钓鱼、逮青蛙、蛙腿晚餐、海滩晚餐,以及小点儿的孩子顽皮地在每种食物上撒沙子,然后是我们在废弃的采石场里发现的白化青蛙。

接下来,他生动而详细地描述了把所有东西搬离避暑小屋时的混乱、疏忽、寻找落下的物品、小点儿的孩子无约束地跑出大人视线之外、大人又匆忙寻找他们、锁好小屋,以及我们到达居住地附近的韦恩县综合医院(靠近底特律)时的那种饥饿与疲惫的状态。

这时,我脑中闪过一个模糊的念头,想建议他开车去拜访一些朋友,但当伯特笑着告诉我,他的哥哥兰斯在从威斯康星州返回密歇根州的路上,是如何爱吃艾瑞克森奶奶做的炸鸡时,这个念头消失了(建议他去拜访朋友的念头)。他的弟弟艾伦是如何用他的"推土机式"吃法,逗乐了所有人,尤其是爷爷和奶奶,这种吃法是:把盘子端到嘴边,用另一只手把盘内的食物慢慢地、平稳地推到嘴巴里。

这一次,那个念头更加清晰地来到我脑中,即建议伯特拿上车钥匙去兜风,这样我就可以清净地独自享受阅读了,但当我想到我父亲对艾伦吃法的那个有趣评论(绝对的效率与速度)时,我又忘掉了这一念头。

伯特提到了那次去我哥哥的农场串门,3岁的艾伦担忧地问鸡妈妈是如何养育鸡宝宝的,6岁的贝蒂·爱丽丝一本正经地长篇大论地解释道,鸡不是哺乳动物,只有哺乳动物才养育幼崽。在我们俩因聊起那段回忆大笑时,那个念头(即想让伯特开车出去),第三次来到我脑中,这一次它最为清晰,而且我意识到了原因。伯特所谈到的每一段愉快且幸福的回忆,都有开车元素的回忆,然而,他从未真正说过"汽车"这个词,他所说的、最接近这个词的是"收拾行李""旅行""去看看""去旧采石场的路""去海滩""从威斯康星返回密歇根的路上",还有去我哥哥农场串门,而且他一次也没提到过"钥匙"这个词,他说要"锁好小屋"是他提到的最接近它的词。

我立刻认出这一情境(套路),并说道,"答案是'不'。"他笑着说道,"好吧,老爸,但你得承认这是一次很好的尝试。""不够好,我明白得太快了。你过度强调了开车的旅行。你应该提到奈德处的纠察队,那是我们保养车子的地方;(提到)艾德·卡朋特,我从他那儿买的车;还有(提到)冰钓旅行,(虽然)那是埃米尔的车,不过确实涉及车辆。总而言之,你把自己限制在了,你总是直接提到各种愉快的旅行,总与我们有关,总在我们的车里。要得出推论就太明显了。你当真想要车吗?"他的回答是,"不,我就想着能让你把车钥匙给我的话,会很有趣"。

第四篇

治疗性催眠中的观察、时间与训练

　　这篇的文章展现了艾瑞克森广泛的临床观察,这些观察对学生、研究人员和临床医生有很大的价值(有利于他们在治疗性催眠准备的过程中,培养自己的观察和社会心理技能。过去的标准化催眠易感性量表的开发人员不经意地延续了一种错误观念,即认为治疗性催眠的引导和利用是很简单的,任何人都可以轻而易举地做到,只需阅读一些介绍性的文字的语言指南(暗示受试者如何以一种舒适的方式,带着一种类似睡眠的被动态度,简单地放松就行了)。正如这篇文章所充分阐明的那样,这种被动的标准化方法与艾瑞克森的许可式的、转而又非常主动、机敏的态度和暗示风格截然相反。艾瑞克森一次又一次地证明,临床上,治疗师是如何需要高度集中注意力在他们的观察和心理社会技能上,以满足每个受试者高度个性化的需求的。

　　艾瑞克森在《催眠中的期待和最小线索》的文章中,提倡的训练练习可以成为一种教学模式,来训练所有催眠治疗性艺术的学生,以及参加催眠治疗培训工作坊的专业人员。一代又一代的学生和专业人士都被训练灌输着这样一种观念:他们用隐喻和故事来表达暗示的语言技巧使受试者着迷,这是治疗成功的关键。各学派的专业治疗师,似乎都在用他们的谈话(口头脚本)来武装、保护和安慰自己。这些脚本上面有标准化的、声称可以满足有任何问题和所有患者的需要,这在培训工作坊中很流行。但艾瑞克森的文章中却没有这种标准化的脚本。相反,艾瑞克森给我们展示了,他在催眠治疗的引导和利用中是如何仔细观察和利用最小线索的。

　　艾瑞克森撰写于 20 世纪 60 年代的《临床和实验催眠:催眠训练和发展催眠所需要的时间》,是一篇未发表的文章,在这篇文章的一个片段中,艾瑞克森对催眠师有限的作用做了非常重要的说明:"因此,催眠师的角色被严格限制在再体验过程的启动上,一旦开始,它就要继续对受试者实际体验的独特反应模式保持一致。"通过开启受试者的"再体验过程",艾瑞克森实际上是在促进——用目前的神经科学术语来说——回放、再合成和重构的创造性过程,这是治疗性催眠、心理治疗和康复的本质(在编辑引言《心灵如何治愈大脑》中,这被概述为关键的神经科学第八条概念)。然后,艾瑞克森给出了"实验性催眠状态"的一个看似简单定义,它强调治疗师和受试者在其创造性相遇中(各自)的基本工作和角色。"一种恰好的实验性催眠是这样一种状态,催眠师只将受试者在这种状态中的被动反应,用于控制和指导(受试者)选择所期望反应的大致类型,因为一旦开始启动,反应发展的整个过程将取决于受试者的个性化反应模式。"仔细留意这句话中所隐含的治疗师和受试者之间被动和主动之间的互补平衡是极为有益的。治疗师主动观察受试者的需求,并提供暗示,让受试者进入并利用他们自己的"独特反应模式"(内在资源)进行治疗。但治疗师需要安静、被动地,允许受试者有一些自由的、不受打扰的时间,以自己的方式专注于自己的内部工作。受试者在接受治疗师提供的内部工作机会时是被许可的(被动的),但他们需要非常积极地学着参与到他们自己的问题解决和疗愈的创造性过程中。

艾瑞克森在文中强调时间在助长催眠体验中的重要性。"我还想强调时间因素本身在确保催眠现象方面的绝对重要性。但遗憾的是,尽管人们普遍承认时间本身构成了所有反应形式的绝对变量,而且反应形式越复杂,时间因素就越重要,但这一考虑因素还是被忽视了。"艾瑞克森接着说"通常在不连续的情况下,训练一个好的单纯无经验的受试者,可以在实验中由某种有效的尝试引发各种形式的催眠反应之前,发展一种深度催眠恍惚状态,平均总共要花 3～8 小时。"在这套文集的第 5 卷和第 6 卷中,艾瑞克森介绍了许多方案,说明他是如何用多个小时的时间,来训练受试者,助长时间扭曲、听幻觉和视幻觉等深度催眠现象的。

为什么充分的催眠训练需要 3～8 小时? 有一种可能性,你可以在我们的第三个关键的神经科学概念中找到,它涉及在产生意识、创造力、情绪、情感和行为的昼夜节律和次昼夜节律中,时钟基因表达所需的时间。在第 7 卷神经科学系列的许多文章中,我们概述过新一代的 DNA 微阵列(基因芯片)研究,现在我们需要拿这方面的研究来评估这个关于实验性和治疗性催眠的分子基因组来源的深层心理生物学假设。从分子基因组这个角度来看,意识和感受力、创造力的性质及许多经典催眠现象,都可被视为基因表达和本体论的表型。

第十三章

催眠中的期待和最小线索

米尔顿·艾瑞克森

未发表的报告，写于 20 世纪 60 年代。

催眠工作中，最小线索在引发和改变反应行为方面的重要性和有效性经常被忽略，甚至被无视，更不用说在其他形式人际沟通中被注意到。为了让医学学生和临床心理学博士候选人意识到这点，作者（艾瑞克森）历经多年设计并实施了以下教学程序，后续的课程被分组实施，每个组都用各自不同的方式处理。

聘用了训练有素的梦游式催眠状态受试者，他们能够轻松地表现出深度催眠状态的所有常见现象。因此，作者一有机会，就会聘用新的催眠受试者。如有可能的话，不让受试者们察觉到接下来计划的工作。无论何时，当将他们穿插在不同的小组里时，如有可能的话，最好让小组的实际任务有所不同。常常发现会出现一些受试者，他们经验丰富，能发现计划工作的本质，但是这点在早期就被视为是一项额外的、有价值的实验发现，也是一个实验对照。然而，这也并不是作者刻意的安排。

我们把人分为成对的学习小组，每个小组由 1~6 名学生组成。起初，努力试着选出同质化的小组，后来发现，这点极为不确定，这件事后来被证明对于实验是有利的。

实验过程相对简单。作者告诉处于深度催眠状态的受试者，他将成为学生们观摩的教学受试者。无论作者采用何种引导技术，他都要慢慢发展一种催眠状态来进行反应，在进入梦游式催眠状态之前需要 5~10 分钟。他会通过一些特定的暗示线索，比如一次深深的叹息（在对学生的初步指导时，学生们已被告知了这些线索）来向学生们展示这一状态。直到暗示线索出现，学生才能提出要产生某种现象的暗示。受试者要"专注地倾听和理解"这些暗示。对这些暗示，他们"要以确切、精准的方式执行，并且只根据它们被实际的，在给出时的真实含义来执行"。他们的反应要"做得毫不犹豫""跟实际预期相比不多也不少"，要标记他们对所给暗示的反应，要对"你听到暗示时其真实确切的含义"做出恰如其分的反应。

　　总结一下，确实有必要在这一点上总结一下，以牢记实验研究的性质和目的：作者告诉梦游式催眠状态的受试者，要接受学生提供给他们的，关于特定催眠现象"确切、精准含义"的暗示。作者给他们的指令是很认真的，要求他们做出跟实际预期相比不多也不少的反应，他们要专注地听并认真理解后给出暗示。

　　作者对每个不同的小组分别给予指导。这些指导遵循相同的一般模式，但内容因小组而异。例如，作者着重告诉 A 组，受试者 X 是一个非常好的梦游式催眠状态受试者，可以发展出除感觉缺失之外的所有深度催眠现象。对于受试者的个体差异，作者给出了一个随意的解释，并向他们指出，一些看似无法发展某种特定现象受试者，却会在遇到对的催眠师时发展出来。

　　关于受试者 X，B 组被给出了相同的指导，除此一点，即尽管受试者 X 在其他所有方面都有充分的能力，X 却无法发展出听幻觉。C 组被告知受试者 X 可以做除了视幻觉之外的任何催眠现象；作者告诉 D 组，受试者 X 可以表现出一切催眠现象，除了催眠后遗忘。

　　作者给每一组提出同样的要求，既让他们写出总体现象清单，也同样的可用来引发特定催眠现象的暗示方法清单。例如，在确保引发手部感觉缺失时，暗示的模式遵循了对手部感觉的发展：留意手的温暖、手的重量，手开始出现凉的感觉，寒冷的感觉，慢慢发展的麻木，以及最终的感觉缺失。

　　对于视幻觉，暗示的模式包括：感觉自己凝视远方，感到视觉变得迷离和不清晰，朦胧感和模糊感不断发展，最终什么也没有，只有毫无意义的薄雾，迷雾中发展出线条、阴影、曲线、昏暗和模糊不清的形状，它们会变得越来越清晰可见，直到他们看到远离实验情景的一些选择性的视幻觉，如电影、婚礼派对等。

　　对于每一种深度催眠现象，作者都制定了一套相当详细又相当外行的类似的指令，交给每个学生小组，让他们在与受试者的工作中仔细研究和使用。

　　罗西注：虽然这份不完整的报告到此结束了，但艾瑞克森在工作坊讨论中向罗西和其他人指出，这个实验范式的结果与他多年教学生涯中的许多课程非常类似。并没有真正期望被催眠的受试者会体验到痛觉缺失的 A 组学生，他们一致发现，事实上他们在引发其他催眠现象方面做得不错，但他们确实没能引发痛觉缺失现象。同样，没有预期他们的受试者会出现听幻觉、视幻觉或催眠后遗忘的 B 组、C 组和 D 组，他们每个组都发现他们真的就不能了（译者注：不能体验到先告知的催眠现象了）。

艾瑞克森解释说，这些结果说明了在催眠情境中被最小感觉线索出卖的催眠师的预期有多么重要。每一组学生都身不由己地、不自觉地通过最小感觉线索（声音动态、非语言行为等）把他们的预期出卖给了他们的催眠受试者，艾瑞克森之前曾指示过这些受试者，要对学生施术者"的实际预期做出不多也不少的反应"。

虽然这份报告不完整，但它包含了足够多的实验范式，可能对希望复制它的其他教师、催眠师、临床医生和研究人员有价值。

第十四章

关于声音动态和记忆中的
最小线索的说明

米尔顿·艾瑞克森

以赫尔为榜样,我(艾瑞克森)记录了很多让我感兴趣的事情的观察,我认为这些东西有朝一日可能有用。几周前,我碰巧从文件柜里拿出一个文件夹,发现几张黄色和白色的纸,上面有我随手记的素材,作为一个连续的项目,我把它们放在一起。第一部分跟拉里·库比讨论过,也跟戴夫·拉帕波特讨论过,当时他正埋头撰写他的书《记忆》。

正是这些材料帮助我形成了对催眠的思考,也让我知道了这些看似毫不相关的因素的重要性。

我最喜欢的回忆,是我 10 岁左右站在谷仓门口发生的一件事。当时"灵光乍现"一个绝妙的念头浮现到我脑海,但现在早就忘了。我知道要实现这个灵光乍现的念头的话,我需要一把锤子和一把斧头。但那些东西都在后门廊。我冲过去拿工具,但不知怎的,等我冲到门廊的时候,我已经完全忘记我要干什么了。经过漫长而毫无结果的思考之后,我又回到谷仓门口,想起了我灵光乍现的念头,以及需要什么来实现它。我那个灵光乍现的念头和我碰巧在那里看到那个谷仓的门有关。

这导致我开始爬树和从祖母的一本旧杂志上学习诗歌。我随意挑选要爬的树,随意挑选要读的短诗,并注意到每棵树与我坐在树上学到的诗之间的联系。3 年后,我进行了一次探索之旅,并且发现,只要我爬对了树,我对与之相关的那首诗的记忆就会大大提高。

1933—1964 年关于最小线索的记录

1930—1934 年,当我在马萨诸塞州伍斯特州立医院的研究服务中心工作时,我开始慢慢学会一种东部或"哈佛"口音。这主要是用东海岸的宽口 A 音部分替代了中西部的平舌 A 音。这种替换在我同事看来，是好笑的，是不协调的，因为在同一句话里，重 A 音和轻 A 音都会发音，而包含字母"A"的多音节单词可能会同时发出轻 A 音与重 A 音。一位同事，既是我的共同实验者，也是我的催眠受试者，她是一位大学英语教授的女儿。她对口语高度敏感，正写着她的关于某方面言语沟通的博士论文。起初她对我使用重 A 音与轻 A 音间的不一致感到恼怒，但很快她就觉得有趣。然而，对于把不定式分开这点，她高度不容忍，并要求催眠暗示的绝对精确与简洁，因为她反对在脑中对催眠实验里给出的任何暗示进行任何必要的重新定义。事实上，她会打断进行中的实验，来抗议任何"马虎的"言语。她的论点（我强烈赞同）是：每一个催眠暗示，在以语言给出时，都应允许"现成的、简单的解释"，并解释道催眠状态倾向于将口语词（的含义）限制在它的字面意义上。她进一步主张，指令的精确性与简洁性会允许受试者根据他们自身的理解来作出反应，这就不会受到社会适应时附加的、强制性言外之意的影响。例如，问题"你能看着我吗"，所需的答案无非是肯定或否定或我不知道，而不是做出一种身体反应。另外两名同事，也在研究有关"意念沟通"的博士论文（他们都既是共同实验者也是催眠受试者），当征求他们的意见时，他们同意这种观点。

在一次讨论中，我时不时地使用重 A 音和轻 A 音，他们认为这是我语言学习缓慢的表现。他们都不知道我 4 岁才学会说话，尽管我妹妹小我 2 岁，可她 1 岁就开始说话，2 岁的时候就说得很流利了。已故的语言学家、时任耶鲁大学斯特林教授的爱德华·萨皮尔，他在听了我的讲座后，不由地做出了同样的评论，并直接提到了我的音盲和原有的说话节奏。

我将上述信息牢记在心，但并没有在随后的实验工作中有意地加以利用。

1934 年，离开马萨诸塞州不到的 2 个月，我就丢掉了 A 浓重口音，在密歇根州的前几周，我对此还很不自在。

直到 1937 年 9 月，我参加了在明尼苏达州举行的美国心理学大会时，我才开始考虑我"丢掉的口音"。在那里，我遇到了我以前的心理学同事。令我惊讶的是，我的演讲中又出现了重音和轻音的 A 音的混合音，他们评论说我还保持了"哈佛口音"。只有我妻子坚决地认定才使他们相信，这是由于与他们相遇，旧有的联结通路受到刺激而引起的口音的重现。

在回密歇根的路上，所有那种"口音"消失得一点痕迹都没了。关于那件事，把一些有趣的事情记录下来，也许除了为将来作一些推测之外，也没有别的什么想法了。

1941 年 9 月，我得知有两位从前的医院同事也已经离开了马萨诸塞州，一个在我离开前不久，另一个在我离开后不久，他们要在同一个周六下午来看我。两人来自中西部两个不同的州。这让我想起了我之前做的记录，也为一项与记忆保持恢复中的独特因素有关的现场实验提供了背景。

因此，在 A 医生和 B 医生到来之前的几天，我努力回忆我在伍斯特研究服务中心打过交道的患者的名字，那时，实际上我与这两个同事一起跟这些患者打交道。

我这两个同事相隔大约 10 分钟到达，我的秘书去迎接他们，她分别向他们打招呼，把他们送到不同的房间，给他们每人准备了笔记本和铅笔，并解释说，我希望他们能为我目前正在进行的一项实验提供帮助。这种帮助是让他们回忆在研究服务中心打过交道的患者的名字，并告诉两人，给他们留出的时间至少是半小时。他们不会被打扰，可以安静地工作，30～40 分钟后会回来拿走答案。

A 医生和 B 医生都欣然同意了这个要求。在 30 多分钟结束时，A 医生告诉我的秘书，他已经写下了他能想起的所有名字，秘书则告诉 A 医生，稍过一会儿，将开始另外半小时的实验，在此期间，在任何情况下，他都不能和任何人说话，并且她会在 1 分钟内返回并带来进一步的指令。然后她走过两扇门，B 医生在那里消磨时间，想不起其他的名字。秘书向他解释说，她要带他去另一个房间，参加另一个阶段的实验，在任何情况下，他都不能和任何人说话。

她把 B 医生领进 A 医生正在等候的房间。两人都吃了一惊，因为他们谁也不知道对方要来看我。两人都没有说话，但我的秘书指示他们重新列一份他们能想起来的患者名单。

20 分钟后，她走进房间，发现每个人都写好了一份新的名单，只是在等候时间，接受新的指令。她把当天的报纸递给 B 医生，并把 A 医生领到我的办公室，在途中，告诫他不要和任何人说话，只是在她指定他要坐的位置后，列出他能另外回忆起来的所有人的名字。

就在我开始列出追加的名字时，A 医生也在列。不到 10 分钟，我们就耗尽了我们的记忆力，于是我给我的秘书发了个信号。她走进办公室，让 A 医生保持沉默，随着她到另一个房间，她递给他一份报纸。然后她把 B 医生带到我的办公室，给了他和 A 医生一样的指令。

B 医生和我都列出了新的名字，但很快我们就耗尽了我们的记忆力。接到我的信号后，我的秘书就把 A 医生请了进来，并指示他继续保持沉默，列出所有额外想起的名字。

我们每个人都添加了更多的名字,但很快我们就放弃了多余的尝试。

然后我们开始互致问候,接下来讨论我的秘书要求他们完成任务的目的。在讨论中,B 医生开心地评论我"半拉子哈佛口音"的回归。这让我们意识到,我们每个人在前往中西部不同州之前,在马萨诸塞州伍斯特度过的 3 年多的时间里形成的"口音"在某种程度上恢复了。

对每一份名单的检查显示,我的第一份名单上有 37 个名字,A 医生的有 21 个,B 医生的有 16 个。在 A 医生在场的情况下,B 医生又添加了 5 个名字,而 A 医生在他的名单上添加了 9 个名字。当我在场时,A 医生在他的名单上又添加了 7 个名字,而我又添加了 3 个。与 B 医生在一起时,我添加了 1 个名字,他添加了 5 个。我们三个人一起在场时,我又列出了 5 个名字,A 医生添加了 11 个,B 医生添加了 9 个。我总共回忆起 46 个名字,A 医生一共回忆起 48 个,B 医生一共回忆起 35 个。

虽然有 129 个名字,但它们只代表了 95 个人。这些人中,我与 A 医生有 21 个共同的名字,我与 B 医生有 14 个共同的名字,A 医生与 B 医生有 18 个共同的名字,我们三人只有 16 个共同的名字。

在我们周末的会面中,又有一些新的名字突然冒出来,有些是在我们检查名单时想起来的,有些是在我们聊起其他事情时自然而然想起来的。这些新出现的名字,我们没有记录在内,因为这时的实际回忆方法与实验过程相比有很大不同。

与上述实验有关的后续观察,我在 1957 年至 1963 年在波士顿的演讲之旅中反复进行过几次。第一次观察是发生在飞往波士顿的飞机上,它(出现)非常出乎意料。当我主动与我的邻座的人交谈时,飞机驾驶员通过扩音器宣布:"我们正在离开纽约州上空的空域,进入马萨诸塞州上空,开始向波士顿机场降落。"

当我们重新开始交谈时,我对自己浓重的和轻淡的 A 的混合使用感到惊讶。这也引起了我邻座的注意,他说:"你们哈佛人永远不会忘记你们在哈佛的日子。这是你的怀旧之旅吗?"

在随后的解释和讨论中,他讲述了自己的体验,他注意到地理及生活经历中的许多其他项目都会唤起过往的学习。

在从波士顿回来的路上,我注意到我忘了我 A 的浓重口音,只有在我下次去波士顿的时候才能找回来。

有一次,当飞机离开纽约市时,我想起了 1941 年关于回忆伍斯特患者姓名的调查。我立即开始罗列名字,并在到达波士顿之前想起了 23 个。在随后的波士顿之旅中,我与一位当时住在伍斯特的前同事共处了一个晚上。在从波士顿到伍斯特的 40 英里（约 64 公里）旅途中，我不仅开始回忆他们的名字，还回忆我遇见他们的年份。1941 年，我们三个人曾做过这种尝试，但没成功，结果未能令人满意。回家后第二周，我检查了我在去伍斯特的路上回忆起来的名字。我只回忆起不到一半。在确定年份方面，我的回忆基本上都是猜测，与前一周的确定感完全不同，并且我这个从前的同事也证实了这一点，他在研究服务中心工作的时间和我一样长。

第十五章

临床和实验性催眠：催眠训练和发展催眠所需的时间

米尔顿·艾瑞克森

未发表的讨论，大约写于 1960 年。

在今天这个圆桌讨论中，我（艾瑞克森）主要兴趣来自一个令人不快的结论，这个结论已经屡次三番地强加于我，因为在此之前，我阅读了催眠实验的报告，与对这个领域感兴趣的不同工作者讨论过催眠实验的问题，目睹过这些催眠技术被各种学生受试者使用，我也回忆过我在自己的工作过程中所犯的无数的差错、疏忽和严重的错误。简单地说，这个令人不快的结论是，整个催眠研究领域仍然如此的荒凉，无论是如何为实验目的而令人满意地催眠一个受试者，还是如何诱发催眠现象，使之在受试者被令人满意地催眠后进行研究，在这两个方面几乎都没什么普遍的理解。据我收集的资料来看，除了个别精心实施的研究之外，总体趋势是，进行催眠实验工作，还是在采用一种主要适用于临床演示目的的催眠，旨在对在催眠状态下可能引发的反应类型进行整体全面的研究，但实际上不适合对特定反应形式的详细实验研究。为了支持这一观点，你只需要回忆通常在催眠表现的具体研究中所获得的自相矛盾的、差强人意的和并不可靠的结果就行了。

实验结果出现这种混乱的原因，是把临床上令人满意的催眠状态典型地用到实验情境中。临床上令人满意的催眠引导，直接引发一种具有被动反应性的特定心理状态，在这种状态中，对于给出的任何暗示，受试者都将之作为纯粹响应性的反应形式，自动地接受，并照此行事。我认为，这种类型的催眠反应，仅仅对临床工作来说是令人满意的。更进一步也是更困难的一步，在于利用受试者的被动式反应，来确保仅有给出的暗示引起的反应模式的自然发展。我认为这种类型的反应在实验上才是令人满意的。

更明确地说，在临床上令人满意的催眠中，受试者根据他们对催眠师想要什么的理解按照指令执行。因此，催眠师不仅暗示了某种反应，而且他还尽可能只是间接地支配和控制了反应发展的过程和程度，从而引发了主要针对催眠师的行为反应。在令人满意的实验性催眠中，催眠反应的整个导向是完全不同的。给出的暗示是被动接受的，但该暗示仅仅被用作一种启动性刺激，用于开启期望的反应模式。然后，该行为模式的发展则独立于催眠师，并且完全符合受试者的一般反应趋势和他们对所暗示的反应的理解。因此，他们的反应不再以催眠师为导向，而是针对那种作为完整事物自身的反应为导向，从而使反应本身成为首要问题，而不是反应情境。

　　要说明这些不同的观点，需要从各种实验中引用材料。在一个例子中，实验人员向受试者暗示一种令人不快的人为情结，受试者对它做出反应，每一个临床实证都表明受试者已经完全接受了它。然而，当用改良的卢里亚技术（Luria 技术）（译者注：Luria，苏联科学家，1973 年发表了专著《神经心理学原理》，标志着神经心理学成为心理学的一个独立分支）测试接受情结的客观实验证据时，结果表明情结根本没有被接受，这并不是一种有效的心理体验。调查显示，在催眠师给出所暗示的情结时，受试者已经不知不觉地迫于催眠师的指令，被迫到"街角的邮箱"处寄了一封不成功的信，情结就以这封信为中心。当时，受试者习惯使用的邮箱，也是在暗示的体验中对他来说唯一实际可用的邮箱，便位于街区中央。通过这样制约和限制受试者去做催眠师想要他做的事，从而排除了受试者自己对所给定暗示的自然的、自主的发展可能性，结果只有一种临床上满意的对情结的接受，却不是一种实验上可证明的接受。通过对词语联想测试、不随意运动神经反应和呼吸变化的干扰，修正在"固定"邮箱中邮寄信件的错误，这样使一种实验上可证明的对情结的接受成为可能。这不是一个孤例，不仅是我自己，还有其他人，在致力于情结植入的研究者，都有过很多次这样的发现。

　　另一种类型的例子，涉及引导重新体验一段真实过往经历所卷入的过程。在一个例子中（其准确性后来得到证实），受试者正在重新体验他在沿路驾驶马匹的经历。令人费解的是，他突然叫停了马，没有任何解释，只知道他在"等待"中。由于对耽搁感到不耐烦，催眠师一再坚持给他暗示，让他继续赶路，但没有效果。受试者收到马已经重新启动的间接暗示（译者注：来自催眠师给予的间接暗示），但他并未把这当作催眠暗示，而马儿自己不耐烦地跑起来，他给出的回应是，猛地拉住了想象中的缰绳，并大叫"吁!"经过深入调查，终于得知，这一耽搁是由于一群鹅阻碍了交通，不管催眠师如何不断给出暗示，直到最后一只鹅安全离开道路，受试者才继续前进。因此，催眠师的角色被严格限制在启动再次体验的过程，而一旦开始，它就会按照这个受试者独特的实际经验反应模式继续下去。即便催眠师试图通过指导和控制发展过程的努力，成功地闯入了情境。对此，受试者也只会以一种适应于其当下心理状态的方式做出反应。这是一种令人满意的实验性催眠状态。

我们还可以引用另一个例子，来说明在令人满意的实验性催眠中，受试者自己对给出的暗示的自发反应的完整性。在这个例子中，催眠师得知受试者正计划一会儿观看他非常感兴趣的一个电影。于是，催眠师给他的催眠暗示大意是，他实际上是在催眠师的陪伴下去看那部影片的，并且在观看时，他完整地描述着这部电影。这个过程启动之后，在获得了对电影的充分描述之后，催眠师多次试图打断他的表演。然而，该受试者坚定地称，他不仅打算坐着看完整场电影，而且还打算观看第二场电影，他拒绝了所有不符合这个意思的暗示，直到催眠师让受试者理解到，电影中场休息和放映中断的体验也并不罕见。对这种印象的暗示，可以启动另一个完全符合受试者过往经验并导向预期目标的反应过程。一种大体相同的体验，发生在另一个场合另一个不同的受试者身上，而且同样类型的反应已经在许多受试者身上呈现过，并且与各种各样的催眠表现有关。在所有这些受试者中，在任何时间都有可能引发相同类型的反应，但只是在纯粹的反应层面上，受催眠师的控制和指导，这是临床上令人满意的催眠状态的典型表现，却缺乏那种在实验上令人满意的催眠状态中获得的主观体验有效性的独有特征。

到目前为止，我提出的观点都是为了强调，催眠可被用来引发纯粹的反应性行为，这似乎是对记忆、体验和理解的显著而生动的描绘，采用方式足以对各种不同形式的催眠反应进行广泛而全面的研究；或者，它可被用来通过暗示，启动自动发展的反应形式，这一形式与由外部现实引起的反应相差无几。我相信，前一种类型的催眠反应最好地证明了临床上的可能性，而后一种类型则为特定反应形式的实验研究提供了机会。

然而，如果这样给人们的印象是，某一特定受试者的催眠状态总是这两种形式中的一种，我希望立即纠正这种误解。由于受试者的个体特性，人们每次发现的往往是我所描述的各种催眠反应的混合型。在总共大约 500 名与众不同的受试者中，我还没有发现有哪一个人在这二选一的某一个方面是完全纯粹的，但根据我的经验，大多数受试者都可以通过训练，发展出比实验中更令人满意的催眠现象。

既然我已经就什么是令人满意的实验性催眠状态提出了一些观点，我就试着给这种催眠状态一个定义来总结一下我的看法：

> 一种合乎需要的实验性催眠状态是这样的,在这种状态中,受试者的被动反应,仅被用于控制和指导如何选择所需反应的一般类型,而反应发展一旦开始,其整个过程则取决于受试者独特的反应模式。

需要讨论的下一个问题是,关于适用于实验性催眠工作的技术问题。这不仅包括催眠引导的技术,还包括已经引发催眠状态之后所必需的暗示技术。对于如何引导催眠状态的一般理解,我没有什么要补充的,我要强调的是,充分考虑受试者的所有个体差异和独特性,以及催眠关系的高度个性化特征的重要性。我还想强调时间因素本身在确保催眠现象方面的绝对重要性。令人遗憾的是,尽管人们普遍承认时间本身是所有反应形式的绝对应变量,而且反应形式越复杂,时间因素就越重要,但这一考虑却被忽略了。因此,我将把我的讨论限制在对这个议题的考虑上。

为了说明这一点,我将用事实来作例证,说明催眠工作中普遍存在的一般态度和常见做法,它们忽视了时间因素的重要性,从而使之成为一种错误指导的、错误理解的和不充分的催眠工作。这种一般态度和随之而来的习惯做法,源于一种未被认识到的将催眠视为奇迹制造者的倾向,这种倾向可能源于催眠表现其令人吃惊的现象特征。由于这种倾向,我们发现,许多基于技术的实验研究,更适合于唤出奇迹而不是引发催眠现象。由于对时间因素的忽视或忽略,给出暗示的意义与反应过程和实际引发的反应之间存在明显的混淆。举例来说,我们发现,催眠现象的量化研究,是通过对照使用某张唱片录音给出的暗示来进行的,好像这种措施可以对照在不同受试者中引发的反应过程发展的性质和程度;对遗忘的研究,是通过简单直接命令受试者忘记所选内容,然后对遗忘的证据进行适当的测试来完成的;关于解离的研究是基于分配两项任务,然后给出一条严格的禁令,即它们必须同时但相互独立地执行;关于退行的实验是通过一种简单的方法来进行的,即告诉一个 30 岁的受试者他现在已经 10 岁了,然后马上进行智力测试以取得退行的证据;催眠麻醉实验的实施,则是通过直接暗示麻醉和直接测试麻醉来进行的。总之,尽管我们知道行为反应是一个很长的复杂反应过程的最终产物,但在催眠工作中,我们还是要反复假设,认为听到和理解指令的过程,与指令期望引发的反应之发展过程是相同的。

另一种我反复观察到的具有代表性的典型例子是,人们普遍认为,引导一种沉睡的催眠状态只需要相对短短几分钟时间。因此,有名心理工作者,也代表了很多我认识的人,他诚恳地向我保证,即使是毫无经验的受试者,也没有必要花费 15～20 分钟或更久来引导深度催眠,他催眠的平均时间是 5～10 分钟。和许多其他人一样,他也向我保证,一旦受试者被催眠,任何特定类型复杂反应的引导,都只是给出适当暗示的问题。虽然我乐意承认,可以通过这种技术引导催眠并进行实验,但我怀疑这种催眠是否超过了我所描述过的仅在临床上令人满意的那种类型。因此,实验结果只不过是针对所给暗示的被动反应的证据。

现在问题来了,为引导实验中令人满意的催眠状态,或引发可以胜任实验研究需要的催眠反应,应该花费多长时间?这个问题不可能有明确的答案,这不仅是因为受试者之间的个体差异,也因为受试者内部存在与不同类型反应有关的差异。因此,唯一安全的方法就是以这样一种方式给出暗示,而且要足够缓慢,以便受试者不仅有机会根据催眠师的暗示以被动响应的方式做出回应,而且有机会根据他们自身对所期望反应的理解做出回应,并根据他们自己的反应模式发展他们的反应。只有后一种反应才能被接受为实验上令人满意的催眠状态的证据。这意味着使科学研究人员区分所获得的行为反应的类型,需要大量丰富的经验,但我知道,在完成充分的实验工作之前,区分临床和实验中令人满意的催眠状态之前,并没有什么更简单的方法。

回到实际需要多长时间的问题上,我只能从我自己的经验说起,这一经验得到了其他工作者的支持,主要是精神科医生的支持,他们感兴趣的是通过催眠技术在其受试者身上建立有效的体验过程。我已有的发现是,通常在断断续续的设置中,在进行某种实验上的有效尝试,以引出各种形式的催眠反应之前,训练一个好的单纯毫无经验的受试者,发展出一种沉睡样的催眠状态,需要花费的总时间平均为 3～8 小时。一旦受试者经过充分训练,能够进入一种令人满意的催眠状态,就会花至少 20 分钟的时间,来引导为实验工作准备的每一种新的催眠状态,尽管这段时间可以逐渐缩短到 5 分钟或 10 分钟。

下一个问题是,在引导出沉睡样的催眠状态后,需要多长时间才能引发某种特定形式的反应。例如,当希望对刚学过的一连串无意义音节产生遗忘时,有必要给受试者 20～30 分钟甚至更长的时间,以允许产生一种很可能显而易见的遗忘,这会在清醒状态下重新学习遗忘的内容时表露出来。或者,如果希望被催眠的受试者产生一种心因性失明,则必须在给出暗示后,经过 20～30 分钟的时间,然后才能做某种尝试以确保得到这种行为反应,并对之进行测试。催眠师最好将这段等待时间,用于随意交谈及不相干的活动中,偶尔重复一下这个暗示,即受试者迟早会体验到预期中的效果。即使给受试者一个复杂的、需要注意力专注的任务，让他们保持忙碌，也不会影响所期望的反应的发展。最重要的考虑似乎是，提供足够的时间，以允许一种有利于这种反应的心理定势的发展。除非这样一段时间得到允许，否则受试者的反应，虽然与给出的暗示一致，但它将表现为在批判性观察者看来（这个反应）的抑制、否认、回避和阻碍，与有效的体验性反应不相符。

下面的例子将有助于阐明这一点。

最近，我暗示房间里的两个人产生催眠性失明。等了 20 分钟后，我给另外两个人同样的暗示，然后开始测试所有这四个受试者的反应。最初的两个受试者表现出完全令人满意的失明，但对于后两个受试者，其心因性失明表现为回避、抑制、冲突反应和持续了半小时的阻碍。在这段时间之后，第二组的心因性失明开始变得令人满意。当我们认识到时间在日常生活情境中行为演变的重要性时，它在催眠反应中的重要性就可以得到更充分的认识了。

最后，我想说的是，我相信催眠实验是最丰富的研究领域。它为给予它的每一点时间都赋予了正当理由，而且随着个人经验的增长，具体研究程序所需的时间会减少一些。

第十六章

实验室催眠和临床催眠：
现象相似或不同

米尔顿 · 艾瑞克森

引自 The American Journal of Clinical，Hypnosis，January 1967，9，166 - 167。

在 1924 年末和 1925 年春，发生了两起相似却孤立而有趣的事件。受试者 H 和受试者 W，他们都在威斯康星大学运动队，两人都曾作为催眠受试者为作者（艾瑞克森）做过很多工作，但彼此不认识。1924 年秋天，在为即将到来的比赛进行练习的过程中，受试者 H 在练习跳跃时，上下牙齿咬到了舌头，舌头的一边差点儿被完全切断，只剩一个狭窄的边缘。他被紧急送往医院接受手术治疗。当被告知他的舌头需要缝合，他只能吃流食，并且他将被取消下周末即将举行的体育比赛资格时，他的反应是极其失控的，他拒绝所有的医疗帮助和建议，并迅速找作者寻求催眠帮助。由于舌头肿胀，他无法把话说明白，他不得不写下他的不幸遭遇；当时，作者对医疗问题太过天真，太急于进行试验，未能在医疗情境中合理的谨慎行事。

不到 4 小时的时间，受试者 H 舌头的肿胀、疼痛消失了，也不会留下残疾。他有 3 周没再露面。然后，在得知作者会在实验室后，他急匆匆地在 1 小时之内赶到了实验室。他解释说：

"你还记得 3 周前我被咬伤的舌头吗？你先是催眠了我，消除了我的疼痛。从催眠中醒来后，我在实验室里做了很多研究，你每隔一小段时间就不断地来看我的舌头，直到肿胀消失，我能正常说话。好吧，还有另一件事发生了。那天晚上，在从实验室回宿舍的路上，我产生了失忆，我忘了整个事情，今天下午我才想起来，所以我想我最好还是来告诉你。那是个周六，3 周之前，而那个周日一帮兄弟在举办一场特别的牛排晚宴。我记得我吃了我的那份，但我的舌头没有疼痛也没有什么麻烦。在接下来的训练中，我和队员见面，一些队员问我舌头怎么样了，我不知道他们在说什么，所以我就说它和平常一样大。然后今天下午，我问了我宿舍里的几个人，他们是否知道我咬了舌头这件事。他们不知道，也不相信我说的事。他们说我的舌头没什么毛病，只是我用得太多了。然后我去找 S 医生（负责体育部伤病治疗的医生），他说他对我仍然非常反感，不愿和我说话。我问他，我是否咬到过自己的舌头。他上下打量了我一下，然后说：'你不仅咬了它，而且当我想给你做适当的治疗并把你送进医务室时，你表现得像个该死的傻瓜。但我猜你是觉得去市中心可以得到更好的治疗。我应该把你踢出球队的。'对此，我补充说：'但我在那个周末的比赛中表现不错，获得了第一名和第三名。'"

由于他的兴趣是心理学（他后来成为一名心理学教授），随后我们就催眠中真正发生的一切展开了讨论。最后，促使他自发地观察到：

"你为我做的和我们在实验室做的完全一样，只不过它不是一回事而已。在实验室里，我接受暗示并彻底执行。我以前体验过痛觉缺失。那就像你在我舌头上产生的麻醉一样好。但实验室麻醉（痛觉缺失），无论多么真实，都是属于实验室的。它是科学研究的一部分。你为我所做的，就像我在实验室里做过的某种催眠麻醉一样真实。但它是我的，全是我的，甚至其中就没你什么事儿，它就是我的。也许我可以这样说。我是个学生。我是学生团体的一员。身体特性是一样的。意义却是不同的。实验室催眠和针对个体需要的催眠可能会给你类似的结果。但它们对人来说是不同的。"

对于他的失忆，他无法给出解释，但他表示如果作者催眠他再来询问，他就可以弄明白。作者这样做了，得到的简单回答是：

"我只是不想让咬着舌头的记忆在比赛时进入我的脑海。在那之后就不重要了。但今天下午我在学习记忆过程，所以我就摆脱了失忆。"

作者和 H 讨论了所有这些材料，但没有得出什么明确的结论。

第二年春天，受试者 W 在体育训练中扭伤了脚踝，并在检查结果显示"只是严重扭伤"后，当晚拄着体育部医生开具的拐杖，一瘸一拐地来找作者。

他讲述了他的意外遭遇和即将到来的体育比赛，以及他目前的剧烈疼痛。然后他问，他曾在实验室做过的所有催眠工作，是否可以用来满足他目前的个人需求。

与对受试者 H 一样，作者接受了这个难题，马上引导受试者 W 进入一种催眠性恍惚状态中，他的疼痛和疼痛反应得以消除，然后作者引导了一种退行，从而形成身体关系的重建，尽可能恢复到事故发生前的状态。作者采用的最后一项措施是暂时的时间移位，这样他就可以把扭伤的脚踝看成大约 1 年前发生的事。

受试者 W（后来成为一名医生）在那个周末的赛马比赛中赢得了两场比赛的名次，并在接下来的周日找到了作者，因为暂时的时间移位已被自动纠正了。作者让他找回了事件的完整记忆，他对结果的讨论，不像受试者 H 那样广泛，但在含义上大体相同。相关的要点是：

"扭伤的痛觉缺失和我在实验室做过的每件事情一样完美，只是我仍然保有对疼痛的痛觉缺失（效果）。将事故放到过去，弄乱了我队友的想法。但我自己的头脑是完全清楚的，他们对我把扭伤脚踝看成是大约 1 年前曾经发生的事感到非常困惑，我对此并不在意。当我检查你为我的脚踝所做的所有催眠时，它就像实验室里的每项实验一样好，一样真实。但有所不同的是，它采用了一种不寻常方式。实验室里的催眠属于你，属于我，属于心理学系，属于科学。为我的扭伤而做的催眠，所有你用来处理疼痛的催眠，在某种程度上，它只属于我。我能说的最好的说法是：就像脚踝扭伤全是我的一样，催眠也是我的，这也全是我的。实验室催眠和为个人需要而做催眠可以得到相同的结果，但它们对个人而言意义是不同的。你认为，我的这些新想法，会妨碍你在实验室为我安排的工作吗？我可不想缺席（他的新理解绝不会妨碍他作为一名受试者的工作）。"

与上述说法完全相反的是另一种发现。多年来，许多优秀的实验室受试者，他们非常出色地演示了催眠现象，并且经得起看似探寻性（打破砂锅问到底）的测试，但作者发现，在涉及个人需要时，他们要么不愿意、实际上是做不到，要么可能只有一部分能使用催眠。例如，在实验室中用于演示痛觉缺失的一名大学生，他可以承受明显痛苦的测试措施，没表现出迹象，表明感觉到了什么疼痛。但当同一个受试者意外受伤，实际上是轻微伤，需要缝合三针时，无论如何，催眠也没被引导出来，以减轻他受伤的痛苦。有些护士，她们被证明是优秀的示范受试者，却被发现，不但在遭受轻微身体不适，而且在遭受严重伤害时，她们对催眠都完全没有反应。例如，有一位护士，让一组医生满意的是，她可以发展一种深度麻醉，但当她自己摔倒并擦伤时，却无法发展出一种痛觉缺失，尽管医学检查表明，她的伤很痛，但无论如何都不算危急。在另一些例子里也是这样，一些优秀的催眠示范受试者，在他们自己需要的时候，却无法发展出哪怕一种浅度催眠状态。显然，这个关于个人需要的问题，是由个人以他们自己的方式来解释的。

另一个受试者，是一个音乐爱好者，她被用来测试幻觉体验形成条件反射式情结的一部分的可能性。在这个实验中，她所做的其中一件事，就是幻觉体验演奏她最喜欢的乐曲。然而，这个受试者总是要求以一种引人注目的方式取得实验室工作的回报。在任何类型的实验中，对于所有的参与者，当作者正忙于其他实验，没有更多时间与她在同一空间时，她坚持必须通过让她幻觉体验音乐来作回报。她解释说，出于实验目的而幻觉体验的音乐，与她为自己的需要而幻觉体验的音乐相同。只有一种她不想说也无法解释的个人意义。

在此后的几年里，作者偶尔遇到过既有实验室催眠经验又有医疗或口腔科催眠经验的人，或与这样的人打过交道。这些人中，比较有思想的人解释说，实验室催眠是一种形式的现象，涉及自我生理重要需求的催眠则是另一种形式的现象。一位产科护士告诉作者：

"在一次医学协会的会议上，你教了我一种催眠性的鞍状阻滞麻醉，那是我唯一一次被催眠。后来我结了婚，住在一个偏僻的农村社区，在我比预产期提早3周分娩的时候，我找不到医生，也找不到护士。我采用了你教给我的鞍区阻滞麻醉，并在那里把它换成了我的。我相信你的鞍区阻滞麻醉会起作用，但那是我的孩子，我的第一胎，所以我自己做了鞍区阻滞麻醉。我丈夫外出了，身陷森林大火之中，唯一能帮助我的人是一个新婚的女孩。我受过产科训练，所以我不担心。这种我的鞍区阻滞麻醉与你的一样，然后一下子它就变了，成了更有个人针对性的。这意味着什么，也许你能理解。"

这名护士作为志愿小组成员之一，作者曾在给医学协会的讲座中用她作过受试者。再次遇见她纯属偶然。在她最初的发言之后，她被问了相当多的问题。她被要求更详细地描述她生第一个孩子时发生了什么。她解释说：

"作为一名产科护士，我知道我应该进行会阴切开术，但我知道那是不可能的。但我记得你在讲座中所说的放松，所以我放松了会阴。我真的不知道我是怎么做到的，但我就放松了它，我保持了所有运动感觉，因为我认为我应该知道婴儿何时出生以及胎盘何时娩出。我的朋友帮我做了我自己无法做的事情。3 天后，当我丈夫回到家时，他非常惊讶，因为电话还没通，他不得不出去请个医生。医生说一切都好。

从那以后，我又生了 4 个孩子。两个孩子是我在医院接受了'适当的医学观察'下所生的。再后面的两个是我在家里有医生陪同分娩的。生产时我从来没有服用过任何药物或麻醉剂。医院的医生很不高兴，因为他不喜欢我自己发展鞍区阻滞麻醉的方式。为我所在社区服务的全科医生也不赞成我使用催眠术。然而，所有医生都认为我的骨盆完全正常。我不知道如何向你解释我是如何把你教的鞍区阻滞麻醉换成我自己的鞍区阻滞麻醉的，它在我生 5 个孩子的过程中都用过。我想请你现在给我暗示一种鞍区阻滞麻醉，让我从腰部以上完全清醒，这样我就可以跟你讨论它，讨论完后，我会把它换成我的鞍区阻滞麻醉。"

她的愿望得到了满足。她的解释可以概括为一段简单的陈述：

"它们既相同又不同。我刚才产生的鞍区阻滞麻醉似乎是在分娩期间我的鞍区阻滞麻醉的一种再现。你引导的鞍区阻滞麻醉，虽然它像我做到的那样消除了腰部以下的所有感觉，似乎又完全不同，但同样有效。我真希望我能给你提供更多的信息。这似乎是你在那些医生面前给我引导的鞍区阻滞麻醉的真实再体验。事实上，我环顾四周，差点以为会看到他们。"

另一个更罕见的发现，作者也遇到过，而且出乎意料地得到了几位同事的证实。事情是这样的,有一些针对个人需要的催眠反应良好的人,无论是出于实验目的还是示范目的,却不能进入催眠状态。然而,当被问起他们可能的个人需要时,即使在场的是其他人,甚至是非专业人士,他们会很容易地进入催眠。然而,个人方面的耗时费力和看似充分的合作,并不会导致催眠状态的产生。此外,在获得这类人的同意后,一种为询问个人需要所引导的催眠将在转向实验工作时终止。但同样的这些人会在清醒状态的实验工作中进行合作。

上述例子之所以被引用,是因为催眠受试者(患者)给出的描述很清楚。相对而言,在许多情况下,实验室的催眠结果与临床发现的结果之间,似乎存在明显冲突。例如,周密的、有良好对照的实验室实验,可能会发现催眠感觉缺失是有疑问的,甚至具有很不稳定的特性。但临床医生报告了在没用任何药物的情况下成功使用催眠麻醉的实例。这便有了个问题:催眠麻醉的实验室实验能作为催眠麻醉的可靠测试吗? 而手术患者只是顺从地合作吗? 催眠受试者在实验室和临床(甚至包括大手术)环境中都只是自欺欺人吗? 实验室发现与临床发现具有真实的可比性吗? 它们是否属于同一类别的现象呢?

实验室和临床上催眠结果之间经常性的不一致,是否暗示了上述说明所意指的其他重要因素? 要在相同的科学基础上,对催眠的权威实验室实验和催眠的临床应用进行测试的话,应该采取什么方式呢? 抑或就目前的认知状态而言,这是根本不可能的吗? 就当事人而言,每个程序中的决定因素是什么? 人格因素和个人动机对于实验室和临床研究来说,不都应该是至关重要的吗? 实验室催眠状态和临床催眠状态有时是完全相同的,或许,其不同只是体现在受试者对它们的识别上? 这些只是几个需要回答的问题,如果这种答案是可以获得的话。

与上述报告结果有关的、最能引发思考且最具争议的(争议关于将催眠用于反社会目的)是米尔格拉姆(Milgram,1963,1964,1965)所发表的那些信息丰富且杰出的、关于人类行为的报告。无论是从事实验室催眠还是临床催眠的人,这些研究都应该仔细阅读,因为它们表明了一个人在清醒状态下将要承受的压力,从而推断出情境、动机、服从和人格因素在人类行为与反应时的高度重要性,这种方式在受试者的清醒状态下还未能理解到,更不用说在催眠状态或其他变动的意识状态下。

第十七章

观察员在场的情况下的访谈经历

米尔顿·艾瑞克森

引自 L. A. Gottschalk and A. H Auerback，Methods of Research in Psychotherapy.
New York：Appleton-Century-Crofts，1966,6163。

　　在观察者在场的情况下采访两名精神病患者，并试图在他们身上引导催眠，当时我们都知道，我（艾瑞克森）的工作正在被拍摄下来，以便随后由资深人士进行批判性分析，这种经历对我来说是一个有趣的项目。对我来说，首要考虑的是尽可能充分地执行提出的任务。我认为我的个人情绪既不重要也无关联。

　　然而，我的患者对我、对访谈、对催眠、对周围事物、对现场的环境或源于其自身精神疾病的情绪反应，都被认为是所拟议研究的适当的组成部分。所以，我的职责之一是尽可能地觉察患者的各种情绪状态，去引导和利用这些情绪状态，使患者的注意力和兴趣能够指向我，而不是其他地方。

　　拟议的实验程序确实让我感兴趣。它提供了一个机会，让我可以在一种全新的情况下治疗患者，这种情况可以最有效地被记录下来，以供将来和独立研究使用。这也是可以让患者相当大程度地理解到一种情况，并且患者可以很容易地以各种有趣的方式对此做出反应。同时，这个拟议的程序在我的脑海中引发了一些反复出现的、让我好奇的问题，即观察者会立即和随后做出什么样情感的、共情的和移情的反应，这些反应与我在实际工作中与患者打交道时所体验的反应是类似还是相关的。随着它后来的发展，当我时不时地体验到对我的患者的一种或另一种反应时，就会出现一个让我好奇的问题，即观察者可能会感觉到一种什么（如果有的话）类似的体验，这种问题的出现只在片刻之间，不会形成什么干扰。

　　我在处理这个任务时的心理定势是，发现患者做出的反应，我能理解到什么，以及我能对它或用它做些什么。我在被观察的事实与我无关，不管这个事实对观察员来说是多么重要。我的任务是观察患者，和他一起工作，而不是揣测其他人可能的活动。

首先，我的第一个步骤是对访谈情况进行视觉和听觉上的调查。我想知道我的患者能看到和听到什么，以及他目光的转移或他位置的改变会如何改变他视野中的目标内容。我还对各种可能会干扰到这一情景的各种声音感兴趣，有可能出现的包括街道噪声。我询问了患者的年龄、身高、体重和性别，并测试了各种可能的座位安排，以检查相比之下的身体舒适度、充分记录的可能性，以及患者一般视野的主要内容。我还询问了为满足记录设备的要求，需要做什么特殊调整。为了更充分地了解患者对观察者可能的反应，我特别询问了他们的位置。由于有一位观察员（G博士）是应特殊要求出席的，我觉得应该妥善安排他，以便尽可能减少他对在场其他人的影响。

患者一到，我立刻全神贯注地投入我所面临的任务中。有时我会因为感到时间有限，而出现片刻的压迫感，随之而来的是一种强烈的需要，不能让我的患者感受到那种匆忙的感觉。我时不时地意识到，我对我的患者如此关注，以至于忘记了自己身在何处，但我会很快舒适地重新调整定向自己。至少有 3 次，我因我所面对的房间一侧的一副眼镜，而感到片刻的困惑。每次我都惊讶地在一张脸上发现它们，然后认出那是 G 博士的脸。

我不时感到迫切需要，我要以一种随意的方式，对眼前的环境给予一些简短的识别，这样就不会给我的患者一种故意回避的印象。我的另一种强烈情绪反应与我使用手杖有关，主要在我很招摇地移动手杖时。我的目的是迫使患者把注意力放在手杖上，从而将他的敌意从我身上转移到手杖上。在我这样做的时候，我的脑海里闪过一个念头：也许观察者不会明白这个动作的目的。这样我就会立即产生一种强烈的沮丧感，认为这种不相干的想法可能已经朝不利的方向改变了移动手杖的方式。在注意到患者正在充分反应之后，这种情绪上的担忧就消失了。

在第一次访谈结束时，我并没有感到特别疲倦，而且我对看下一位患者的兴趣和我看第一位患者的一样。在第二次访谈结束时，我马上感到心身俱疲，但很快就过去了。随之而来的是一种痛苦的感觉，我可能让我的患者工作太辛苦了，但这被另一种感觉所取代，我觉得我完成了比我一开始意识到的更长、更困难的任务。然后，我感到非常高兴的是，我们正在采用一种特别的实验方法是，对临床访谈中存在的难以评估的主观的、直觉的、人与人之间的关系进行了充分记录。当我完成这个想法时，我的脑海中突然涌起一波回忆的浪潮。在这两次访谈中，当我注意到患者的每一项反应、每一个短暂的表情变化时，我都是通过思考来安慰自己。"但我可以再看一遍。"后来，在讨论实验项目时，我向 G 博士提到了这一点。

我认为这种医患面谈的有声电影记录，是研究人际关系构成非常有价值的研究程序。它提供了一个机会，以确保对真实事件进行确定的、可靠的记录，包括切题的，也包括附带的，这些记录本身不会以任何方式受制于情绪、记忆、偏见或任何其他行为力量。此外，这种记录在对治疗师和患者双方都是不偏不倚的，并且记录本身不允许对证据进行随心所欲的解释。它可以与训练有素的观察员在同一情况下获得的数据形成鲜明而丰富的对比，并且它还应该能够揭示很多关于人为失误的性质和特征的信息。

有声电影极具价值，这些价值在于记录人与人之间沟通的那些定性研究变量，如面部表情、手势、语调、语型变化、发音错误、节奏变化，以及所有其他具有重要意义的微小但有效的语音修饰等。有声电影特别有价值，因为它允许在任何时候一次又一次地检查回顾任何细小的临床表现，这就是我在面谈中通过"然而，我可以再看一遍"的想法去安慰自己的意思。在实际的临床情况下，反应往往是以最细微、最小的方式被给出，并以类似的方式被感觉到；沟通的整个过程常常是无意识的，一旦它突然闯入意识心理，可能会完结一个未认识到的长时间沟通过程。同样重要的是，有声电影允许参与者发现许多他在不经意的、不知不觉的甚至可能没有意识到他可以表现出这种反应形式或种类的情况下所做的事情。我知道，在与患者打交道的情况下，我常常希望自己精确地知道自己在做什么，以及为什么，而不是像我对那两个患者所做的那样，感觉自己在盲目地凭直觉行事，以引起某种尚未确定的反应，而无论它是什么，我都要处理。

简而言之，这种在特定环境下，在选定的人与人之间，将他们的互动记录下来的方法，无论是对治疗师还是患者，为理解他们互动的广泛价值的内容提供了丰富的潜力。

参考文献

[1] Abrous, D.N., Koehl, M., & Moal, M.L. (2005). Adult Neurogenesis: From Precursors to Network and Physiology. Physiological Reviews, 85(2), 523 – 569. DOI: 10.1152/physrev.00055.2003

[2] Albanese, M., Duerden, E.G., Rainville, P., & Duncan, G.H. (2007). Memory Traces of Pain in Human Cortex. Journal of Neuroscience, 27(17), 4612 – 4620. DOI: 10.1523/jneurosci.0695-07.2007

[3] Alejel, T. (2001). Effect of Antidepressives and Psychosocial Stress on the Expression of a CRE Dependent Reporter Gene in the Brain of Transgender Mice. Philipps University Theisi, Marburg. DOI: 10.17192/z2002.0040

[4] Alfonso, J., Pollevick, G.D., Van Der Hart, M.G., Flügge, G., Fuchs, E., & Frasch, A.C. (2004). Identification of Genes Regulated by Chronic Psychosocial Stress and Antidepressant Treatment in the Hippocampus. The European Journal of Neuroscience, 19(3), 659 – 666. DOI: 10.1111/j.1460-9568.2004.03178.x

[5] Ader, R. (2007). Psychoneuroimmunology. Fourth Edition. Academic Press.

[6] Bentivoglio, M. and Grassi-Zucconi, G. (1999). Immediate-Early Gene Expression in Sleep and Wakefulness. In Lydic, R. and Baghdoyan, H. (1998) New York: CRC Press, 235 – 253. DOI: 10.1142/9789812816894_0029

[7] Berhneim, H. (1957). Suggestive Therapeutics. New York, NY: Putnam.

[8] Birikh, K., Sklan, E., Shoham, S. & Soreq, H. (2003). Interaction of "Readthrough" Acetylcholinesterase with RACK1 and PKC II Correlates with Intensified Fear-induced Conflict Behavior. Proceedings of the National Academy of Sciences, 100: 1, 283 – 288. DOI: 10.1073/pnas.0135647100

[9] Braid, J. (1855/1970). The Physiology of Fascination and the Critics Criticized. In Tinterow, M., Foundations of Hypnosis. Springfield, Ill: C.C. Thomas.

[10] Brownlee, C. (2005). Same Difference: Twins' Gene Regulation Isn't Identical. Science News, 168(2), 19 – 19. DOI: 10.1002/scin.5591680202

[11] Bucke, R.M. (1901/1967). Cosmic Consciousness: A Study in the Evolution of the Human Mind. Dutton. DOI: 10.1017/CBO9780511919404

[12] Buschman, T.J. & Miller, E.K. (2007). Top-Down Versus Bottom-Up Control of Attention in the

Prefrontal and Posterior Parietal Cortices. Science, 315 (5820), 1860 - 1862. DOI: 10.1126/science.1138071

[13] Buzsáki, G. (1996). The Hippocampo-Neocortical Dialogue. Cerebral Cortex, 6(2), 81 - 92. DOI: 10.1093/cercor/6.2.81

[14] Cáceres, M., Lachuer, J., Zapala, M.A., Redmond, J.C., Kudo, L., Geschwind, D.H., Lockhart, D.J., Preuss, T.M., & Barlow, C. (2003). Elevated Gene Expression Levels Distinguish Human from Non-human Primate Brains. Proceedings of the National Academy of Sciences of the United States of America, 100(22), 13030 - 13035. DOI: 10.1073/pnas.2135499100

[15] Cheek, D.B. (1994). Hypnosis: The Application of Ideomotor Techniques. Boston, MA: Allyn & Bacon.

[16] Cheek, D.B., & LeCron, L.M. (1968). Clinical Hypnotherapy. New York, NY: Grune & Stratton.

[17] Cheung, M.S., Chavez, L.L., & Onuchic, J.N. (2004). The Energy Landscape for Protein Folding and Possible Connections to Function. Polymer, 45(2), 547 - 555. DOI: 10.1016/j.polymer.2003.10.082

[18] Cirelli, C., Gutierrez, C.M., & Tononi, G. (2004). Extensive and Divergent Effects of Sleep and Wakefulness on Brain Gene Expression. Neuron, 41(1), 35 - 43. DOI: 10.1016/s0896-6273(03)00814-6

[19] Cohen, O., Reichenberg, A., Perry, C., Ginzberg, D., Pollmächer, T., Soreq, H., & Yirmiya, R. (2003). Endotoxin-Induced Changes in Human Working and Declarative Memory Associate with Cleavage of Plasma "Readthrough" Acetylcholinesterase. Journal of Molecular Neuroscience, 21(3), 199 - 212. DOI: 10.1385/jmn:21:3:199

[20] Coué, E. (1922). Self Mastery Through Conscious Autosuggestion. New York, NY: Malkan.

[21] Crick, F., & Koch, C. (2003). A Framework for Consciousness. Nature Neuroscience, 6(2), 119 - 126. DOI: 10.1038/nn0203-119

[22] Crick, F. & Koch, C. (2005). What is the function of the claustrum? Philosophical Transactions of the Royal Society of London. DOI: 10.1098/rstb.2005.1661

[23] de Waele, R., Koenderink, A.F., & Polman, A. (2007). Tunable Nanoscale Localization of Energy on Plasmon Particle Arrays. Nano Letters, 7(7), 2004 - 2008. DOI: 10.1021/nl070807q

[24] Doidge, N. (2007). The Brain That Changes Itself: Stories of Personal Triumph From the Frontiers of Brain Science. New York, NY: Viking.

[25] Drosopoulos, S., Windau, E., Wagner, U., & Born, J. (2007). Sleep Enforces the Temporal Order in Memory. PLoS ONE, 2(4). DOI: 10.1371/journal.pone.0000376

[26] Dudai, Y., & Carruthers, M. (2005). The Janus Face of Mnemosyne. Nature, 434(7033), 567 - 567. DOI: 10.1038/434567a

[27] Edelman, G.M. (1987). Neural Darwinism: The Theory of Neuronal Group Selection. New York, NY: Basic Books.

[28] Edelman, G.M. (1992). Bright Air, Brilliant Fire: On the Matter of the Mind. New York, NY: Basic Books.

[29] Eisen, M.B., Spellman, P.T., Brown, P. O., & Botstein, D. (1998). Cluster Analysis and Display of Genome-wide Expression Patterns. Proceedings of the National Academy of Sciences of the United States of America, 95(25), 14863 - 14868. DOI: 10.1073/pnas.95.25.14863

[30] Erickson, M. H. (1933). The Investigation of a Specific Amnesia. British Journal of Medical Psychology, (13), 143 - 150. DOI: 10.1111/j.2044-8341.1933.tb01096.x

[31] Erickson, M.H. (1938). A Study of Clinical and Experimental Findings on Hypnotic Deafness. I) Clinical Experimentation and Findings. II) Experimental Findings with a Conditioned Reflex

Technique. Journal of Genetic Psychology, (19), 127 - 150; 151 - 167. DOI: 10.1080/00221309.1938.9711191

[32] Erickson, M.H. (1944). An Experimental Investigation of the Hypnotic Subject's Apparent Ability to Become Unaware of Stimuli. Journal of General Psychology, (31), 191 - 212.

[33] Erickson, M.H. (1948). Hypnotic Psychotherapy. Medical Clinics of North America, 32(3), 571 - 583. DOI: 10.1016/s0025-7125(16)35675-9

[34] Erickson, M. H. (1954). Special Techniques of Brief Hypnotherapy. Journal of Clinical and Experimental Hypnosis, (2), 109 - 129. DOI: 10.1080/00207145408409943

[35] Erickson, M.H. (1959). Further Techniques of Hypnosis: Utilization Techniques. American Journal of Clinical Hypnosis, (2), 3 - 21. DOI: 10.1080/00029157.2009.10404314

[36] Erickson, M.H. (1964a). A Hypnotic Technique for Resistant Patients: The Patient, the Technique, and its Rationale and Field Experiments. American Journal of Clinical Hypnosis, (1), 8 - 34. DOI: 10.1080/00029157.1964.10402387

[37] Erickson, M.H. (1964b). Initial Experiments Investigating the Nature of Hypnosis. American Journal of Clinical Hypnosis, (7), 152 - 162. DOI: 10.1080/00029157.1964.10402410

[38] Erickson, M. H. (1964c). Pantomime Techniques in Hypnosis and the Implications. American Journal of Clinical Hypnosis, (7), 65 - 70. DOI: 10.1080/00029157.1964.10402393

[39] Erickson, M.H. (1964d). The Burden of Responsibility in Effective Psychotherapy. American Journal of Clinical Hypnosis, 6(3), 269 - 271. DOI: 10.1080/00029157.1964.10402352

[40] Erickson, M.H. (1966). The Interspersal Hypnotic Technique for Symptom Correction and Pain Control. The American Journal of Clinical Hypnosis, 8(3), 198 - 209. DOI: 10.1080/00029157.1966.10402492

[41] Erickson, M.H. (1967). Further Experimental Investigation of Hypnosis: Hypnotic and Nonhypnotic Realities. Preliminary Observations. American Journal of Clinical Hypnosis, (10) 87 - 135. DOI: 10.1080/00029157.1967.10401956

[42] Erickson, M.H. (1970). Hypnosis: Its Renascence as a Treatment Modality. American Journal of Clinical Hypnosis, 13(2), 71 - 89. DOI: 10.1080/00029157.1970.10402085

[43] Erickson, M.H. (2009). Naturalistic Techniques of Hypnosis. The American Journal of Clinical Hypnosis, 51(4), 333 - 340. DOI: 10.1080/00029157.2009.10404313

[44] Erickson, M.H. (2010). Hypnosis: A General Review. In Rossi, E., Erickson-Klein, R. & Rossi, K. (Eds.), The Collected Works of Milton H. Erickson: Volume 2: Basic Hypnotic Induction and Suggestion, (p.13 - 20). Phoenix, AZ: The Milton H. Erickson Foundation Press.

[45] Erickson, M.H., & Haley, J. (1967). Advanced Techniques of Hypnosis and Therapy: Selected Papers of Milton H. Erickson. New York, NY: Grune & Stratton.

[46] Erickson, M.H., Haley, J., & Weakland, J.H. (1959). A Transcript of a Trance Induction with Commentary. American Journal of Clinical Hypnosis, 2(2), 49 - 84. DOI: 10.1080/00029157.1959.10401799

[47] Erickson, M.H., & Rossi, E.L. (1979/2014). Hypnotherapy: An Exploratory Casebook. Phoenix, AZ: The Milton H. Erickson Foundation Press.

[48] Erickson, M.H., & Rossi, E. (1981). Experiencing Hypnosis. New York, NY: Irvington Publications.

[49] Erickson, M.H., & Rossi, E.L. (1976/2010). Hypnotic Realities: The Induction of Clinical Hypnosis and Forms of Indirect Suggestion. Phoenix, AZ: The Milton H. Erickson Foundation Press.

[50] Erickson, M.H., & Rossi, E. (2008). The Application of Hypnosis to Psychiatry. In Rossi, E., Erickson-Klein, R. & Rossi, K. (Eds.), The Collected Works of Milton H. Erickson: Volume 2: Basic

Hypnotic Induction and Suggestion, (p.9 - 19). Phoenix, AZ: The Milton H. Erickson Foundation Press.

[51] Eriksson, P.S., Perfilieva, E., Björk-Eriksson, T., Alborn, A., Nordborg, C., Peterson, D.A., & Gage, F.H. (1998). Neurogenesis in the Adult Human Hippocampus. Nature Medicine, 4(11), 1313 - 1317. DOI: 10.1038/3305

[52] Evans, S.J., Choudary, P.V., Neal, C.R., Li, J.Z., Vawter, M.P., Tomita, H., Lopez, J.F., Thompson, R.C., Meng, F., Stead, J.D., Walsh, D.M., Myers, R.M., Bunney, W.E., Watson, S. J., Jones, E.G., & Akil, H. (2004). Dysregulation of the Fibroblast Growth Factor System in Major Depression. Proceedings of the National Academy of Sciences of the United States of America, 101(43), 15506 - 15511. DOI: 10.1073/pnas.0406788101

[53] Fraga, M.F., Ballestar, E., Paz, M.F., Ropero, S., Setien, F., Ballestar, M.L., Heine-Suñer, D., Cigudosa, J.C., Urioste, M., Benitez, J., Boix-Chornet, M., Sanchez-Aguilera, A., Ling, C., Carlsson, E., Poulsen, P., Vaag, A., Stephan, Z., Spector, T.D., Wu, Y.Z., Plass, C., ... Esteller, M. (2005). Epigenetic Differences Arise During the Lifetime of Monozygotic Twins. Proceedings of the National Academy of Sciences of the United States of America, 102(30), 10604 - 10609. DOI: 10.1073/pnas.0500398102

[54] Freeman, W.J. (1995). Societies of Brains: A Study in the Neuroscience of Love and Hate. Hillsdale, NJ: Lawrence Erlbaum Associates.

[55] Fromm, E. (1973). Similarities and Differences Between Self-hypnosis and Heterohypnosis. Presidential Address, American Psychological Association.

[56] Fromm, E. (1973/1974). An Idiosyncronic Long-term Study of Self-Hypnosis. Paper presented at the American Psychological Association Convention.

[57] Gage, F.H. (2000). Mammalian Neural Stem Cells. Science, 287(5457), 1433 - 1438. DOI: 10.1126/science.287.5457.1433

[58] Ganguly-Fitzgerald, I., Donlea, J., & Shaw, P.J. (2006). Waking Experience Affects Sleep Need in Drosophila. Science. 313(5794), 1775 - 1781. DOI: 10.1126/science.1130408

[59] Gazzaniga, M.S. (2000). The New Cognitive Neurosciences. Cambridge, MA: MIT Press.

[60] Gould, E., Reeves, A.J., Graziano, M.S., & Gross, C.G. (1999). Neurogenesis in the Neocortex of Adult Primates. Science, 286(5439), 548 - 552. DOI: 10.1126/science.286.5439.548

[61] Grimaldi, B., & Sassone-Corsi, P. (2007). Metabolic Clockwork. Nature, 447(7143), 386 - 387. DOI: 10.1038/447386a

[62] Hahn, T.T., Sakmann, B., & Mehta, M.R. (2007). Differential Responses of Hippocampal Subfields to Cortical Up-down States. Proceedings of the National Academy of Sciences of the United States of America, 104(12), 5169 - 5174. DOI: 10.1073/pnas.0700222104

[63] Hameroff, S.R., Kazniak, A.W., & Scott, A.C. (1996). Toward a Science of Consciousness. Cambridge, MA: The MIT Press.

[64] Hammock, E.A., & Young, L.J. (2005). Microsatellite Instability Generates Diversity in Brain and Sociobehavioral Traits. Science, 308(5728), 1630 - 1634. DOI: 10.1126/science.1111427

[65] Hautkappe, H. & Bongartz, W. (1992). Heart-Rate Variability as in Indicator for Post-Hypnotic Amnesia in Real and Simulating Subjects. In Bongartz, E. (Ed), (1992). Hypnosis: 175 Years after Mesmer: Recent Developments in Theory and Application. Konstanz: Universitatsver-gag.

[66] Haley, J. (Ed.) (1967). Advanced Techniques of Hypnosis and Therapy: Selected Papers of Milton H. Erickson, M.D. New York, Grune & Stratton.

[67] Hoffman, K.L., & McNaughton, B.L. (2002). Coordinated Reactivation of Distributed Memory Traces in Primate Neocortex. Science, 297(5589), 2070 - 2073. DOI: 10.1126/science.1073538

[68] Huxley, A. (1954). The Doors of Perception. New York, NY: Harper.

［69］ Hyman, S.E. (2007). Obsessed with Grooming. Nature, 448(7156),871-872. DOI: 10.1038/448871a

［70］ Insel, T.R. (2007). Shining Light on Depression. Science, 317(5839),757-758. DOI: 10.1126/science.1147565

［71］ Jamieson, G.A. (2007). Hypnosis and Conscious States: The Cognitive Neuroscience Perspective. Oxford, NY: Oxford University Press.

［72］ Janet, P. (1976). Psychological Healing: A Historical and Clinical Study. New York, NY: Arno Press.

［73］ Ji, D., & Wilson, M.A. (2006). Coordinated Memory Replay in the Visual Cortex and Hippocampus During Sleep. Nature Neuroscience, 10(1),100-107. DOI: 10.1038/nn1825

［74］ Káli, S., & Dayan, P. (2004). Off-line Replay Maintains Declarative Memories in a Model of Hippocampal-neocortical Interactions. Nature Neuroscience, 7(3),286-294. DOI: 10.1038/nn1202

［75］ Kamien, R. (2006). Music: An Appreciation (Fifth ed.). Boston, MA: McGraw-Hill.

［76］ Kandel, E.R. (1998). A New Intellectual Framework for Psychiatry. American Journal of Psychiatry, 155(4),457-469. DOI: 10.1176/ajp.155.4.457

［77］ Kandel, E.R. (2001). The Molecular Biology of Memory Storage: A Dialogue Between Genes and Synapses. Science, 294(5544),1030-8. DOI: 10.1126/science.1067020.

［78］ Kaufer, D., Friedman, A., Seidman, S., & Soreq, H. (1998). Acute Stress Facilitates Long-lasting Changes in Cholinergic Gene Expression. Nature, 393(6683),373-377. DOI: 10.1038/30741

［79］ Kempermann, G., & Gage, F.H. (1999). New Nerve Cells for the Adult Brain. Scientific American, 280(5),48-53. DOI: 10.1038/scientificamerican0599-48

［80］ Kempermann, G., Kuhn, H.G., & Gage, F.H. (1997). More Hippocampal Neurons in Adult Mice Living in an Enriched Environment. Nature, 386(6624),493-495. DOI: 10.1038/386493a0

［81］ Kiecolt-Glaser, J.K., Marucha, P.T., Atkinson, C., & Glaser, R. (2001). Hypnosis as a Modulator of Cellular Immune Dysregulation During Acute Stress. Journal of Consulting and Clinical Psychology, 69(4),674-682. DOI: 10.1037/0022-006x.69.4.674

［82］ Knight, R. T. (2007). NEUROSCIENCE: Neural Networks Debunk Phrenology. Science, 316 (5831),1578-1579. DOI: 10.1126/science.1144677

［83］ Kosfeld, M., Heinrichs, M., Zak, P.J., Fischbacher, U., & Fehr, E. (2005). Oxytocin Increases Trust in Humans. Nature, 435(7042),673-676. DOI: 10.1038/nature03701

［84］ Levitin, D.J. (2006). This Is Your Brain on Music: The Science of a Human Obsession. Dutton/Penguin Books.

［85］ Levsky, J.M. (2002). Single-Cell Gene Expression Profiling. Science, 297(5582),836-840. DOI: 10.1126/science.1072241

［86］ Lichtenberg, P., Bachner-Melman, R., Gritsenko, I., & Ebstein, R. P. (2000). Exploratory Association Study Between Catechol-O-methyltransferase (COMT) High/low Enzyme Activity Polymorphism and Hypnotizability. American Journal of Medical Genetics, 96(6),771-774. DOI: 10.1002/1096-8628(20001204)96:6〈771::aid-ajmg14〉3.0.co;2-t

［87］ Lichtenberg, P., Bachner-Melman, R., Ebstein, R. P., & Crawford, H. J. (2004). Hypnotic Susceptibility: Multidimensional Relationships With Cloninger's Tridimensional Personality Questionnaire, COMT Polymorphisms, Absorption, and Attentional Characteristics. International Journal of Clinical and Experimental Hypnosis, 52(1),47-72. DOI: 10.1076/iceh.52.1.47.23922

［88］ Lin, L., Osan, R., Shoham, S., Jin, W., Zuo, W., & Tsien, J.Z. (2005). Identification of Network-level Coding Units for Real-time Representation of Episodic experiences in the Hippocampus. Proceedings of the National Academy of Sciences, 102 (17), 6125-6130. DOI: 10.1073/pnas.0408233102

[89] Lin, L., Osan, R., & Tsien, J.Z. (2006). Organizing Principles of Real-time Memory Encoding: Neural Clique Assemblies and Universal Neural Codes. Trends in Neurosciences, 29(1), 48 – 57. DOI: 10.1016/j.tins.2005.11.004

[90] Lin, L., Chen, G., Kuang, H., Wang, D., & Tsien, J.Z. (2007). Neural Encoding of the Concept of Nest in the Mouse Brain. Proceedings of the National Academy of Sciences of the United States of America, 104(14), 6066 – 6071. DOI: 10.1073/pnas.0701106104

[91] Lisman, J., & Morris, R. (2001). Why is the Cortex a Slow Learner? Nature, 411(6835), 248 – 249. DOI: 10.1038/35077185

[92] Liu, C., Li, S., Liu, T., Borjigin, J., & Lin, J.D. (2007). Transcriptional Coactivator PGC – 1α Integrates the Mammalian Clock and Energy Metabolism. Nature, 447(7143), 477 – 481. DOI: 10.1038/nature05767

[93] Lloyd, D., & Rossi, E.L. (1992). Ultradian Rhythms in Life Processes: An Inquiry into Fundamental Principles of Chronobiology and Psychobiology. New York, NY: Springer.

[94] Lloyd, D., & Rossi, E.L. (2008). Ultradian Rhythms from Molecules to Mind: A New Vision of Life. New York, NY: Springer.

[95] Lüscher, C., Nicoll, R.A., Malenka, R.C., & Muller, D. (2000). Synaptic Plasticity and Dynamic Modulation of the Postsynaptic Membrane. Nature Neuroscience, 3(6), 545 – 550. DOI: 10.1038/75714

[96] Malacarne, G. (1819). Memorie storiche intorno alla vita ed alle opere di Michele Vincenzo Giacinto Malacarne da Saluzzo, anatomico e chirurgo. Padua: Tipografia del Seminario, 88.

[97] Malacarne, M. (1793). Journal de physique, 43, 73, as cited in Rosenzweig, M., 1996.

[98] Matthews, W.J., Bennett, H., Bean, W., & Gallagher, M. (1985). Indirect Versus Direct Hypnotic Suggestions — An Initial Investigation: A Brief Communication. The International Journal of Clinical and Experimental Hypnosis, 33(3), 219 – 223. DOI: 10.1080/00207148508406650

[99] Matthews, W.J. (2000). Ericksonian Approaches to Hypnosis and Therapy: Where Are We Now? International Journal of Clinical and Experimental Hypnosis, 48 (4), 418 – 426. DOI: 10.1080/00207140008410370

[100] Miller, G. (2005). Reflecting on Another's Mind. Science, 308, 945 – 947. DOI: 10.1126/science.308.5724.945

[101] Milgram, S. (1963). Behavioral Study of Obedience. Journal of Abnormal and Social Psychology, (4), 371 – 378. DOI: 10.1037/h0040525

[102] Milgram, S. (1964). Issues in the Study of Obedience: A Reply to Baumrind. American Psychologist, (19) 848 – 852. DOI: 10.1037/h0044954

[103] Milgram, S. (1965). Some Conditions of Obedience and Disobedience to Authority. Human Relations, 18(1), 57 – 76. DOI: 10.1177/001872676501800105

[104] Morrison, P. (1994). Powers of Ten: A Book About the Relative Size of Things in the Universe and the Effect of Adding Another Zero: Based on the Film Powers of Ten by the Office of Charles and Ray Eames. New York, NY: W.H. Freeman.

[105] Nader, K., Schafe, G. & Le Doux, J. (2000). Fear Memories Require Protein Synthesis in the Amygdala for Reconsolidation after Retrieval. Nature, 406, 722 – 726. DOI: 10.1038/35021052

[106] Naish, P. (2007). Time Distortion and the Nature of Hypnosis and Consciousness. In Jamieson, G. (Ed). Hypnosis and Conscious States: The Cognitive Neuroscience Perspective. Oxford, NY: Oxford University Press. p.271 – 292.

[107] Otto, R. (Harvey, J.W., translator) (1950). The Idea of the Holy. New York, NY: Oxford University Press.

[108] Overlade, D. (1976). The Production of Fasciculations by Suggestion. American Journal of Clinical Hypnosis, (19),50–56. DOI: 10.1080/00029157.1976.10403832

[109] Panksepp, J., Moskal, J.R., Panksepp, J.B., & Kroes, R.A. (2002). Comparative Approaches in Evolutionary Psychology: Molecular Neuroscience Meets the Mind. Neuro Endocrinology Letters, 23 Suppl 4,105–115.

[110] Pekala, R.J. (1991). Quantifying Consciousness: An Empirical Approach. New York, NY: Plenum Press.

[111] Pennisi, E. (2005). Genetics. In Voles, A Little Extra DNA Makes for Faithful Mates. Science, 308(5728),1533–1533. DOI: 10.1126/science.308.5728.1533

[112] Pessiglione, M., Seymour, B., Flandin, G., Dolan, R.J., & Frith, C.D. (2006). Dopamine-dependent Prediction Errors Underpin Reward-seeking Behaviour in Humans. Nature, 442(7106), 1042–1045. DOI: 10.1038/nature05051

[113] Peter, B., & Revenstorf, D. (2000). Commentary on Matthews' "Ericksonian Approaches to Hypnosis and Therapy: Where Are We Now?" International Journal of Clinical and Experimental Hypnosis, 48(4),433–437. DOI: 10.1080/00207140008410372

[114] Pineda, J. O., & Oberman, L.M. (2006). What Goads Cigarette Smokers to Smoke? Neural Adaptation and the Mirror Neuron System. Brain Research, 1121(1),128–135. DOI: 10.1016/j.brainres.2006.08.128

[115] Preuss, T.M., Cáceres, M., Oldham, M.C., & Geschwind, D.H. (2004). Human Brain Evolution: Insights from Microarrays. Nature Reviews Genetics, 5(11),850–860. DOI: 10.1038/nrg1469

[116] Public Library of Science. (2007). Scientists Switch Gene Expression On And Off in Neurons. ScienceDaily. Retrieved from www.sciencedaily.com/releases/2007/06/070620073439.htm

[117] Rainville, P., Duncan, G.H., Price, D.D., Carrier, B., & Bushnell, M.C. (1997). Pain Affect Encoded in Human Anterior Cingulate but not Somatosensory Cortex. Science, 277(5328),968–971. DOI: 10.1126/science.277.5328.968

[118] Rainville, P., Hofbauer, R.K., Paus, T., Duncan, G.H., Bushnell, M.C., & Price, D.D. (1999). Cerebral Mechanisms of Hypnotic Induction and Suggestion. Journal of Cognitive Neuroscience, 11(1),110–125. DOI: 10.1162/089892999563175

[119] Rainville, P. & Price, D. (2004). The Neurophenomenology of Hypnosis and Hypnotic Analgesia. In D.D. Price and M.C. Bushnell (Eds). Psychological Methods of Pain Control: Basic Science and Clinical Perspectives. Chapter 11, Progress in Pain Research and Management, Vol.29, Seattle WA, p.235–267.

[120] Ramachandran, V.S. (2005). A Brief Tour of Human Consciousness: From Impostor Poodles to Purple Numbers. New York, NY: Pi Press.

[121] Ramachandran, V.S. & Blakeslee, S. (1999). Phantoms in the Brain: Probing the Mysteries of the Human Mind. New York, NY: Quill.

[122] Ramirez-Amaya, V., Marrone, D., Gage, F., Worley, P. & Barnes, C. (2006). Integration of New Neurons into Functional Neural Networks. Journal of Neuroscience, 26,12237–12241.

[123] Renner, M. & Rosenzweig, M. (1987) Enriched and Impoverished Environments. New York, NY: Springer.

[124] Ribeiro, S., Mello, C.V., Velho, T., Gardner, T.J., Jarvis, E.D., & Pavlides, C. (2002). Induction of Hippocampal Long-Term Potentiation during Waking Leads to Increased Extrahippocampal zif-268 Expression during Ensuing Rapid-eye-movement Sleep. The Journal of Neuroscience, 22(24),10914–10923. DOI: 10.1523/jneurosci.22-24-10914.2002

[125] Ribeiro, S., Gervasoni, D., Soares, E.S., Zhou, Y., Lin, S.C., Pantoja, J., Lavine, M., & Nicolelis, M.A. (2004). Long-Lasting Novelty-Induced Neuronal Reverberation during Slow-Wave

Sleep in Multiple Forebrain Areas. PLoS Biology, 2(1), E24. DOI: 10.1371/journal.pbio.0020024

[126] Ridley, M. (1999). Genome: The Autobiography of a Species in 23 Chapters. New York, NY: HarperCollins.

[127] Rosbash, M., & Takahashi, J.S. (2002). Circadian Rhythms: The Cancer Connection. Nature, 420(6914), 373–374. DOI: 10.1038/420373a

[128] Rosen, C. (1988). Sonata Forms, Revised Edition. New York, NY: Norton.

[129] Rosen, C. (1997). The Classical Style: Haydn, Mozart, Beethoven. Second Ed. New York, NY: Norton.

[130] Rosenzweig, M. (1996). Aspects of the Search for Neural Mechanisms of Memory. Annual Review of Psychology, 47, 1–32. DOI: 10.1146/annurev.psych.47.1.1

[131] Rosenzweig, M., Krech, D., Bennett, E. & Diamond, M. (1962). Effects of Environmental Complexity and Training on Brain Chemistry and Anatomy: A Replication and Extention. Journal of Comparative Physiological Psychology, 55, 429–437. DOI: 10.1037/h0041137

[132] Rossi, E.L. (1967). Game and Growth: Two Dimensions of Our Psychotherapeutic Zeitgeist. Journal of Humanistic Psychology, 7(2), 139–154. DOI: 10.1177/002216786700700203

[133] Rossi, E.L. (1968). The Breakout Heuristic: A Phenomenology of Growth Therapy with College Students. Journal of Humanistic Psychology, 8(1), 16–28. DOI: 10.1177/002216786800800102

[134] Rossi, E.L. (1971). Growth, Change and Transformation in Dreams. Journal of Humanistic Psychology, 11(2), 147–169. DOI: 10.1177/002216787101100205

[135] Rossi, E.L. (1972a). Dreams in the Creation of Personality. Psychological Perspectives, 3(2), 122–134. DOI: 10.1080/00332927208408811

[136] Rossi, E.L. (1972b). Self-Reflection in Dreams. Psychotherapy: Theory, Research, Practice, 9, 290–298. DOI: 10.1037/h0086773

[137] Rossi, E.L. (1972/2000). Dreams, Consciousness, and Spirit: The Quantum Experience of Self-Reflection and Co-Creation; 3rd edition of Dreams and the Growth of Personality. Phoenix, AZ: Zeig, Tucker, Theisen.

[138] Rossi, E.L. (1973a). The Dream-Protein Hypothesis. American Journal of Psychiatry, 130(10), 1094–1097. DOI: 10.1176/ajp.130.10.1094

[139] Rossi, E.L. (1973b). Psychological Shocks and Creative Moments in Psychotherapy. American Journal of Clinical Hypnosis, 16(1), 9–22. DOI: 10.1080/00029157.1973.10403646

[140] Rossi, E.L. (1973c). Psychosynthesis and the New Biology of Dreams and Psychotherapy. American Journal of Psychotherapy, 27(1), 34–41. DOI: 10.1176/appi.psychotherapy.1973.27.1.34

[141] Rossi, E.L. (1986/1993). The Psychobiology of Mind-Body Healing: New Concepts of Therapeutic Hypnosis. New York, NY: W.W. Norton.

[142] Rossi, E.L. & Nimmons, D. (1991). The Twenty-Minute Break: The Ultradian Healing Response. Los Angeles: Jeremy Tarcher. New York, NY: Zeig, Tucker, Theisen.

[143] Rossi, E.L., & Rossi, K.L. (1996). The Symptom Path to Enlightenment: The New Dynamics of Self-organization in Hypnotherapy: An Advanced Manual for Beginners. Pacific Palisades, CA: Palisades Gateway Pub.

[144] Rossi, E.L. (2002). The Psychobiology of Gene Expression: Neuroscience and Neurogenesis in Hypnosis and the Healing Arts. New York, NY: W.W. Norton & Co.

[145] Rossi, E.L. (2004a). (Salvador Iannotti, Translator & Editor) A Discourse with Our Genes: The Neuroscience of Therapeutic Hypnosis and Psychotherapy. Benevento, Italy: Editris.

[146] Rossi, E.L. (2004b). Art, Beauty and Truth: The Psychogenomics of Consciousness, Dreams, and Brain Growth in Psychotherapy. Annals of the American Psychotherapy Association, 7, 10-17.

[147] Rossi, E.L. (2004c). A Bioinformatics Approach to the Psychosocial Genomics of Therapeutic Hypnosis. Hypnos, 31(1), 15-21.

[148] Rossi, E.L. (2004d). Stress-Induced Alternative Gene Splicing in Mind-Body Medicine. Advances in Mind-Body Medicine, 20(2), 12-19.

[149] Rossi, E. L. (2005a). (Laurent Carrer, Translator & Editor). Cinq essais de génomique psychosociale: Exploration d'une nouvelle démarche scientifique axée sur l'interaction entre l'esprit et la molécule [Five essays on psychosocial genomics: Exploration of a new scientific approach to the interaction between mind and molecule]. Encinitas, CA, USA: Trance-lations.

[150] Rossi, E.L. (2005b). The Memory Trace Reactivation and Reconstruction Theory of Therapeutic Hypnosis: The Creative Replaying of Gene Expression and Brain Plasticity in Stroke Rehabilitation. Hypnos, 32, 5-16.

[151] Rossi, E.L. (2005c). Creativity and the Nature of the Numinosum: The Psychosocial Genomics of Jung's Transcendent Function in Art, Science, Spirit, & Psychotherapy. Spring, 72, 313-337.

[152] Rossi, E.L. (2006). Genes as Space-Time Energy Transducers [Foreword], in The Indian Handbook of Clinical Hypnosis, Vyas, B. & Vyas, R, (Eds), Kolkata, India: New Central Book Agency.

[153] Rossi, E. L. (2007). The Breakout Heuristic: The New Neuroscience of Mirror Neurons, Consciousness and Creativity in Human Relationships: Selected Papers of Ernest Lawrence Rossi. Volume One. Phoenix, AZ: The Milton H. Erickson Foundation Press.

[154] Rossi, E. L. (2008). Exploring Qualia as Phenotypes of Psychosocial Gene Ontology: Consciousness as a Novelty Responsive Modality Optimizing Brain Plasticity. [unfinished manuscript]

[155] Rossi, E.L., & Cheek, D. (1988). Mind-Body Therapy: Methods of Ideodynamic Healing in Hypnosis. New York, NY: W.W. Norton. DOI: 10.1192/S0007125000006218

[156] Rossi, E.L. & Nimmons. D. (1991). The Twenty-Minute Break: Using The New Science of Ultradian Healing Rhythms. Phoenix: Zeig, Tucker, & Theisen.

[157] Rossi, E.L., Iannotti, S. & Rossi, K. (2006). The New Neuroscience School of Therapeutic Hypnosis, Psychotherapy and Rehabilitation. HypnosNytt, 2, 3-14.

[158] Rossi, E.L. & Rossi, K. (2008). Open Questions on Mind, Genes, Consciousness, and Behavior: The Circadian and Ultradian Rhythms of Art, Beauty, and Truth in Creative Experience. In Lloyd, D. & Rossi, E., Eds. Ultradian Rhythms from Molecules to Mind: A New Vision of Life. New York, NY: Springer.

[159] Rossi, E.L. & Rossi, K. (2007). What is a Suggestion? The Neuroscience of Implicit Processing Heuristics in Therapeutic Hypnosis and Psychotherapy. American Journal of Clinical Hypnosis, 49(4), 267-281. DOI: 10.1080/00029157.2007.10524504

[160] Rossi, E., Rossi, K., Cozzolino, M. & Iannotti, S. (2007). Expectations of Hypnosis Future: A New Neuroscience School of Therapeutic Hypnosis, Psychotherapy, and Rehabilitation. The European Journal of Clinical Hypnosis, 7(3), 2-9.

[161] Rossi, E.L., Erickson-Klein, R., & Rossi, K. (2008). The Future Orientation of Constructive Memory: An Evolutionary Perspective on Therapeutic Hypnosis and Brief Psychotherapy. American Journal of Clinical Hypnosis, 50(4), 343-350. DOI: 10.1080/00029157.2008.10404301

[162] Rossi, E.L., Rossi, K., Yount, G., Cozzolino, M., & Iannotti, S. (2006). The Bioinformatics of Integrative Medical Insights: Proposals for an International Psycho-Social and Cultural

Bioinformatics Project. Integrative Medicine Insights，1. DOI: 10.1177/117863370600100002

[163] Russo-Neustadt, A., Ha, T., Ramirez, R., & Kesslak, J. P. (2001). Physical Activity-Antidepressant Treatment Combination: Impact on Brain-derived Neurotrophic Factor and Behavior in an Animal Model. Behavioural Brain Research，120(1), 87 – 95. DOI: 10.1016/s0166-4328(00) 00364-8

[164] Saalmann, Y. B., Pigarev, I. N., & Vidyasagar, T. R. (2007). Neural Mechanisms of Visual Attention: How Top-Down Feedback Highlights Relevant Locations. Science，316(5831), 1612 – 1615. DOI: 10.1126/science.1139140

[165] Schanberg, S. (1995). The Genetic Basis for Touch Effects. In Field，T. (Ed.) Touch in Early Development. New York，NY.: Lawrence Erlbaum, 67 – 79.

[166] Schwartz, I. & Beyette, B. (1996). Brain Lock: Free Yourself from Obsessive-compulsive Behavior. New York，NY.: Harper/Collins.

[167] Schwartz, I. & Begley, S. (2002). The Mind and the Brain: Neuroplasticity and the Power of Mental Force. New York，NY: Harper/Collins.

[168] Segman, R. H., Shefi, N., Goltser-Dubner, T., Friedman, N., Kaminski, N., & Shalev, A. Y. (2005). Peripheral Blood Mononuclear Cell Gene Expression Profiles Identify Emergent Post-traumatic Stress Disorder Among Trauma Survivors. Molecular Psychiatry，10(5), 500 – 425. DOI: 10.1038/sj.mp.4001636

[169] Sheehan, P. (1972). Hypnosis and the Manifestations of Imagination. In Fromm, E. & Shor, R. (Eds.) (1972) Hypnosis: Research Developments and Perspectives. New York，NY: Adline-Atherton.

[170] Shor, R.E. (1959). Hypnosis and the Concept of the Generalized Reality Orientation. American Journal of Psychotherapy，(13)582 – 602. DOI: 10.1176/appi.psychotherapy.1959.13.3.582

[171] Sklan, E., Lowenthal, A., Korner, M., Ritov, Y., Landers, D., Rankinen, T., Bouchard, C., Leon, A., Rice, T., Rao, D., Wilmore, I., Skinner, I., & Soreq, H. (2004). Acetylcholinesterase/paraoxonase Genotype and Expression Predict Anxiety Scores in Health, Risk Factors, Exercise Training, and Genetics Study. Proceedings of the National Academy of Scientists，101(15), 5512 – 5517. DOI: 10.1073/pnas.0307659101

[172] Soreq, H., & Seidman, S. (2001). Acetylcholinesterase — New Roles for an Old Actor. Nature Reviews Neuroscience，2(4), 294 – 302. DOI: 10.1038/35067589

[173] Squire, L. & Kandel, E. (1999). Memory: From Mind to Molecules. New York，NY: Scientific American Press.

[174] Sternberg, S. (175). Memory Scanning: New findings and Current Controversies. Quarterly Journal of Experimental Psychology，(22), 1 – 32. DOI: 10.1080/14640747508400459

[175] Sternfeld, M., Shoham, S., Klein, O., Flores-Flores, C., Evron, T., Idelson, G., Kitsberg, D., Patrick, I. & Soreq, H. (2000). Excess "Read-through" Acetylcholinesterase Attenuates, but the "Synaptic" Variant Intensifies Neurodeterioration Correlates. Proceedings of the National Academy of Sciences，97, 8647 – 8652. DOI: 10.1073/pnas.140004597

[176] Stevens, C.F. (2005). Crick and The Claustrum. Nature，435(7045), 1040 – 1041. DOI: 10. 1038/4351040a

[177] Sullivan, I. (1927). Beethoven: His Spiritual Development. New York，NY: Random House.

[178] Tashiro, A., Hiroshi Makino, H., & Gage, F. (2007). Experience-Specific Functional Modification of the Dentate Gyrus through Adult Neurogenesis: A Critical Period during an Immature Stage. Journal of Neuroscience，27, 3252 – 3259. DOI: 10.1523/JNEUROSCI.4941-06.2007

[179] Thanos, P.K., Taintor, N.B., Rivera, S.N., Umegaki, H., Ikari, H., Roth, G., Ingram, D.K., Hitzemann, R., Fowler, J.S., Gatley, S.J., Wang, G.J., & Volkow, N.D. (2004). DRD2 Gene

Transfer into the Nucleus Accumbens Core of the Alcohol Preferring and Nonpreferring Rats Attenuates Alcohol Drinking. Alcoholism, Clinical and Experimental Research, 28(5), 720 - 728. DOI: 10.1097/01.alc.0000125270.30501.08

[180] Tinterow, M.M. (1970). Foundations of Hypnosis: From Mesmer to Freud. Springfield, IL: Charles C. Thomas.

[181] Tsien, J.Z. (2007). The Memory Code. Researchers are Closing in on the Rules that the Brain Uses to Lay Down Memories. Discovery of this Memory Code Could Lead to the Design of Smarter Computers and Robots and Even to New Ways to Peer into the Human Mind. Scientific American, 297(1), 52 - 59. DOI: 10.1038/scientificamerican0707-52

[182] Tulving, E. (2005). Episodic Memory and Autonoesis: Uniquely Human? In Terrace, H. & Metcalfe, I. (Eds.) (2005) The Missing Link in Cognition. New York, NY: Oxford University Press.

[183] Underhill, E. (1963). Mysticism: A Study in the Nature and Development of Man's Spiritual Consciousness. New York, NY: World.

[184] Unterwegner, E., Lamas, I. & Bongartz, W. (1992). Heart-Rate Variability of High and Low Susceptible Subjects During Administration of the Stanford Scale, Form C. In Bongartz, E. (Ed), (1992). Hypnosis 175 Years after Mesmer: Recent Developments in Theory and Application. Konstanz: Universitatsvergag.

[185] van Hulst, N. (2007). Light in Chains. Nature, 448, 141 - 142. DOI: 10.1038/448141a

[186] van Praag, H., Kempermann, G., & Gage, F.H. (1999). Running Increases Cell Proliferation and Neurogenesis in the Adult Mouse Dentate Gyrus. Nature Neuroscience, 2(3), 266 - 270. DOI: 10.1038/6368

[187] van Praag, H., Kempermann, G., & Gage, F.H. (2000). Neural Consequences of Environmental Enrichment. Nature reviews. Neuroscience, 1(3), 191 - 198. DOI: 10.1038/35044558

[188] van Praag, H., Schinder, A.F., Christie, B.R., Toni, N., Palmer, T.D., & Gage, F.H. (2002). Functional Neurogenesis in the Adult Hippocampus. Nature, 415(6875), 1030 - 1034. DOI: 10.1038/4151030a

[189] Wallas, G. (1926). The Art of Thought. New York, NY: Harcourt.

[190] Watson, J.D., & Crick, F.H. (1953a). Molecular Structure of Nucleic Acids; A Structure for Deoxyribose Nucleic Acid. Nature, 171(4356), 737 - 738. DOI: 10.1038/171737a0

[191] Watson, J.D., & Crick, F.H. (1953b). Genetical Implications of the Structure of Deoxyribonucleic Acid. Nature, 171(4361), 964 - 967. DOI: 10.1038/171964b0

[192] Weisenhoffer, A.M. (1953). Hypnotism: An Objective Study in Suggestibility. New York, NY: Harper.

[193] Weitzenhoffer, A.M. (2000). The Practice of Hypnotism. New York, NY: Wiley.

[194] Weitzenhoffer, A.M. (2001). For the Record: A Commentary on the Role of Suggestion in Hypnosis. American Journal of Clinical Hypnosis, 44(2), 155 - 157. DOI: 10.1080/00029157.2001.10403471

[195] Wetterstrand, O. (1902). Hypnotism and its Applications to Practical Medicine. N.Y.: Putnam. In Tinterow (1970) 534 - 535.

[196] White, J. (Ed.), (1972/2012). The Highest State of Consciousness. Garden City, NY: Anchor Books.

[197] Whitney, A.R., Diehn, M., Popper, S.J., Alizadeh, A.A., Boldrick, J.C., Relman, D.A., & Brown, P.O. (2003). Individuality and Variation in Gene Expression Patterns in Human Blood. Proceedings of the National Academy of Sciences, 100(4), 1896 - 1901. DOI: 10.1073/pnas.252784499

参考文献

[198] Wiber, K. (1993). The Spectrum of Consciousness (2nd ed.). Wheaten, IL: Quest Books.

[199] Wilber, K. (1997). An Integral Theory of Consciousness. Journal of Consciousness Studies. 4(1), 71 – 92.

[200] Witt, D. (1995). Oxytocin and Rodent Sociosexual Responses: From Behavior to Gene Expression. Neuroscience & Biobehavioral Reviews, 19(2), 315 – 324. DOI: 10.1016/0149-7634 (95)00006-z

[201] Womelsdorf, T., Schoffelen, J., Oostenveld, R., Singer, W., Desimone, R., Engel, A.K., & Fries, P. (2007). Modulation of Neuronal Interactions Through Neuronal Synchronization. Science, 316(5831), 1609 – 1612. DOI: 10.1126/science.1139597

[202] Zeig, J. (1980). Teaching Seminar with Milton H. Erickson, M.D. New York, NY: Brunner/Mazel.

[203] Zeig, J. (Ed.) (1982). Ericksonian Approaches to Hypnosis and Psychotherapy. New York, NY: Brunner/Mazel.

[204] Zeig, J. (Ed.) (1992). The Evolution of Psychotherapy: The Second Conference. New York, NY: Brunner/Mazel.

[205] Zeig, J. (1985). Experiencing Erickson: An Introduction to the Man and His Work. New York, NY: Brunner/Mazel.

[206] Zeig, J. (Ed.) (1987). The Evolution of Psychotherapy. New York, NY: Brunner/Mazel.

[207] Zeig, J. (Ed.) (1997). The Evolution of Psychotherapy: The Third Conference. New York, NY: Brunner/Mazel.

[208] Zeig, J. & Geary, B. (2001). The Letters of Milton H. Erickson. Phoenix, AZ: Zeig, Tucker & Theisen.

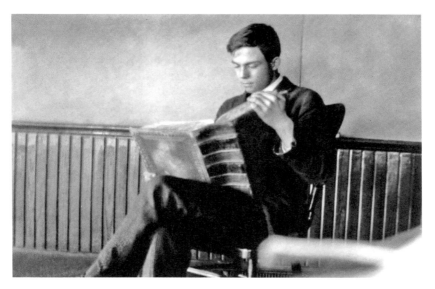

1920 年，麦迪逊，威斯康星州，艾瑞克森在大学期间读字典

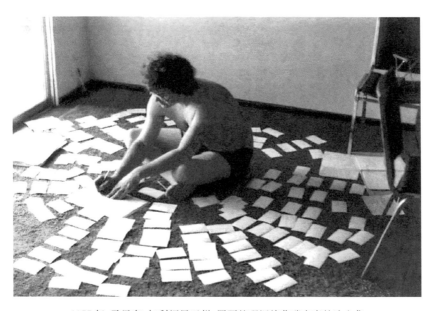

1977 年，马里布，加利福尼亚州，罗西整理汇编艾瑞克森的论文集

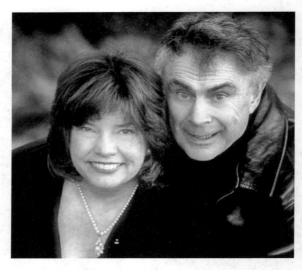

2013年,加利福尼亚州洛斯奥索斯,凯瑟琳·罗西和欧内斯特·罗西的合影

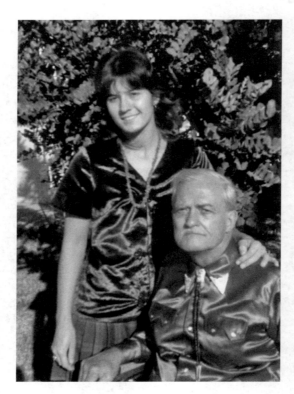

1971年,亚利桑那州凤凰城,罗克珊娜·艾瑞克森·克莱因和69岁生日的艾瑞克森的合影